实用胃镜学
Practical Gastroscopy

（第 3 版）

主　编　龚　均　董　蕾　王进海

编　者　（以姓氏笔画为序）

万晓龙	马师洋	王　燕	王进海
王深皓	左爱丽	庄　坤	刘　冬
刘　欣	李　红	李　婵	李　路
李雪荣	宋亚华	邹百仓	张　莉
姜　炅	赵　平	赵　刚	赵菊辉
秦　斌	贾　皑	徐俊荣	郭晓丹
郭晓燕	龚　均	董　蕾	程　妍
鲁晓岚			

世界图书出版公司

西安　北京　上海　广州

图书在版编目(CIP)数据

实用胃镜学/龚均,董蕾,王进海主编. —3 版. —西安:世界图书出版西安有限公司,2017.6(2024.1 重印)
ISBN 978 - 7 - 5192 - 3187 - 3

Ⅰ. ①实… Ⅱ. ①龚… ②董… ③王… Ⅲ. ①胃镜检—基本知识 Ⅳ. ①R573

中国版本图书馆 CIP 数据核字(2017)第 149333 号

书　　名	实用胃镜学
	Shiyong Weijingxue
主　　编	龚　均　董　蕾　王进海
责任编辑	马元怡　杨　莉
装帧设计	新纪元文化传播
出版发行	世界图书出版西安有限公司
地　　址	西安市锦业路 1 号都市之门 C 座
邮　　编	710065
电　　话	029 - 87214941　029 - 87233647(市场营销部)
	029 - 87234767(总编室)
网　　址	http://www.wpcxa.com
邮　　箱	xast@ wpcxa.com
经　　销	全国各地新华书店
印　　刷	陕西金和印务有限公司
开　　本	889mm×1194mm　　1/16
印　　张	20.25
字　　数	490 千字
版次印次	2017 年 6 月第 3 版　2024 年 1 月第 6 次印刷
国际书号	ISBN 978 - 7 - 5192 - 3187 - 3
定　　价	138.00 元

☆如有印装错误,请寄回本公司更换☆

第3版前言

本书自再版以来深得读者喜爱，曾多次加印。转眼5年过去了，如今消化内镜在诊断和治疗上又取得了很大进步。随着我国卫生事业的发展，不少基层单位也添置了新的消化内镜设备。作为本书面向的主要读者——基层医院的医生以及各级医院的年轻医生，编者认为有必要对第2版的部分内容进行更新。

随着新型胃镜清晰度的提高，本书对部分胃镜图片予以更替，以使图像更清晰。新型胃镜除清晰度有所提高外大多带有电子染色功能，以提高发现微小病灶特别是早癌的能力。本书除对内镜窄带成像术进行详细介绍外，还对iScan等电子染色技术进行了介绍，以使读者能逐步掌握这一新的诊断方法。此外，在普及胃镜的基础上，已有不少单位购置了超声内镜，为此本书特增加了超声内镜一节，简明扼要地介绍了常见上消化道疾病的超声内镜检查特点，供读者参考。

内镜的治疗近几年也进步很大，除以往已介绍的内镜下黏膜切除术（EMR）、内镜下黏膜剥离术（ESD）外，还开展了黏膜下肿瘤全层切除术（EFTR）、经内镜黏膜下隧道肿瘤切除术（STER）等。对于贲门失弛缓症的治疗，除了既往常用的气囊扩张术外，近几年出现了一种被称作"内镜下肌切开术（POEM）"的治疗方法，该方法被证明安全有效。此外用于食管静脉曲张结扎的治疗方法，也被用于治疗胃底静脉曲张，已成为安全有效的治疗方法之一。对上述新的治疗方法本书也进行了介绍，以使读者更新知识。

为使读者对内镜下治疗有更直观的认识，本书除提供了很多图片外，对常用胃镜下治疗方法进行了录像，录像内容包括上消化道息肉切除法，上消化道出血止血法，食管、胃底静脉曲张套扎法及注射治疗法，上消化道异物去除法，贲门失弛缓症的经口内镜下肌切开术（POEM）治疗、早癌的ESD治疗等，通过对照书中文字介绍观看视频，可使读者更好地掌握内镜下治疗技术。

此外，本书对国内尚未报道的磁压榨食管狭窄成形术、超声内镜下胃底静脉曲张内钢丝圈置入及硬化剂注射等新的治疗方法也进行了简单介绍。

一种不用插镜的胶囊胃镜在国内小部分医院已经开展，其优缺点尚待总结，适用于部分患者，本书对此也进行了简单介绍。

尽管编者尽力对本书进行更新，但错误和不足之处仍在所难免，敬请同道和广大读者多提宝贵意见。

龚　均　董　蕾　王进海

2017年6月

第2版前言

Preface

　　《实用胃镜学（2007版）》早已售罄，不断有读者要求购书，编者为本书受到初学胃镜者的喜爱感到荣幸之极，遂与出版社商议再版，本版《实用胃镜学》对上一版的部分内容进行了补充和修改。因《实用胃镜学》的姊妹篇《实用结肠镜学》已于2010年8月出版，为了与其在编写格式上保持一致，本书再版时对每种疾病除介绍胃镜诊断要点外，还增加了治疗内容，特别介绍了内镜下的治疗方法，供读者参考；每章之后附有参考文献，以便读者参阅；对部分胃镜下图片进行了补充和更换；随着科学技术的发展，一些新的检查技术如放大胃镜、窄带胃镜正在逐步应用于临床，有些技术虽还不很成熟，但在再版时编者对此也进行了介绍，供读者参考。尽管编者对本书尽力修订，但因水平所限，难免存在不足，敬请专家、同道和广大读者批评指正。

龚　均　董　蕾　王进海
2010年10月

第1版前言

俗语道："病从口入"，胃肠道疾病属常见病、多发病，在很多医院的内科门诊中，胃肠道疾病占首位。目前，在消化道的形态学检查中，胃肠钡剂透视逐渐有被胃肠镜检查替代的趋势，胃肠镜检查已是消化科常用的重要检查手段之一，不仅用于很多疾病的形态学诊断，也用于很多疾病的治疗，如胃镜下止血、息肉切除、异物取除、早期胃癌切除等。因此，胃镜检查技术也成为消化科医生和进修医生的必备技术之一。

我科内镜中心每年都有数十名进修医生、研究生学习胃镜的诊断和治疗技术，我们还连续7年为基层医院的医生举办胃肠镜学习班，在带教过程中我们深感缺少一本实用的教材。为此，我们参阅了国内外有关书籍，并根据我科所积累的胃镜图像资料编写了本书。本书分诊断和治疗两部分，分别用翔实的图片展示了食管、胃、十二指肠常见病的内镜下各自的形态特点，通过少量文字对病变的概念、鉴别诊断进行了必要说明；并对胃镜下常用治疗方法如食管静脉曲张的套扎和硬化治疗、息肉切除、上消化道出血的镜下止血治疗、早期胃癌的胃镜下切除术等进行了重点介绍。全书主要以大量胃镜图像为主，配以简明扼要的文字说明，使读者能一目了然，达到简明实用的目的。本书适用于消化科医生和全科医生参考阅读，特别适用于进修胃镜的医务工作者使用。

需要指出的是：胃镜检查是一种侵入性检查，初学者由于技能不熟练，操作时往往会增加患者的痛苦，医生对这一点必须有充分的认识。耐心安慰患者，取得患者配合，并尽可能减轻其痛苦是我们的责任，否则，就无资格做胃镜医生。除此而外，应在体外（或模型上）熟悉胃镜操作，并认真学习、仔细观察老师的操作技巧，这对提高胃镜检查技术将大有裨益。

本书由西安交通大学医学院第二附属医院消化科的医生们编写。在编写过程中，朱有玲、王学勤二位副主任护师为整理资料付出了辛勤劳动；中华医学会消化病学分会主任委员、第四军医大学副校长、工程院院士樊代明教授在百忙之中为本书作序，在此对他们一并表示衷心的感谢。

由于我们的水平所限，书中不足之处在所难免，希望专家、同道和广大读者提出批评，以便今后改进。

龚 均 董 蕾

2006 年 6 月

第1版序

Foreword

我是一个喜欢直观的人，自幼如此，凡事都追求个一目了然。医学院本科毕业后，有人猜我会做一名皮肤科医生，然而他们错了，因为我认为皮肤科"过于简单"，当个医生总要有点儿"神秘之处"，择来选去，最后选中消化内科。因消化内科有胃镜，能像孙悟空一样钻到腹腔内看个明白，这既符合我的"一目了然"，又满足了"神秘之处"。

为了这个目标，我努力奋斗：1978年，我提前一年本科毕业，考上了"文化大革命"后的第一批研究生，如愿以偿来到了消化内科胃镜室。带教老师很有经验，当然也很严厉。为了学到更多的知识，我经常第一个来到办公室，开窗、打水、接患者……最后一个离开办公室，拖地、养镜、洗床单……一天下来，腰酸背痛、四肢无力。消化内科人称"内三科"，我称"累散科"，劳累的"累"，散架的"散"，一到下班就散架。当时的胃镜为纤维胃镜，器械和技术较落后，老师双手持镜操作，通过目镜观察。我通过一个与老师的镜子相连的示教镜追索，视屏非常小，而我经常处于云里雾里。老师"游刃有余"，既前又退，忽左忽右，时上时下，一会儿顺时针360°，一会儿逆时针360°，我像进入了一个深不可测的岩洞，靠别人打着忽闪忽闪的灯导引，踏着高低不平、左弯右拐的狭长小道，不知其然，更不知其所以然，但嘴里还需回答："是！是！好一派曲径洞天！"

那时我最大的愿望是有一本妙书在手，上班前反复预习，做到心中有数，下班后再对号入座，以加深理解，可惜的是一直到我学会胃镜还未见到这样一本书。如今我也是一名老师，我的学生却比我幸运多了，因为近30年来消化内镜的发展日新月异，纤维镜换成了电子镜，镜身越来越细，视屏越来越大，清晰度也越来越高，我的学生再也体会不到我学习胃镜时的艰辛了。更可喜的是，大量相关书籍陆续出版，图文并茂；大量影像制品不断问世，动静结合，但专就胃镜技术而言，目前还缺乏一本更详尽、实用的教科书。

龚均教授带领中青年专家，以胃镜检查为专门对象，以自己多年的操作经验及集存下来的资料为背景，著成这本《实用胃镜学》，填补了这项空白。该书通俗易懂、实用性强，不仅有益于初学者，也可供同行参阅。我有幸先读其稿并应邀作序，特向同道推荐。

中国工程院副院长
第四军医大学校长

目 录

Content

扫描二维码观看操作视频

上篇

胃镜诊断学

Gastroscope Diagnostics

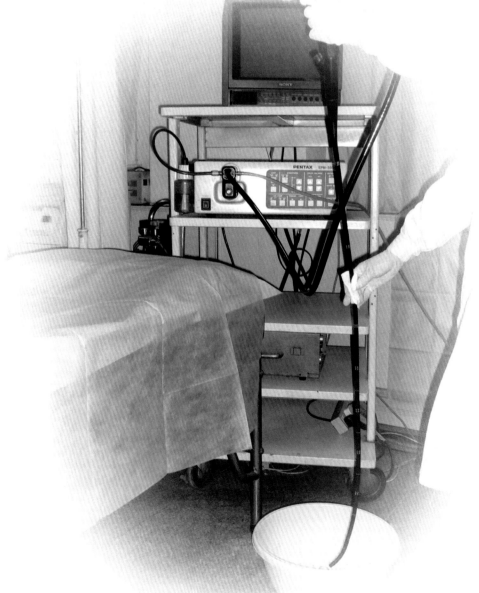

第1章 概 论

1868年Kussmaul（德国）从吞剑师那里得到启发，首次成功地用长56cm、直径13mm的金属管观察胃，自此，胃镜检查从硬质镜到纤维镜（1957年），再到电子镜（1983年），逐步得到发展，目前已广泛用于临床。

1. 适应证 凡怀疑上消化道（食管、胃、十二指肠）疾病或普查人群无禁忌证者。

2. 禁忌证

（1）患者拒绝检查或精神不正常、意识障碍者。

（2）严重心、肺功能障碍患者。

（3）咽喉部病变患者。

（4）急性心肌梗死患者。

（5）其他重症内脏疾病不能耐受检查者。

3. 术前准备

（1）检查前12h开始禁食，可饮水。

（2）检查当日起床后可饮少量水（≤200mL），

有些治心脏病药、降压药等可一起服用。

（3）注意询问患者过去有无心肺疾病、高血压及其他重症疾病史；有无食物、药物过敏史；男性有无前列腺肥大；有无青光眼，有无拔牙或受伤后出血不止史。如有上述情况，应进行相应处理。

（4）为抑制胃蠕动及胃液分泌，检查前30min根据情况可选择应用解痉剂、镇静剂。

（5）为消除胃黏膜表面的黏液，尤其是进行色素内镜检查时，常用消泡剂如二甲硅油（二甲基硅烷聚合物）。

（6）术前30min给患者咽部用胃镜胶（内含利多卡因）。

（7）若患者有活动的义齿（假牙）需取出，以免误入食管或气管。

（刘 欣 王 燕）

第2章 胃镜检查方法和技巧

一、患者体位

患者取左侧卧位，两膝屈曲，咬住口圈，下颌微抬（图2-1、2-2）。患者下颚稍向前上方抬起，此时患者的口、咽、食管入口处于同一水平直线，易于插镜（图2-3）。

注意：插镜时患者往往会因惧怕而改变头部位置，头向后仰；插入后有的患者会因难受而自己用手拔镜，这是非常危险的动作，因此应在插镜前向患者做好解释工作，避免发生上述状况。

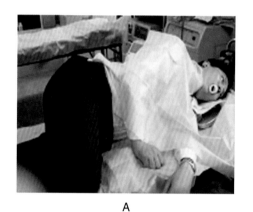

A B

图2-1 患者体位

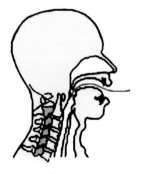

A.收颌姿势不易插入

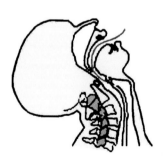

B.过度后仰易插入气管

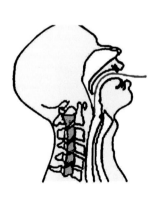

C.正确姿势，下颚稍向上抬

图2-2 患者头颈部角度

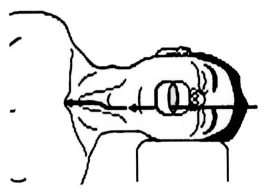

图 2-3 患者的口、咽、食管入口处于同一水平直线

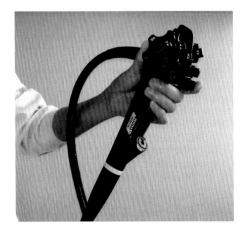

图 2-5 调试旋钮

二、医生注意事项

检查医生在胃镜检查过程中应注意以下几点：

（1）确认监控画面，内镜送气、送水无故障（图 2-4）。

（2）用硅油或润滑止痛胶涂抹镜身（勿涂在镜头前，以免影响视线）。

（3）左手持胃镜操作部，用拇指调节上下、左右旋钮（图 2-5）。

（4）右手以持握式或执笔式持镜身，手持部位距镜端约 25cm（图 2-6）。

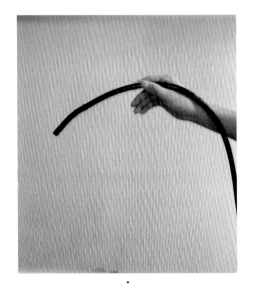

A

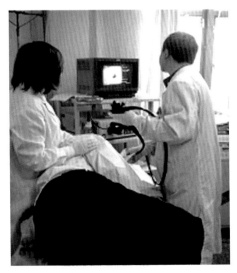

图 2-4 确认胃镜无故障

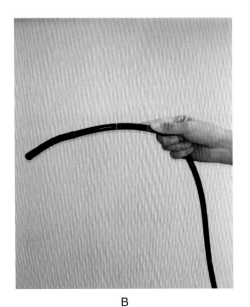

B

图 2-6 持镜方法

三、胃镜插入方法

胃镜医生应面对患者口腔，胃镜的前端由舌根的左侧进入，通过犁状窝进入食管上口。可让患者配合做吞咽动作（图2-7）。

四、观察方法

插入胃镜过程中如遇阻力不可强行进入，可以左手活动内镜操作部，调节镜端方向，由监控画面可知是否进入食管，有时也可改由右侧梨状窝进入。

注意： 有时内镜会在食管内反折，此时不必拔镜，也不可在食管内解除反折，因有引起食管破裂的危险。可慢慢让弯曲的镜身引入胃内，在宽阔的胃腔内容易解除反折（图2-8）。

常规胃镜检查，要在最短时间内取得最好的效果，必须按一定顺序仔细观察，以免漏诊。

（1）进入食管后，边送气边进镜，首先观察食管胃连接部（图2-9），并进行记录。

（2）通过食管与胃连接部进胃后，送气量控制在最小量，进入胃窦和幽门部，观察并记录（图2-10）。

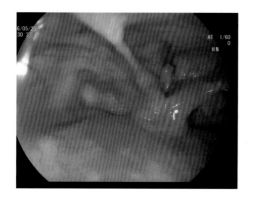
A

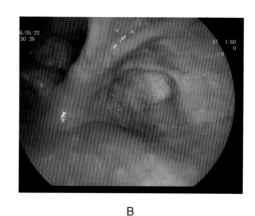
B

图 2-7　食管入口处

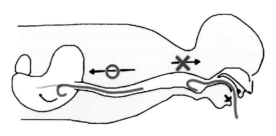

图 2-8　镜身进入胃内解除反转

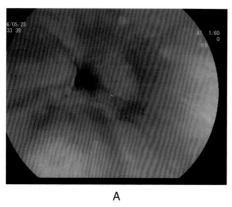
A

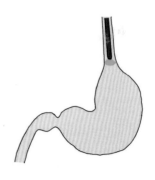
B

图 2-9　胃食管连接部

注意：通过胃体时，左手操作部保持水平方向，至胃角附近变为垂直方向，并稍微调整控制钮的角度。

（3）调节上下、左右旋钮，使镜头端通过幽门进入十二指肠球部，进入球部后少量送气使球部展开，观察前壁和上壁（图2-11）。

（4）稍退镜（勿退出球部），观察球后壁和下壁（图2-12）。如镜退回胃内，应重新插入球部。

（5）向上向右调节角度钮，顺时针方向旋转操作部进入十二指肠降部（图2-13），观察注意有无十二指肠炎症、Vater乳头周围癌等病变。

（6）将内镜退至胃窦、幽门部，将操作部逆时针旋转，观察胃窦小弯侧和前壁（图2-14）。

（7）继续稍退镜，操作部顺时针旋转，观察胃窦小弯侧和后壁（图2-15）。

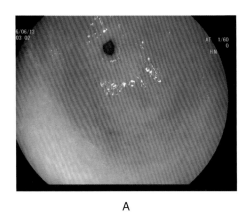

A

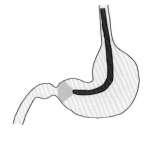

B

图2-10 胃窦和幽门正面

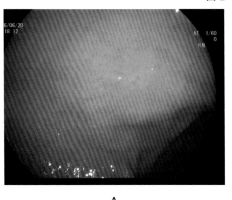

A

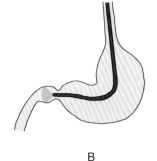

B

图2-11 十二指肠球部前壁和上壁

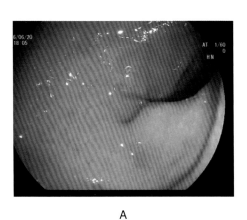

A

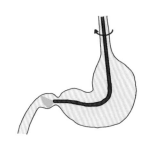

B

图2-12 十二指肠球部下壁和后壁

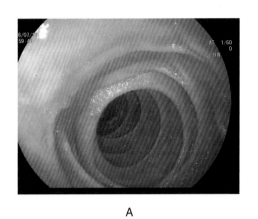
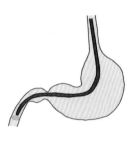

A   B

图 2-13 十二指肠降部

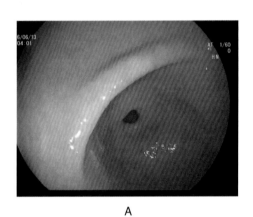
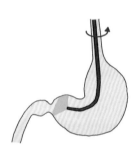

A   B

图 2-14 胃窦小弯侧和前壁

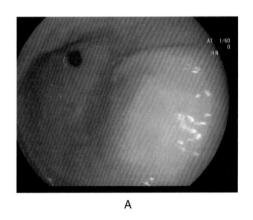
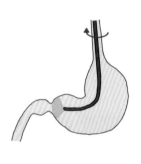

A   B

图 2-15 胃窦小弯侧和后壁

（8）将内镜向医生身前牵拉，调节钮不变，可观察胃角部（图 2-16）。

（9）调节内镜操作，观察胃角前壁和后壁（图 2-17、2-18）。

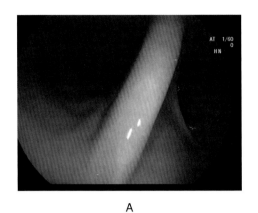

A

B

图 2-16　胃角部

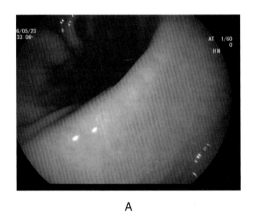

A

B

图 2-17　胃角前壁

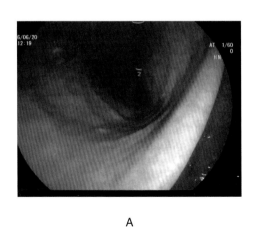

A

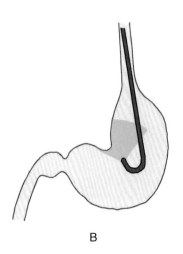

B

图 2-18　胃角后壁

（10）向上调节角度钮，沿胃角前壁侧面越过胃角，观察胃角垂直部和胃体下部小弯侧（图 2-19）。此时胃体前壁和后壁也有可能进入视野，可以同时观察。

（11）缓慢退镜，沿小弯侧继续观察（图

2-20）。

（12）进一步退镜观察胃体上部小弯侧（图 2-21）。

（13）向上将角度钮到最大，使操作部顺时针旋转 180°，镜端由"J"形变为"U"形，

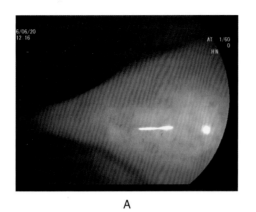
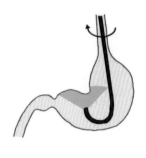

图 2-19　胃角垂直部和胃体下部小弯侧（镜端呈"J"形）

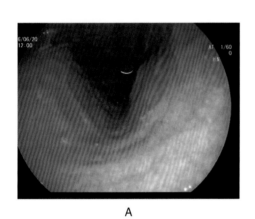
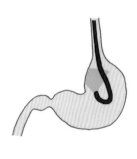

图 2-20　胃体中部小弯（镜端呈"J"形）

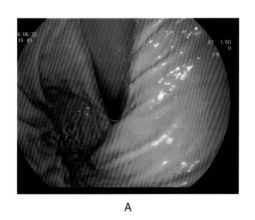
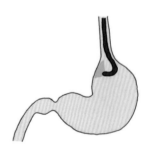

图 2-21　胃体上部小弯侧（镜端呈"J"形）

可正面观察贲门部（图 2-22）。

（14）送气使胃腔伸展，在胃体上部将操作部逆时针方向旋转几次，移动镜身可观察贲门部小弯侧（图 2-23）。

（15）稍向下调节角度钮，观察穹隆部（图 2-24），当胃黏液湖有液体潴留时，应予以吸引（图 2-25）。

（16）再次向上钮转角度，送气并使内镜操作部旋转 180°，恢复至原来位置，向下面移动观察，可看到幽门和胃角对侧大弯（图 2-26）。

（17）继续向上退镜，观察胃体下部以小弯为中心的前后壁（图 2-27）。

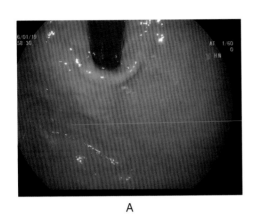
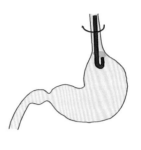

A　　　　　　　　　　　　　　　　B

图 2-22　贲门部正面（镜端呈"U"形）

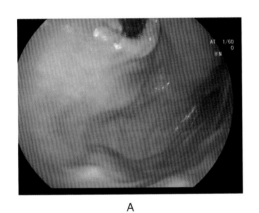
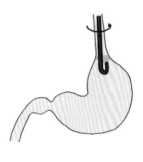

A　　　　　　　　　　　　　　　　B

图 2-23　贲门部小弯侧（镜端呈"U"形）

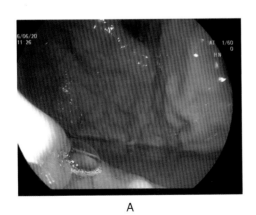
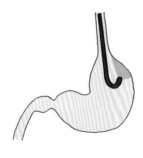

A　　　　　　　　　　　　　　　　B

图 2-24　穹隆部

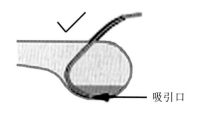

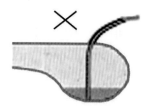

吸引口

A.正确吸引法

B.不正确吸引法

图 2-25　吸引胃黏液湖液体

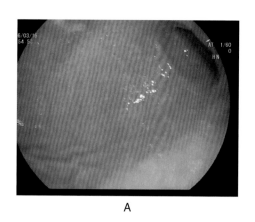

A

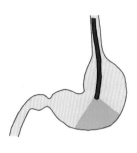

B

图 2-26　胃角对侧大弯

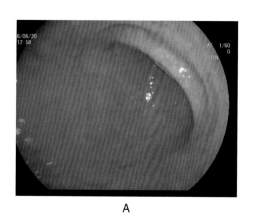

A

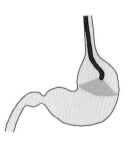

B

图 2-27　胃体下部

（18）将内镜由胃体下部向中部移动，操作部逆时针旋转，观察胃体中部前壁（图 2-28）。

（19）将操作部顺时针旋转，观察胃体中部后壁（图 2-29）。

（20）向胃体上部退镜，操作部逆时针旋转，观察胃体上部前壁（图 2-30）。

（21）将操作部顺时针旋转，观察胃体上部后壁（图 2-31）。观察完毕，吸引胃内空气，最后观察食管。

（22）食管为最后检查部位，注意勿漏诊食管病变，仔细观察食管下、中、上部（图 2-32、2-33）。

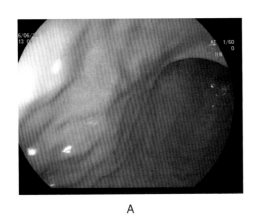

A

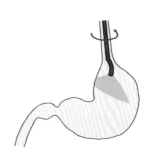

B

图 2-28　胃体中部前壁

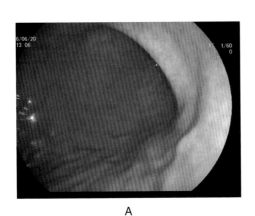

A

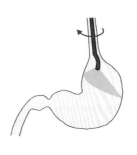

B

图 2-29　胃体中部后壁

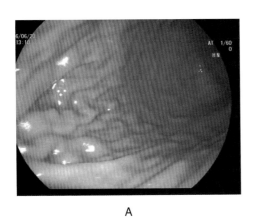

A

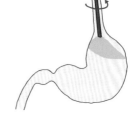

B

图 2-30　胃体上部前壁

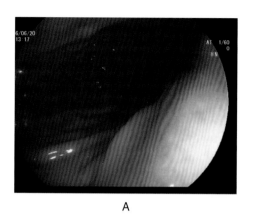
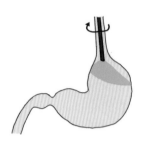

图 2-31　胃体上部后壁

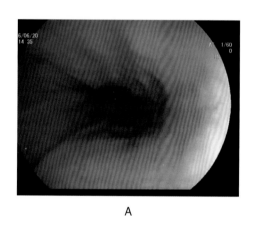
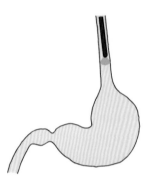

图 2-32　食管中部

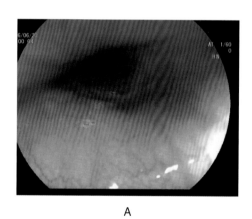
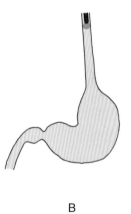

图 2-33　食管上部

参考文献

[1] 荒川哲男監修. 上部消化管内視鏡研修のskill&spirit.　東京:メディカル朝日,2000.

（刘　欣　王　燕）

<h1>第**3**章 食管病的诊断</h1>

第一节 食管的实用解剖知识

　　食管起于环状软骨下缘，止于贲门，成人食管全长 23~28cm，平均为 25cm。儿童随着年龄而变化，新生儿为 8~10cm，1 岁约为 12cm，5 岁约为 16cm，15 岁约为 19cm。成人从门齿至食管入口约 15cm，食管入口至贲门约 25cm，故从门齿至贲门全长约 40cm。食管的直径有很大的伸缩性，随年龄不同而宽度不一，成人直径为 2~3cm。食管有 3 个生理性狭窄：第一狭窄位于入口处，由环咽肌环绕食管呈收缩状，吞咽时可开放；第二狭窄位于主动脉弓和气管分叉处，位于门齿至食管的 23~24cm 处，该处可见主动脉搏动；第三狭窄位于膈肌的食管裂孔处，但内镜通过一般均无困难，该处随呼吸运动而开合，即吸气时闭合，呼气时开大（图 3-1）。

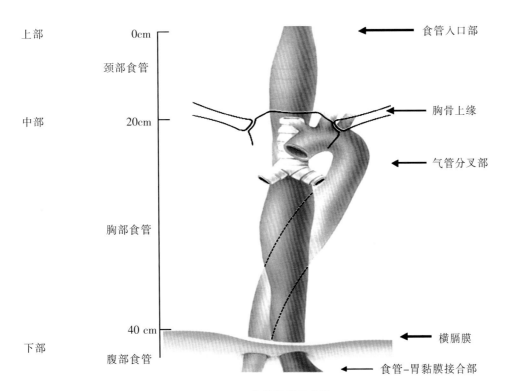

图 3-1 食管解剖示意图

第二节　正常食管的形态

正常食管黏膜呈淡红色，与橘红色的胃黏膜相比色调要淡得多。

食管黏膜有比较明显的毛细血管网，血管走向为上段呈纵行，中段呈树枝状，下段呈纵行（图3-2、3-3）。

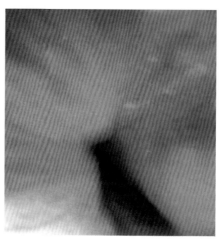

A.食管上段

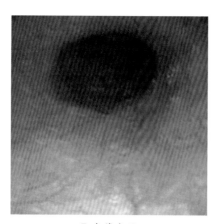

B.食管中段

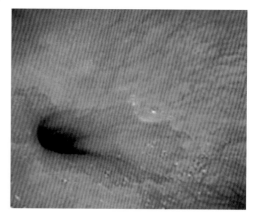

C.食管下段

图3-2　食管的色泽和血管走向

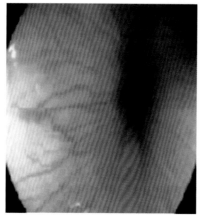

A.食管入口处

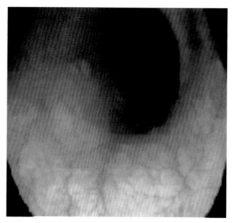

B.食管中段

图3-3　食管的血管走向

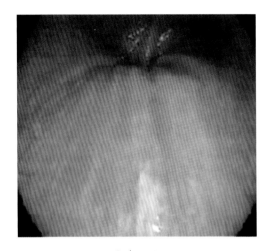

C.贲门处

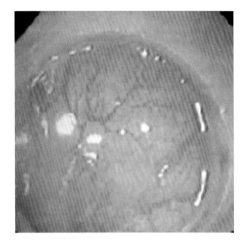

D.食管中段血管(×35 倍)

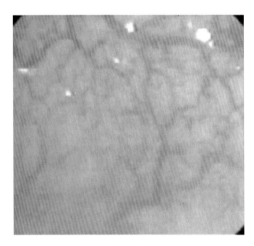

E.食管中段血管(×35 倍)

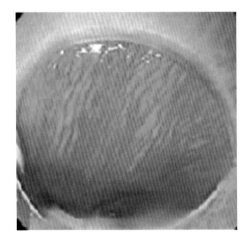

F.食管下段血管(×35 倍)

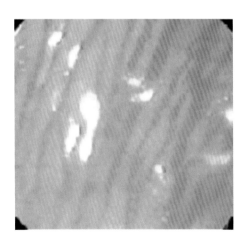

G.食管下段血管(×35 倍)

(续)图 **3-3**　食管的血管走向

食管与胃连接部由淡红色的食管鳞状上皮和橘红色的胃柱状上皮构成鳞柱交界线（squamoucolumnar junction，SCJ；图 3-4）。鳞柱交界线也称齿状线，正常情况下与胃食管连接线（gastroesophageal junction，GEJ）处于同一位置。用反转法观察贲门，可见贲门黏膜包绕镜身形成一唇样隆起，称贲门唇（图 3-5A），胃食管连接线一般以纵形胃皱襞口端作为标记（图 3-5B）。病理状态下有时胃食管连接线与鳞柱交界线不一致。

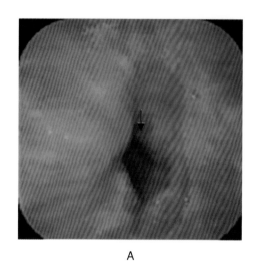

图 3-4　鳞柱交界线

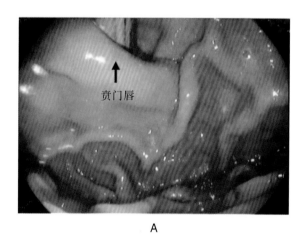

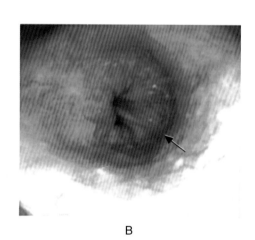

图 3-5　胃食管连接线

第三节　食管的病变

一、反流性食管炎

1. 概　念

由十二指肠液、胃液反流至食管引起的食管黏膜炎症，称反流性食管炎。

2. 胃镜下特点

主要表现为充血、糜烂、溃疡等，病变多以食管下段明显。根据食管炎严重程度的不同，有很多不同的分级方法，目前国际上常用洛杉矶分类法，将食管炎分为 A、B、C、D 四级。

A 级：黏膜损害长径≤5mm，1 个以上的病灶互相不连接（图 3-6）。

B 级：黏膜损害长径>5mm，1 个以上的病灶互相不连接（图 3-7）。

C 级：黏膜损害多个病灶互相连接，超过 2 个皱襞，但不超过食管周径的 3/4（图 3-8）。

D 级：黏膜损害病灶互相连接，超过食管

周径 3/4（图 3-9）。

我国学者在 1999 年制订过一个食管炎分级意见，见表 3-1 及图 3-10 所示。

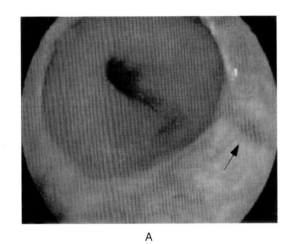

A

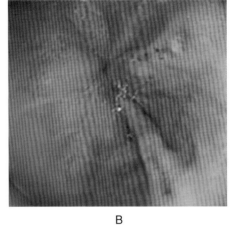

B

图 3-6　食管炎（A 级）

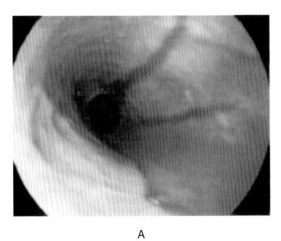

A

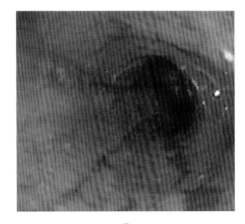

B

图 3-7　食管炎（B 级）

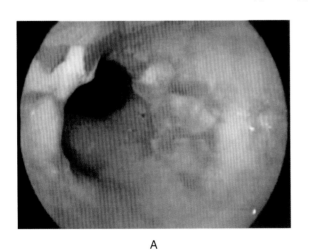

A

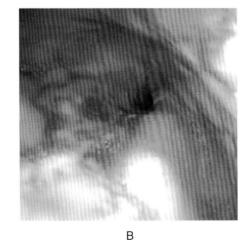

B

图 3-8　食管炎（C 级）

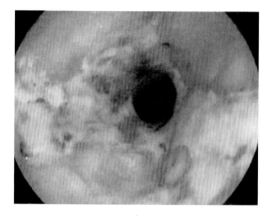

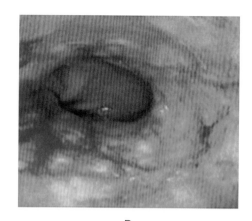

A

B

图 3-9 食管炎（D 级）

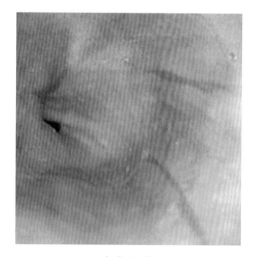

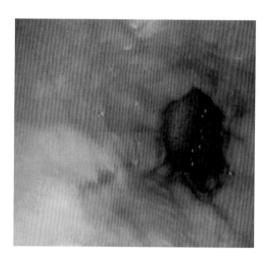

A. 食管炎（Ⅰ级）

B. 食管炎（Ⅱ级）

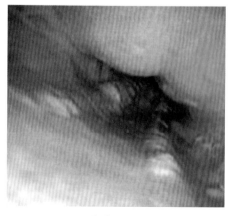

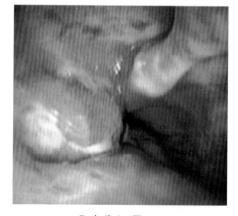

C. 食管炎（Ⅲ级）

D. 食管炎（Ⅲ级）

图 3-10 我国食管炎的分级

表 3-1　我国反流性食管炎内镜诊断及分级（1999 年 8 月）

分级	食管黏膜内镜下表现	积分
0	正常（可有组织学改变）	0
I	点状或条状发红、糜烂，无融合	1
II	条状发红、糜烂，有融合，但非全周性	2
III	发红、糜烂融合呈全周性，或溃疡	3

3. 鉴别诊断

食管黏膜的糜烂、溃疡需与早期食管癌相鉴别，病理学检查有助于区别。

4. 治　疗

（1）一般治疗　改变生活方式是一种简便而有效的治疗方法，如戒烟、控制饮酒，减少脂肪食物摄入，勿饱餐，睡前 2~3h 勿进食，抬高床头睡眠等。

（2）药物治疗　针对反流物的药物如抑酸剂 H_2 受体拮抗剂、质子泵抑制剂及螯合胆汁药物铝碳酸镁等；促进反流物排空的药物如多潘立酮、莫沙必利等。

（3）内镜下治疗　主要适用于需长期大剂量服药或不能坚持服药者。常用方法有射频治疗、局部注射（植入）治疗及贲门缝合术（参见第 20 章）。

二、Barrett 食管

1. 概　念

食管下端鳞状上皮被柱状上皮替代，这一病理现象最早由 Barrett 报道，故称 Barrett 上皮或 Barrett 食管（Barrett's esophagus，BE）。BE 的病因有研究者认为与反流性食管炎有关，也有研究者认为是独立的疾病，多数研究者认为在食管黏膜炎症修复过程中产生，因其易发生腺癌而受到重视。

2. 胃镜下特点

BE 常见于食管下段，多因食管炎引起，正常胃食管连接线食管侧的食管鳞状上皮被柱状上皮替代，此时食管上皮由原来的淡红色变成胃上皮样的橘红色，因其形态不同可分环形、岛状、舌形三种（图 3-11）。

如受累长度≥3cm，称长节段 BE；受累长度<3cm 称短节段 BE（图 3-12）。BE 因其发生腺癌的机会较正常上皮要高，因而要注意随访。

诊断 BE 需注意以下几点：正常食管下方为栅状血管，如鳞柱线上移，其下方为柱状上皮，透过柱状上皮可见栅状血管则为 BE；如鳞柱线上移而其下方柱状上皮下未见栅状血管，则为裂孔疝（图 3-13、3-14）。有时由于炎症等原因栅状血管常观察不清，文献报道可借助放大电子镜、窄波内镜等手段予以诊断。我们用芦戈碘染色来确定短节段 BE，如在不染色带中残留鳞状上皮染色区，可诊断为短节段 BE（图 3-15）。

3. 鉴别诊断

需与食管异位胃黏膜鉴别。两者都是食管部位出现胃黏膜组织，但食管异位胃黏膜多见于食管中、上段，BE 多见于食管下段；少数发生于食管下段的异位胃黏膜，与 BE 不易鉴别，食管异位胃黏膜周围无炎症表现，BE 周围黏膜可伴炎症。两者病因不同，胎儿食管为柱状上皮，胎儿发育过程中由食管中部向两侧逐渐鳞状上皮化，当转化不全时，就可能会有柱状上皮残留，称异位胃黏膜；BE 多因胃食管反流等原因所致。

4. 治　疗

治疗目的是控制反流症状，逆转柱状上皮，降低不典型增生及癌变危险性。根据病情严重程度，可选择以下治疗措施：抑酸药物，内镜下 BE 黏膜消融术（如氩等离子体电凝术等；图 3-16），并及时定期随访。

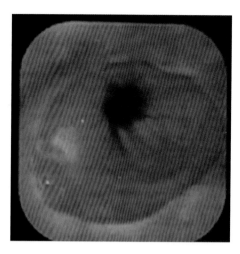

A.环状 BE

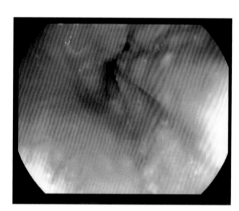

B.岛状 BE

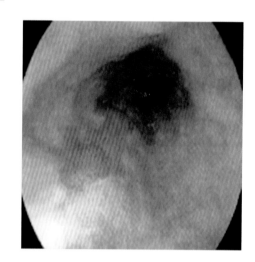

C.舌状 BE

图 3-11　不同形态的 BE

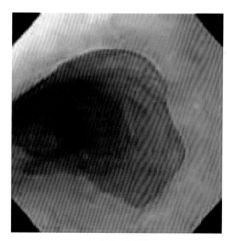

A.长节段 BE

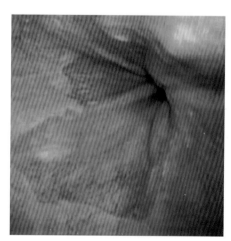

B.短节段 BE

图 3-12　不同长度的 BE

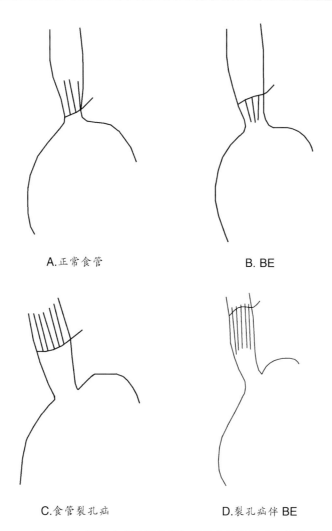

A.正常食管

B. BE

C.食管裂孔疝

D.裂孔疝伴 BE

图 3-13 不同疾病时鳞柱线与栅状血管的关系示意图

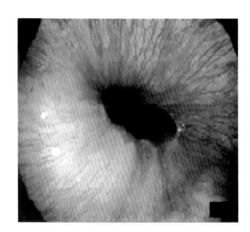

A.正常食管下端为栅状血管

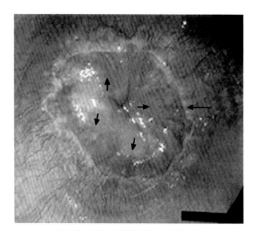

B.箭头所示鳞柱线下的黏膜
可见栅状血管,为 BE

图 3-14 BE 时的栅状血管

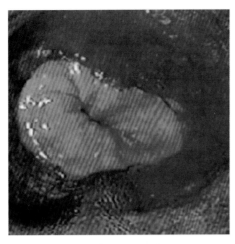

A.正常鳞柱交界线

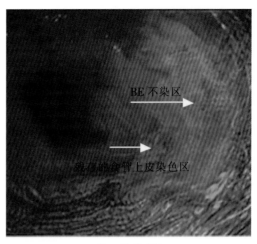

BE 不染区

残存的食管上皮染色区

B.短节段 BE

图 3-15　卢戈碘染色显示残存鳞状上皮

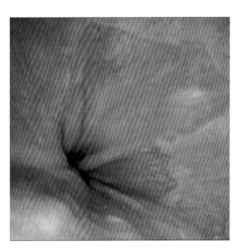

A. 治疗前

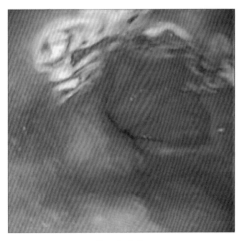

B. 治疗中

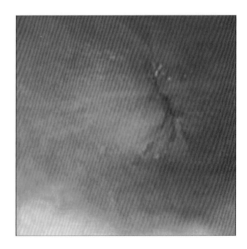

C. 治疗 6 周后

图 3-16　BE 的消融治疗一例

三、念珠菌性食管炎

1. 概　念

食管黏膜因念珠菌感染而致的炎症。常见于应用抗肿瘤药、激素、大量抗生素及免疫功能低下等患者，或因应用抑酸药物改变了食管内酸碱度而感染念珠菌，也有原因不明者。

2. 胃镜下特点

食管黏膜附有稍高出黏膜面的白色斑、点状分泌物，同时伴有黏膜充血、糜烂（图 3-17），此种分泌物用水冲洗不掉，用细胞刷涂片可找到念珠菌菌丝或孢子（图 3-17F）。

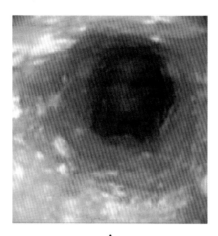

A

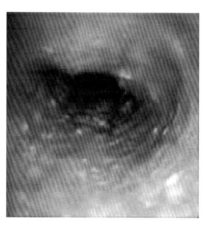

B

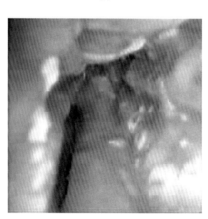

C

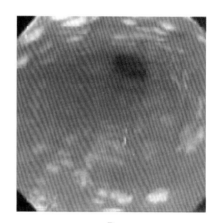

D

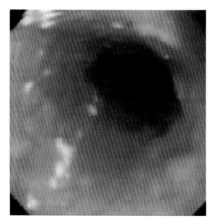

E

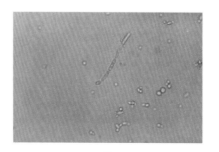

F

图 3-17　念珠菌性食管炎（F 为涂片所见）

3. 鉴别诊断

需与饮用牛奶或其他食物残渣附于食管黏膜相鉴别，牛奶或食物残渣用水可冲掉，冲净后所见黏膜无炎症表现；念珠菌性食管炎的白斑用水冲洗不掉，且周围伴有炎症表现。

4. 治 疗

首先治疗原发病，如有可能，停用诱发念珠菌感染的有关药物。治疗本病常用药物有两类：①多烯类药物，如制霉菌素；②三唑类药物，如氟康唑、伊曲康唑、伏立康唑等。

四、药物性食管炎

1. 概 念

因服用某些药物，如口服抗生素、铁剂、氯化钾、阿司匹林、维生素C等所致，可能与服药方法不当，原有食管运动障碍或食管狭窄等原因有关。上述原因导致药物在食管内停留，直接刺激食管黏膜引起炎症。

2. 胃镜下特点

于食管局部有糜烂、溃疡，病变界限清楚，周围黏膜正常（图3-18），活检为炎症、溃疡，无肿瘤细胞。

3. 鉴别诊断

与肿瘤及其他少见病如结核引起的溃疡作鉴别。有服药病史、活检送病理学检查有助于鉴别。

4. 治 疗

首先停服有关药物或改换剂型。应用黏膜保护剂治疗，如硫糖铝混悬液等，也可加用抑酸剂。

五、嗜酸细胞性食管炎

1. 概 念

一种以嗜酸性粒细胞浸润为主要特点的慢性食管炎症。成年患者主要以吞咽困难和急性食物梗阻，儿童和青少年患者则以上腹痛、呕吐和发育迟缓等为主要表现。本病与变态反应密切相关。

2. 胃镜下特点

①黏膜水肿质脆、纸样黏膜、线样缝隙；②白色点状渗出或斑块（嗜酸细胞微脓肿）；③同心环；④食管狭窄（图3-19）。上述胃镜改变中的多种征象可以同时存在，但不是每个患者都具有上述征象。此外，儿童和成人的内镜改变也有所不同。儿童常见的内镜检查结果是正常形态的食管或是观察到斑块或水肿，而成人常见的内镜检查结果为观察到食管环或食管狭窄。食管活检显示大量嗜酸细胞浸润（≥15/HP*；图3-19C）。④除外食管嗜酸性粒细胞增多的继发原因；为了满足最后一个标准，在确定诊断之前患者必须先进行质子泵抑制剂（PPI）治疗。此外，该病的诊断还需要临床医生对患者的临床和组织学特征进行综合性分析。

3. 鉴别诊断

（1）胃-食管反流病 内镜下主要表现为

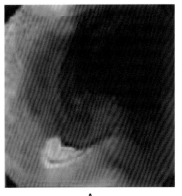
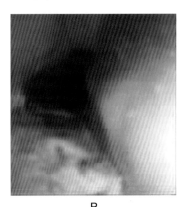

A　　　　　　　　　　B

图3-18　药物性食管炎

*HP指高倍镜视野

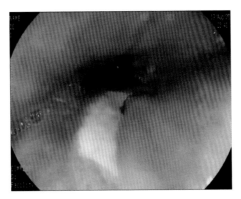

A.治疗前

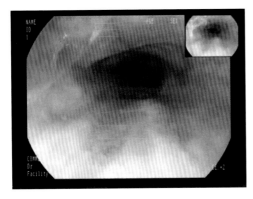

B.治疗后

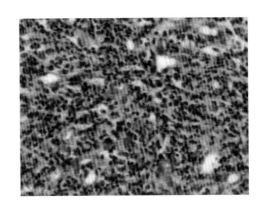

C.病理诊断

图 3-19 嗜酸细胞性食管炎

充血、糜烂、溃疡等，食管黏膜嗜酸细胞浸润<10/HP。

（2）PPI 反应性食管嗜酸性粒细胞增多 患者的食管症状和组织学发现食管嗜酸细胞增多，PPI 治疗有症状和组织学改善。

4. 治 疗

剔除过敏原；糖皮质激素治疗是治疗儿童和成人嗜酸细胞性食管炎的主要方法；对于已确诊患者，出现反流症状时可给予 PPI 制剂缓解症状。

六、腐蚀性食管炎

1. 概 念

食管化学性烧伤又称急性腐蚀性食管炎。系因吞服了强酸、强碱等化学腐蚀剂而造成食管严重损伤所引起的炎症。腐蚀剂的种类、浓度和数量与食管炎的轻重密切相关。

2. 胃镜下特点

分为Ⅲ度：Ⅰ度为黏膜充血水肿，可见小面积糜烂，但无出血，无渗出和溃疡，黏膜脆性正常或仅轻度增加。此度损伤仅限于黏膜层，后期不会形成狭窄或其他严重并发症。Ⅱ度为黏膜糜烂、渗出，脆性增加易出血，可有小面积溃疡、坏死或黏膜剥脱。Ⅲ度为大面积黏膜组织坏死、剥脱、出血，见大块灰黑色焦痂样物形成，或其他检查发现纵隔炎、腹膜炎或肺炎等情况。食管腔可因水肿而明显变小，或呈扩张状态，无任何蠕动。有时较严重的Ⅱ度损伤与Ⅲ度损伤不易区分（图 3-20）。

3. 鉴别诊断

需与药物性食管炎、食管结核等相鉴别。

4. 治 疗

（1）早期处理 应尽早抢救。立即饮水稀释，亦可服牛奶、鸡蛋清等对黏膜有保护作用的物质，放置鼻胃管，早期可经其将胃内容物

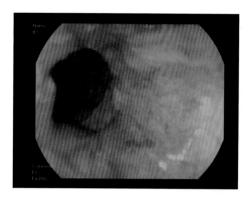

A.Ⅱ度损伤

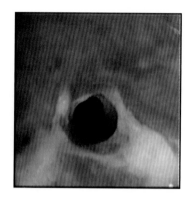

B.化学烧伤 70d 的食管狭窄

图 3-20 腐食性食管炎的胃镜表现

抽出，以后可进行鼻饲。用清水谨慎洗胃，一般不主张使用中和剂洗胃，禁催吐。有剧烈呕吐、呕血、呼吸困难、休克或食管穿孔时应行相应的紧急处理，保持呼吸道通畅，维持水电解质平衡及生命体征。

（2）药物治疗　严重损伤者应早期用抗生素预防感染，用激素抗炎并减轻瘢痕增生。

（3）扩张治疗　尽早采用探条扩张，其目的是防止管腔狭窄，最早是烧伤后 24~48h 进行，一般为 4~6 周进行扩张。

（4）手术　若扩张无效，应进行食管切除和食管胃吻合术，或用结肠代食管以恢复消化道的连续性。

七、表皮剥脱性食管炎

1. 概　念

表皮剥脱性食管炎又名创伤性剥脱性食管炎、食管黏膜管型剥脱症，是一种以食管黏膜表皮剥脱缺损为主要表现的食管疾病，是一种少见的食管疾病。患者多为青壮年，进食后反复、剧烈呕吐，开始呕吐食物，随后呕鲜血，伴不同程度的咽喉部不适或胸骨后疼痛。本病的病因尚未完全明确，但多与进食过快或进食粗糙、干燥性食物有关。

2. 胃镜下特点

食管壁上皮剥脱露出鲜红的创面，明显充血水肿，触之易出血。有的创面有渗血和明显的出血点。钳取剥脱的上皮，病理检查报告为

正常的鳞状上皮组织（图 3-21）。

3. 鉴别诊断

与反流性食管炎、食管贲门黏膜撕裂综合征等相鉴别。

4. 治　疗

早期需严格禁食，72h 后可进流质，1 周后根据情况可进普食。药物治疗主要为抑酸和胃黏膜保护剂，可适当加用促胃动力药，以减少胃食管反流，以免加重食管损伤。使用适量抗生素，以控制创面感染。经上述治疗食管黏膜可恢复正常。本病的预后较好，因病变只累及黏膜表皮，所以修复较快，痊愈后不产生食管瘢痕狭窄。

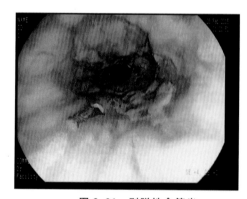

图 3-21　剥脱性食管炎

八、食管异位胃黏膜

1. 概　念

从组织胚胎学看，一开始胎儿食管为柱状

上皮，至胚胎6个月，一般完成了食管黏膜鳞状上皮化，由食管中部同时向口侧和肛侧伸展，如果这种变化不完全，就造成柱状上皮残留，称异位胃黏膜。

2. 胃镜下特点

以食管上段多见，异位胃黏膜的色泽与食管黏膜明显不同，呈现胃黏膜的橘红色，周围无炎症表现，如位于食管下段，与食管胃连接部无连续性，也不是全周性改变，多呈岛状分布。分平坦型（图3-22）和隆起型（图3-23）两型。病理学上为胃柱状上皮组织，有的胃腺含主细胞和壁细胞。

3. 鉴别诊断

需和BE相鉴别，鉴别点见上文"Barrett食管"一节，二者鉴别有一定难度。

4. 治 疗

如无症状可不予处理，有症状者主要应用抑酸药物，如H_2受体拮抗剂或质子泵抑制剂；也可采用胃镜下治疗，如热探头、氩等离子体凝固术及内镜下黏膜切除术等。

九、食管孤立性静脉瘤

1. 概 念

食管孤立性静脉瘤系食管局部黏膜下静脉扩张，其发生原因为部分上皮或黏膜下食管固有静脉丛先天或后天性血管闭塞、狭窄，导致近端血管扩张，形成静脉瘤状扩张。

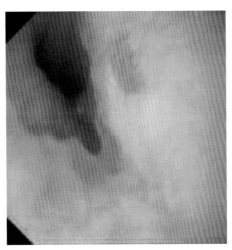

A.食管下段异位胃黏膜

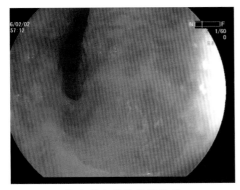

B.食管上段异位胃黏膜

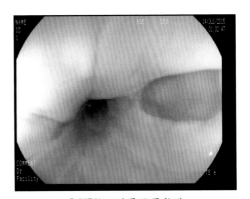

C.NBI* 下的异位胃黏膜

图3-22 食管异位胃黏膜（平坦型）

---

*NBI：narrow band imaging，内镜窄带成像术

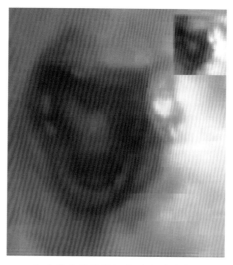

A.食管中部呈橘红色的扁平隆起

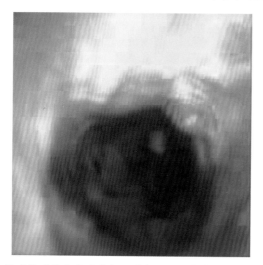

B.卢戈碘染色扁平隆起不着色，周围食管黏膜着色

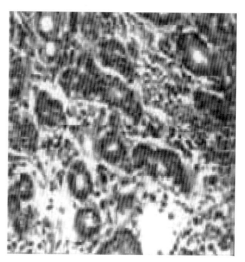

C.活检显示柱状上皮，黏膜内可见壁细胞

图3-23　食管异位胃黏膜（隆起型）

2. 胃镜下特点

食管局部（多见于中、上段）单个蓝色小隆起，为局部黏膜下静脉扩张（图3-24），可单发或多发，以单发多见。

3. 鉴别诊断

需与静脉曲张相鉴别。食管黏膜孤立的静脉瘤，不像静脉曲张那样由下而上连续呈条索状，静脉瘤表现为蓝色的孤立性小隆起（图3-25）。

4. 治疗

因孤立性静脉瘤生长极慢，很少自发性出血，多数可不予治疗。若静脉瘤色泽明显发红，也可采用内镜下套扎、注射硬化剂等方法治疗（图3-26）。

十、食管静脉曲张

1. 概　念

病因多数是肝硬化，少数可继发于肝外门静脉主干或肝静脉阻塞，如布-加综合征等，导致门静脉高压，此时门-体静脉间交通支开放，使大量门静脉血液通过侧支循环直接进入体循环，造成胃底、食管静脉曲张。

2. 胃镜下特点

食管内可见自下向上的静脉曲张，以下段明显。根据静脉曲张的形态、部位等，1996年日本门脉高压症食管静脉曲张学会制订了一个

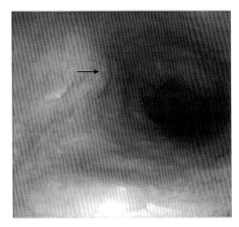

A

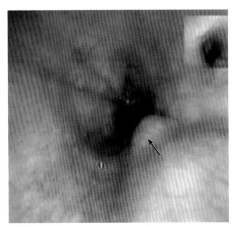

B

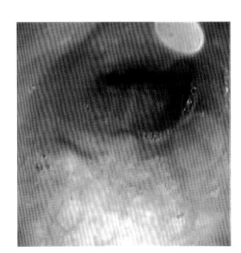

C

图 **3-24**　食管孤立性静脉瘤。A、B. 单发静脉瘤。C. 多发静脉瘤

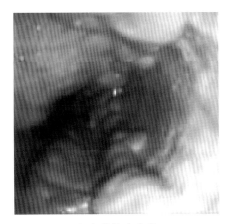

A. 食管静脉曲张

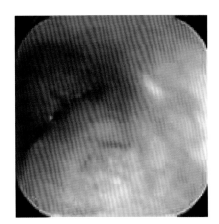

B. 孤立性静脉瘤

图 **3-25**　食管静脉曲张与孤立性静脉瘤

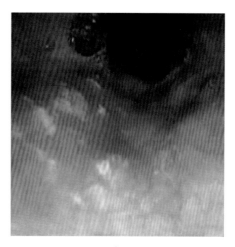

A

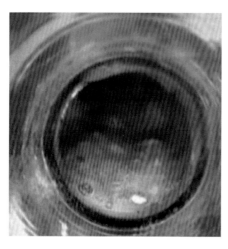

B

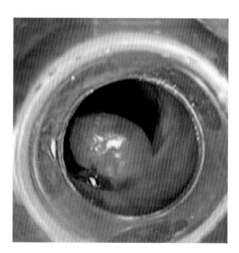

C

图3-26 孤立性静脉瘤的套扎治疗

记载标准，如表3-2及图3-27~3-30所示。

我国于2009年提出一个LDRf记录方法，见表3-3。我国消化内镜学会于2003年根据食管静脉曲张的形态和红色征，制订了一个分级标准（表3-4），至今仍治用。

3. 鉴别诊断

食管静脉曲张伴红色征、糜烂时勿误诊为炎症、肿瘤，错误活检将造成大出血。与孤立性静脉瘤的鉴别见"食管孤立性静脉瘤"一节。

4. 治　疗

食管静脉曲张的主要症状是曲张的静脉破裂引起出血，治疗主要为预防出血及出血后止血治疗。

预防出血可采用：①药物治疗，如β受体拮抗剂（普萘洛尔）及硝酸酯类（异山梨酯）等；②内镜下治疗，如内镜下食管静脉曲张硬化剂注射治疗或食管静脉曲张套扎术（参见第13、14章）；③外科手术。

急诊止血治疗：①药物治疗，如血管加压素及其类似物和生长抑素及其类似物；②三腔两囊管气囊压迫；③内镜下治疗，内镜下注射硬化剂或套扎治疗；④介入治疗；⑤外科手术。

表 3-2 食管静脉曲张的记载标准

1.占据部位	Ls	食管静脉曲张达上段食管
	Lm	食管静脉曲张达中段食管
	Li	食管静脉曲张局限于下段食管
	Lg	胃静脉瘤。细分为 Lg-c、Lg-f
	Lg-c	和贲门连接的静脉瘤
	Lg-f	和贲门不连的孤立性静脉瘤
2.形态	F0	无静脉曲张
	F1	直线形细的静脉曲张
	F2	串珠状中等静脉曲张
	F3	结节状或瘤状静脉曲张
3.基本色调	Cw	白色静脉曲张
	Cb	蓝色静脉曲张
4.红色征	4.RC（-）	完全无发红
	RC（+）	可见局限少数
	RC（++）	(+) ~ (+++)
	RC（+++）	全周性多数所见
5.出血所见	出血中所见：喷射性出血、渗血	
	出血后所见：红色血栓、白色血栓	
6.黏膜所见	E	糜烂
	UI	溃疡
	S	瘢痕

注：红色征指红蚯状（RWM）、血肿样斑（HCS）、樱桃红斑（CRS）3 种表现

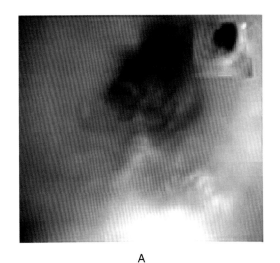

A

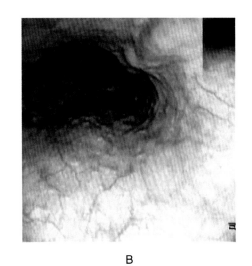

B

图 3-27 食管静脉曲张的形态。A、B.形态为 F1

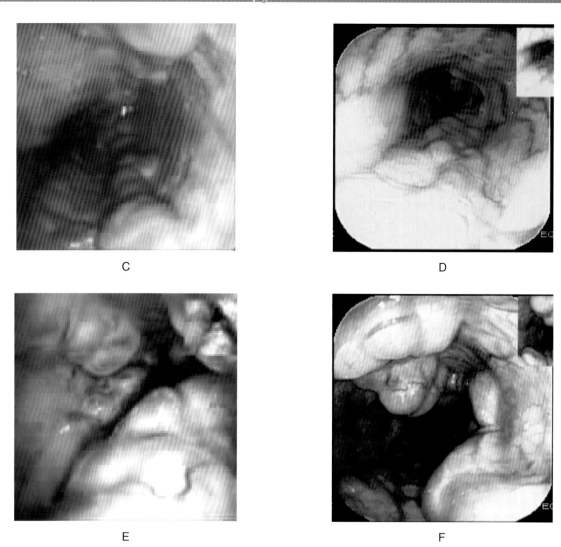

C D

E F

（续）图 3-27　食管静脉曲张的形态。C、D.形态为 F2；E、F.形态为 F3

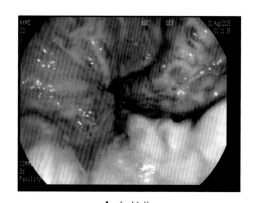

A. 红蚯状

图 3-28　红色征

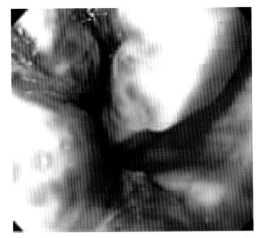

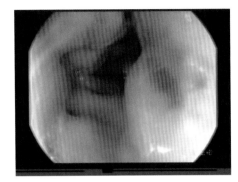

B. 血肿样斑

C. 樱桃红斑

（续）图 **3-28**　红色征

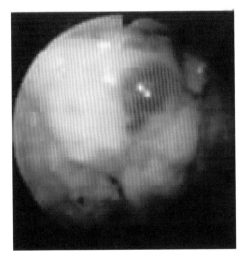

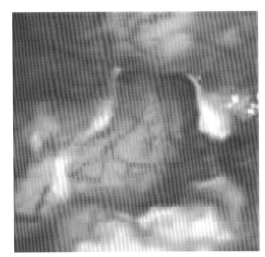

A. 红色血栓

B. 白色血栓

图 **3-29**　出血后所见

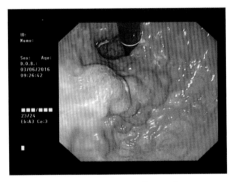

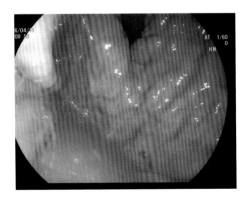

A. 孤立性胃静脉瘤(Lg-f)

B. 相连的胃静脉瘤(Lg-c)

图 **3-30**　胃底静脉曲张

表3-3 食管胃静脉曲张记录方法

项目	表示方法
位置（L）	Le 曲线静脉位于食管
	Le_s 表示静脉曲张位于食管上段
	Le_m 表示静脉曲张位于食管中段
	Le_i 表示静脉曲张位于食管下段
	Lg 曲张静脉位于胃部
	Lg_f 表示静脉曲张位于胃底
	Lg_b 表示静脉曲张位于胃体
	Lg_a 表示静脉曲张位于胃窦
	Le、g 食管静脉曲张与胃静脉曲张完全相通
	Le、Lg 食管静脉曲张与胃静脉曲张各自独立
	Le、g、Lg 一支以上胃静脉曲张与食管静脉曲张完全相通，但还有胃孤立静脉曲张存在
直径（D）	D_0 表示无静脉曲张
	$D_{0.3}$ 表示静脉曲张≤0.3cm
	$D_{1.0}$ 表示静脉曲张最大直径>0.3~1.0cm
	$D_{1.5}$ 表示静脉曲张最大直径>1.0~1.5cm
	$D_{2.0}$ 表示静脉曲张最大直径>1.5~2.0cm
	$D_{3.0}$ 表示静脉曲张最大直径>2.0~3.0cm
	$D_{4.0}$ 表示静脉曲张最大直径>3.0~4.0cm
	静脉曲张最大直径>4.0cm的，按D+直径数字方法表示
风险因子（Rf）	Rf_0：RC−，未见糜烂、血栓及活动性出血
	Rf_1：RC+或HVPG（肝静脉压力梯度）>12mmHg，未见糜烂、血栓全活动性出血
	Rf_2：可见糜烂、血栓、活动性出血，或镜下能够见到新鲜血液，并能够排除非静脉曲张出血因素

表3-4 食管静脉曲张形态和红色征分级标准

分级	形态（F）	红色征（RC）
轻度（GⅠ）	F1 食管静脉曲张呈直线形或略有迂曲	无
中度（GⅡ）	F2 食管静脉呈蛇形迂曲隆起	无
	或F1	有
重度（GⅢ）	F3 食管静脉呈串珠状，结节状或瘤状	无或有
	或F2	有

十一、食管息肉

1. 概　念

其定义不同于胃息肉，包括来自黏膜上皮或黏膜下层的息肉样外观的良性隆起性病变，由于食管的蠕动可使黏膜下病变呈息肉样改变。食管息肉常以其组成的主要组织而分别命名，如真性黏膜息肉、纤维息肉、纤维脂肪瘤、脂肪瘤等。

2. 胃镜下特点

可见表面色泽与周围黏膜不同（多数色红）或相同的隆起，可有蒂或无蒂，蒂长者甚至可从口中吐出（图3-31）。日本的山田根据隆起病变的形态将其分为4型，息肉形态也可按此分型（图3-32、3-33）。

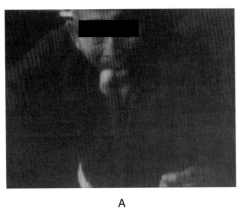
A

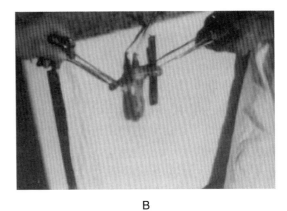
B

图 3-31　食管上部纤维脂肪瘤患者，息肉可从口中吐出

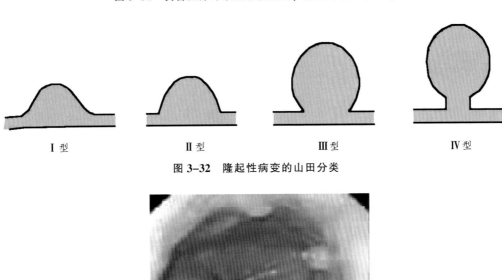

Ⅰ 型　　　　　　Ⅱ 型　　　　　　Ⅲ 型　　　　　　Ⅳ 型

图 3-32　隆起性病变的山田分类

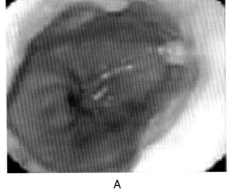
A

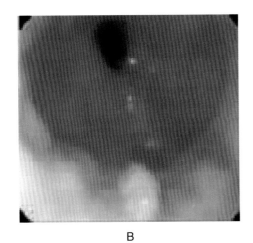
B

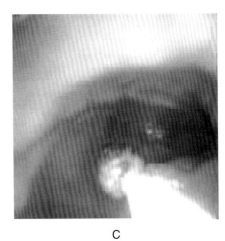
C

图 3-33　山田Ⅲ型息肉，表面色红，有亚蒂

3. 鉴别诊断

需与隆起型癌，特别是与早癌相鉴别。癌为发生于黏膜上皮的恶性病变，活检送病理组织学检查可予以确诊。息肉还需和黏膜下隆起性病变相鉴别，真性息肉表面色泽与周围黏膜组织不同，而黏膜下隆起性病变的表面色泽同周围黏膜。

4. 治 疗

直径<2cm 的息肉，可在胃镜下采用高频电、激光、微波、氩气等方法治疗。对于基底部宽、瘤体较大的息肉，可行内镜下黏膜剥离术等治疗，内镜下治疗参见第 9、12 章。

十二、食管平滑肌瘤

1. 概 念

食管平滑肌瘤为发生于黏膜下平滑肌组织的良性隆起性病变。可起源于黏膜肌层，也可起源于固有肌层。

2. 胃镜下特点

食管平滑肌瘤的病变表面色泽与周围相同（因其发生于黏膜下），有的可见桥状皱襞，有的可活动，少数表面可有糜烂、溃疡（图 3-34）。用活检钳触之质地较硬。可与其他黏膜下隆起性病变（如囊肿、脂肪瘤、血管瘤等）相鉴别。

3. 鉴别诊断

与息肉的鉴别见"食管息肉"一节，不易鉴别时可用芦戈碘染色，真性息肉表面不着色，平滑肌瘤表面黏膜正常着色（图 3-35）。另一个需要鉴别的是食管间质瘤，内镜下两者不易鉴别，常需行病理学检查及免疫组化染色来鉴别，间质瘤 CD34、CD117 染色阳性。

根据隆起形态大致可确定平滑肌瘤起源，一般来说，起源于黏膜肌层的平滑肌瘤隆起比较明显，多呈山田 III 型或 IV 型。此外，于肌瘤所在部位黏膜下注射生理盐水，如能浮起，则为黏膜肌层来的平滑肌瘤（图 3-36）。发生于食管上段的平滑肌瘤多为黏膜肌层来的，因食管上段固有肌层为横纹肌而非平滑肌。

4. 治 疗

一般认为，食管平滑肌瘤除瘤体较小无明显症状外，都应治疗。直径<2cm、来源于黏膜肌层的平滑肌瘤，可采用内镜下治疗，常用方法为内镜下黏膜切除术及橡皮圈套扎术。直径>2cm 的食管平滑肌瘤或来源于固有肌层的平滑肌瘤可采用内镜黏膜下挖出术、内镜经黏膜下隧道肿瘤切除术等方法切除（参见第 18 章）。

附：食管间质瘤

1. 概 念

食管间质瘤是一类少见的食管肿瘤，是消

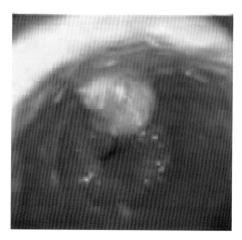

A   B

图 3-34 食管平滑肌瘤

化道间叶组织源性肿瘤，其在胃肠间质瘤（GIST）中的发生率<5%。在食管间叶源性肿瘤中最常见的是食管平滑肌瘤，食管间质瘤约占食管间叶源性肿瘤的12.5%~25%。本病有以下几种临床特征：①多见于50岁以上患者；②好发于男性；③多见于食管下段，食管中段其次，食管上段最少见；④食管下段间质瘤多起源于固有肌层；⑤食管间质瘤伴平滑肌分化率高；⑥临床症状取决于肿瘤的部位和大小，最常见的症状是吞咽困难。

2. 胃镜下特点

食管间质瘤胃镜下表现为局部隆起性病变，黏膜表面光滑完整，色泽同周围黏膜。超

声胃镜多提示病变位于黏膜下或固有肌层的低回声肿块，与平滑肌瘤不易鉴别。

3. 鉴别诊断

食管间质瘤应与平滑肌瘤、平滑肌肉瘤、食管癌等鉴别。与平滑肌瘤的鉴别主要依靠病理和免疫组化染色，本病常CD34、CD117表达阳性。超声内镜引导下穿刺活检确诊率高，可达到90%以上。

间质瘤的良恶性鉴别：肿瘤直径<2cm，密度均匀，边界清晰，边缘无分叶，核分裂象小于5个/50HPF，则多为良性，但具有恶性潜能；肿瘤直径大于5cm，密度不均匀，边界欠清晰，易出血坏死囊性变，核分裂象大于10

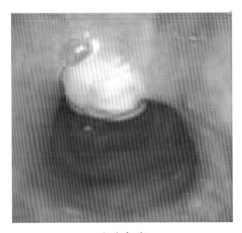

A.染色前

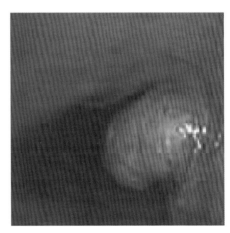

B.染色后

平滑肌瘤碘染色表面正常着色

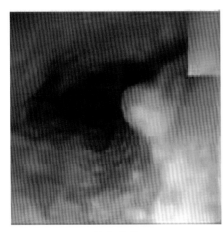

C.染色前

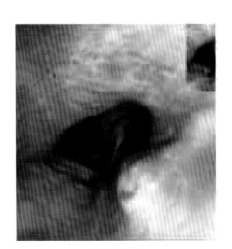

D.染色后

食管息肉碘染色表面不着色

图3-35　染色法鉴别食管平滑肌瘤与息肉

个/10HPF，则多为恶性。最可靠的恶性征象是浸润邻近器官或转移。潜在恶性：直径大于5.0cm，核分裂象大于5个/50HPF，出现坏死瘤细胞有明显异型性。

4. 治 疗

（1）内镜下治疗：病变直径<4cm、边界清楚、质地均匀、无消化道外侵和转移恶性度低的间质瘤行内镜下切除成功率高。对于黏膜肌层/黏膜下层的食管间质瘤，采用 EMR 或 ESD 切除；起源于固有肌层的食管 GIST 首选 STER 治疗。

（2）对于内镜下不能切除及恶性度高者需手术和药物治疗。

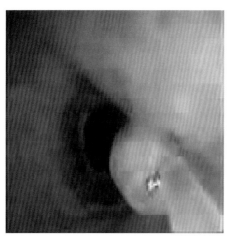

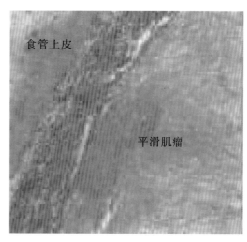

图 3-36 食管平滑肌瘤，随着注射生理盐水浮起，病理证实为起源于黏膜肌层的平滑肌瘤

十三、食管脂肪瘤

1. 概 念

来源于黏膜下脂肪组织形成的良性肿瘤称脂肪瘤。

2. 胃镜下特点

脂肪瘤为黏膜下肿瘤，表面黏膜色泽与周围黏膜同，有的稍发白或发黄，触之质地柔软（图 3-37）。

3. 鉴别诊断

需与其他黏膜下肿瘤如平滑肌瘤相鉴别。用活检钳按压，脂肪瘤柔软，压之有凹陷，称软垫征阳性，平滑肌瘤压之硬，软垫征阴性。病理学可予确诊。

4. 治 疗

肿瘤直径较小或带蒂的息肉样脂肪瘤，其蒂<2cm 适合内镜下切除；如蒂>2cm，则增加出血、穿孔的危险性，应行外科手术治疗（图3-38）。

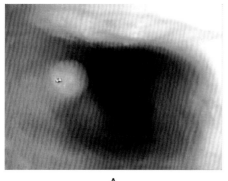

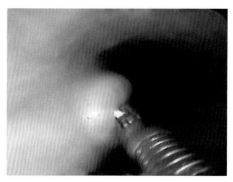

图 3-37 食管脂肪瘤

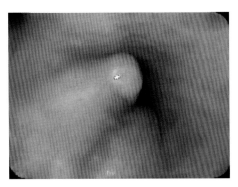

A.瘤体下注射生理盐水使之浮起

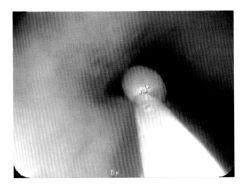

B.圈套器电切

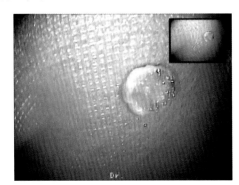

C.切除标本显示黄色脂肪组织

图 3-38 食管脂肪瘤的胃镜下黏膜切除术

十四、食管血管瘤

1. 概 念

本病为罕见的食管良性肿瘤，多数学者认为是由于胚胎时期血管网发育畸形所致，按组织结构可分为毛细血管瘤、海绵状血管瘤、混合型血管瘤等，以海绵状血管瘤多见。临床大多无症状，部分患者可有吞咽困难、呕血等表现。

2. 胃镜下特点

大多可见黏膜下有蓝紫色或紫红色包块，少数黏膜表面色泽无变化，质地柔软（图 3-39）。超声内镜显示为低回声或等回声，并可确定血管瘤涉及范围，大多涉及黏膜层和黏膜下层，也可累及固有肌层。切忌活检诊断，活检或内镜擦伤有导致出血的危险。

3. 鉴别诊断

需与其他黏膜下肿瘤相鉴别，蓝紫色或紫红色的包块有助于血管瘤的诊断，表面色泽变化不明显者，需与脂肪瘤、囊肿等相鉴别，因两者质地也柔软，超声内镜有助于鉴别，脂肪

瘤为高回声，囊肿无回声。平滑肌瘤质地较硬，与柔软的血管瘤不同。

4. 治 疗

局限于黏膜下层的血管瘤可于胃镜下切除。切除时需注意完整切除，否则有可能引起出血。

十五、食管乳头状瘤

1. 概 念

本病为上皮性良性肿瘤，病理学检查显示上皮角化不全、角化过度及食管黏膜的增生性改变。因其常合并反流性食管炎和食管裂孔疝，推测慢性刺激可能与本病的发生有关；也有研究者认为人乳头瘤病毒感染可能是其病因之一。本病的临床症状很少，常在内镜检查时发现。

2. 胃镜下特点

可见有蒂或无蒂的小息肉样隆起，或呈直立的乳头状病变，表面呈分叶状或桑葚状，也可较平滑，色泽苍白或浅红色或略充血（图 3-40）。用芦戈碘液染色可呈淡染或花斑状淡染。

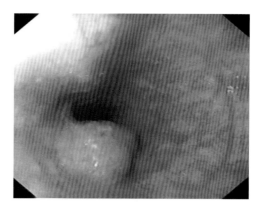

图 3-39　食管海绵状血管瘤

（本图由西安市第四医院消化科提供）

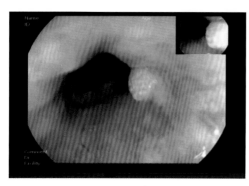

A.治疗前

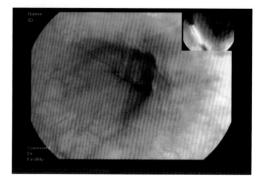

B.治疗后

图 3-40　食管乳头状瘤的内镜下所见

常需活检行病理学检查以助确诊。

3. 鉴别诊断

需与息肉、疣状癌等鉴别，病理学检查可予鉴别。

4. 治　疗

瘤体<5mm 者可直接用活检钳钳除，稍大者可在内镜下行高频电凝、氩气刀或微波等烧灼凝固，也可用内镜下黏膜切除术切除。

十六、食管裂孔疝

1. 概　念

胃的一部分因食管裂孔松弛等原因脱入胸腔侧，称食管裂孔疝。分为 3 型（图 3-41），以滑动型最多见，此型胃食管连接部有时可恢复正常位置。

2. 胃镜下特点

正常情况，用反转法可见贲门唇紧紧包绕

内镜（图 3-42A）。当贲门功能不全时，可见贲门唇松弛，组织皱襞变得不明显，不能完全包绕内镜（图 3-42B）。严重者不存在组织皱襞，可见食管内腔覆盖的鳞状上皮（图 3-42C）。有时胃的一部分进入食管，可见齿状线上移，出现双环征（图3-42D），反转法可见贲门唇消失，疝囊突向食管（图3-42E）。

3. 鉴别诊断

需要与胃镜检查时患者因恶心反应导致胃黏膜翻入食管内进行鉴别。此时也可见齿状线上移，但恶心反应过后即恢复正常，且反转法观察无贲门松弛（图 3-43）。

4. 治　疗

以保守治疗为主，防治胃食管反流，促进食管排空，保护食管黏膜，改善患者的生活质量，必要时手术治疗。

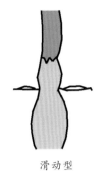 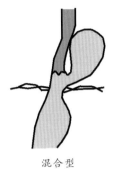 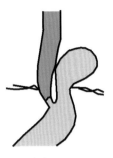

滑动型　　　　　　　　混合型　　　　　　　食管旁型

图 3-41　食管裂孔疝的分型

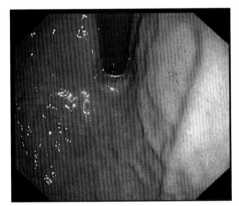

A.正常贲门

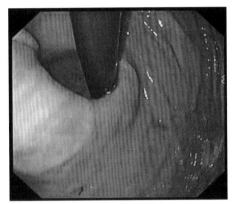

B.轻度裂孔疝

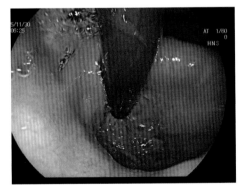

C.重度裂孔疝

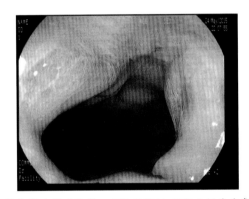

D.食管内镜正面像。可见双环征,两环之间为疝囊

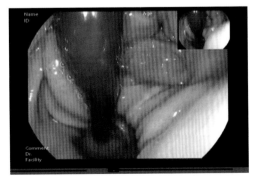

E.反转法。可见贲门唇消失,有疝囊突向食管

图 3-42　食管裂孔疝

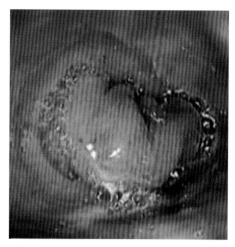

A.胃黏膜反入食管

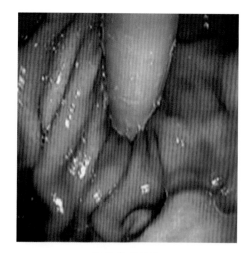

B.无贲门松弛

图 3-43　恶心反应时的内镜所见

十七、贲门失弛缓症

1. 概　念

正常人吞咽后，食物随食管蠕动由上而下移动，到达食管下括约肌（low esophageal sphincter，LES）时，LES 松弛，使食物进入胃内。本病患者食物通过 LES 时，LES 不松弛，造成贲门通过障碍，故称为贲门失弛缓症。本病常因贲门通过障碍而随之发生近端食管扩张。

2. 胃镜下特点

主要表现为贲门口强力收缩狭窄呈玫瑰花样，贲门口局部黏膜光滑、柔软（图 3-44A），反转法观察见贲门唇紧紧包绕镜身，在移动镜身时可见贲门处黏膜随内镜身进退（图 3-44B）。有些病例食管扩张，正常食管内径约 2cm，本病可达 3.5cm 以上，内有残留食物（图 3-45A），如行 X 线钡餐透视可见贲门部狭窄呈鸟嘴样改变，食管腔扩张（图 3-45B）。

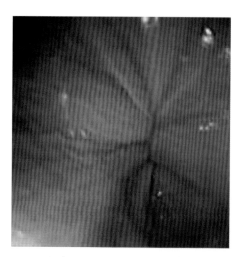

A.贲门口强烈收缩呈玫瑰花样

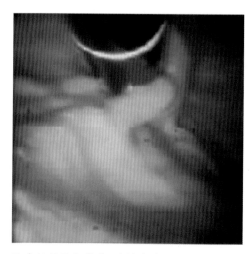

B.贲门唇紧包镜身,随镜身进退可见 EGJ* 向胃内翻卷

图 3-44　贲门失弛缓症

---

*EGJ: gstro-esophageal junction，胃食管连接线

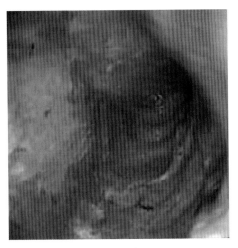

A.食管扩张内有潴留物

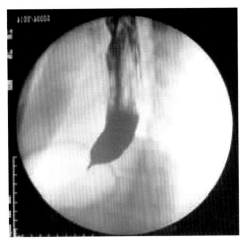

B.X线显示食管扩张,贲门口呈鸟嘴样改变

图 3-45　贲门失弛缓症时的食管扩张

3. 鉴别诊断

需要与食管下端和贲门部肿瘤所致通过障碍相鉴别。肿瘤病例镜下常见黏膜不平、糜烂等改变,胃镜通过困难或通过时阻力很大,常引起出血;贲门失弛缓症患者的镜下黏膜光滑,胃镜通过狭窄处阻力不大。

4. 治 疗

目前治疗主要包括药物治疗、内镜下治疗、LES 内注射肉毒素和手术治疗。常用药物为钙离子拮抗剂,如硝苯地平和硝酸盐类药物,如硝酸甘油等。内镜下治疗参见第 16 章。

十八、食管贲门黏膜撕裂症

1. 概 念

食管贲门黏膜撕裂症系剧烈呕吐等原因引起腹腔压力及胃、食管内压急剧上升,造成食管胃连接部黏膜产生裂伤,导致上消化道出血。Mallory 和 Weiss 首先报道大量饮酒后反复呕吐、大量呕血致死的 4 例解剖结果,出血源为发生在食管下部至贲门的黏膜裂伤,故本症亦称 Mallory-Weiss 综合征。

2. 胃镜下特点

撕裂部位多位于食管胃连接部胃侧或连接部,少数可位于食管侧,以小弯侧多见,其次为后壁侧,可见纵形纺锤形撕裂伤,病灶大小由数毫米至 4cm 不等,可单发,但多发者也不少见。急诊检查局部可见出血(3-46A),出血停止后检查可见纺锤形的溃疡形成或线状白苔(图 3-46B),白苔消失呈线状瘢痕,此期约需 2 周。

3. 鉴别诊断

需与食管胃连接部肿瘤、特发性食管破裂、反流性食管炎相鉴别。连接部肿瘤常致贲门口狭窄,病灶范围较广;食管破裂常伴皮下气肿、纵隔气肿等表现;反流性食管炎有糜烂、溃疡等,且溃疡位于食管侧。

4. 治 疗

Mallory-Weiss 综合征时的出血,大多采用抑酸、止血治疗出血多能停止。胃镜下如有活动性出血,首选内镜下治疗,如局部喷洒孟氏液、凝血酶、巴曲酶,局部注射肾上腺素(1:10 000)、高渗盐水、硬化剂,微波、电凝或光凝止血,也可应用钛夹直接夹住裂伤处。对于少数出血量较大,内科治疗无效者,可行动脉栓塞治疗或外科急诊手术。

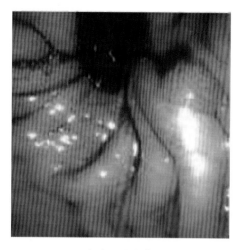

A. 出血时检查

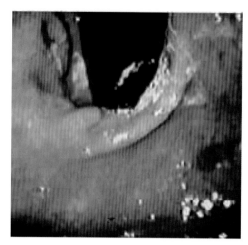

B. 出血停止3d后检查

图 3-46　食管贲门黏膜撕裂症

十九、食管鳞状上皮癌

1. 概　念

食管鳞状上皮癌为发生于食管黏膜上皮的恶性肿瘤，简称食管癌，在食管部肿瘤中占比例较大。严格来说食管癌还应包括食管腺癌，常发生在BE。

食管壁可分黏膜层、黏膜下层、肌层、浆膜层4层。根据日本食管疾病研究会的定义，病变不超过黏膜下层（包括黏膜层和黏膜下层）者，不论其有无转移，都称表浅食管癌，其中无转移者称早期食管癌。一般来说，黏膜癌（m1、m2、m3）很少发生转移，

属早癌；黏膜下层癌（sm1、sm2、sm3）部分可伴淋巴结转移，伴转移者属表浅癌，无转移者属早癌（图3-47）。

2. 胃镜下特点

（1）表浅食管癌分为3型　0-Ⅰ型为隆起型，0-Ⅱ型为平坦型，0-Ⅲ型为糜烂（溃疡）型。0-Ⅱ型又分0-Ⅱa型（平坦隆起型），0-Ⅱb型（平坦型），0-Ⅱc型（平坦凹陷型）。

1）0-Ⅰ型（隆起型）：黏膜表面有息肉样或扁平隆起（图3-48A）。

2）0-Ⅱ型（平坦型）：其中0-Ⅱa型（平坦隆起型）：病变基本平坦，仔细看有轻微隆起，高度不超过1mm（图3-48B）；0-Ⅱb型

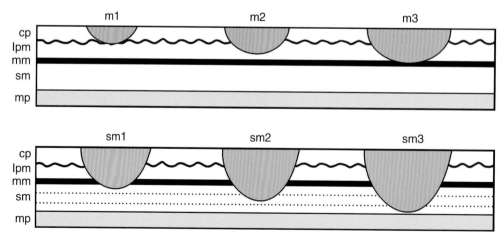

图 3-47　表浅食管癌的亚分类

（平坦型）：仅有黏膜色泽或纹理轻微变化，无隆起、凹陷（图 3-48C）；0-Ⅱc 型（平坦凹陷型）：可见糜烂样浅凹，估计深度不超过黏膜肌层（图 3-48D）。

3）0-Ⅲ型［糜烂（溃疡）型］：镜下可见凹陷性病变，深度比 0-Ⅱc 型深，估计超过黏膜肌层（图 3-48E）。

表浅食管癌，特别是平坦型需要借助芦戈

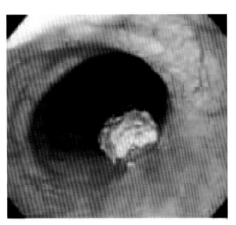

A.0-Ⅰ 型

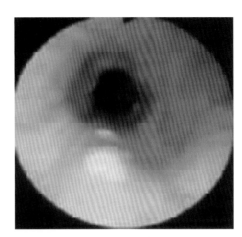

B.0-Ⅱa 型

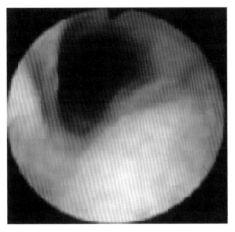

C.0-Ⅱb 型

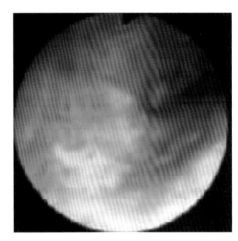

D.0-Ⅱc 型

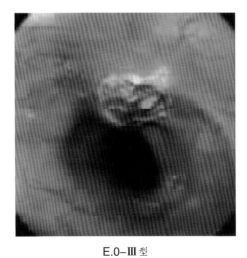

E.0-Ⅲ 型

图 **3-48**　表浅食管癌

碘染色和甲苯胺蓝染色来确定。特别是芦戈碘染色被认为是诊断早期食管癌不可缺少的方法。正常食管上皮细胞内含糖原，可与碘发生反应，使食管上皮染成茶褐色，因糖原含量不同，着色深浅也不同。上皮炎症、糜烂、瘢痕等染色不良，癌上皮不着色，且大多为5mm以上不规则的明显不染色带（图3-49）。甲苯胺蓝对正常食管上皮不染色，癌上皮可染成青紫色（图3-50）。

（2）进展期食管癌 肿瘤浸润超过黏膜下层者称进展期食管癌，进展期食管癌可呈肿块型、溃疡型、弥漫浸润型等多种形态（图3-51）。

3. 鉴别诊断

表浅癌需与炎症、息肉等鉴别，溃疡型癌需与其他疾病引起的溃疡如药物性食管炎的溃疡、结核溃疡、克罗恩病溃疡等鉴别，病理检查是关键。

4. 治 疗

对于早期食管癌可行内镜下食管黏膜切除术或食管黏膜剥离术，可参见有关章节和图3-52、3-53，伴淋巴结转移者需行外科手术治疗。对于进展期食管癌可行外科手术、放疗、化疗、介入等综合治疗。对已无手术机会而食管狭窄者可行食管扩张及支架置入术以解决吞咽困难（参见第15章）。

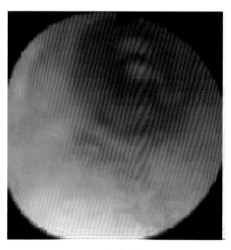
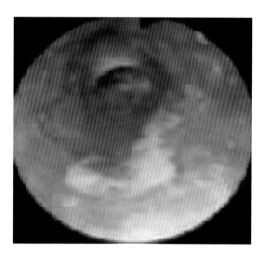

A.染色前　　　　　　　　　　　B.染色后

图3-49　0-Ⅱb型芦戈碘染色呈不规则不染区

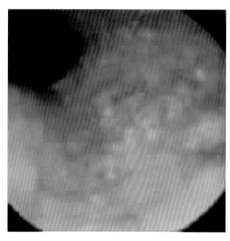
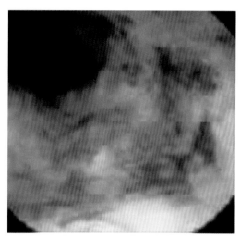

A.染色前　　　　　　　　　　　B.染色后

图3-50　甲苯胺蓝对癌上皮可染成青紫色

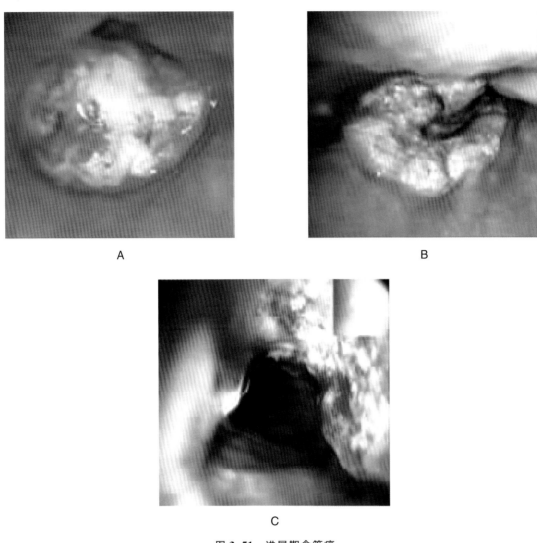

图 **3-51** 进展期食管癌

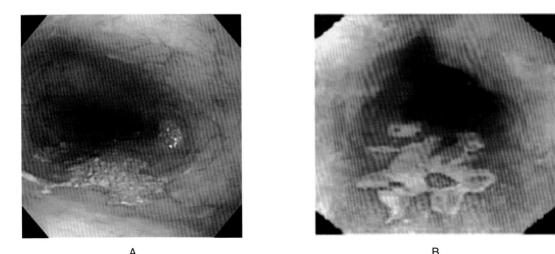

图 **3-52** 早期食管癌的内镜下黏膜切除术。A、B 染色确定病灶；C 注射盐水使之隆起；D 吸引病灶
圈套切除

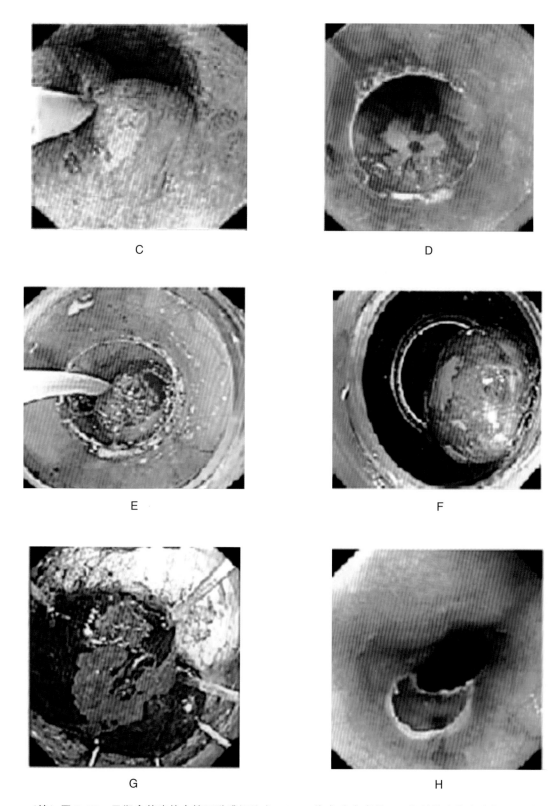

C

D

E

F

G

H

（续）图 3–52　早期食管癌的内镜下黏膜切除术。A、B 染色确定病灶；C 注射盐水使之隆起；D 吸引病灶圈套切除

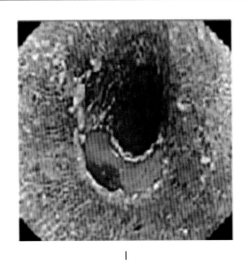

I

（续）图 3-52　早期食管癌的内镜下黏膜切除术。E 吸引病灶圈套切除；F、G 取出标本，染色观察是否
完整切除；H、I 内镜下染色观察病灶是否完整切除

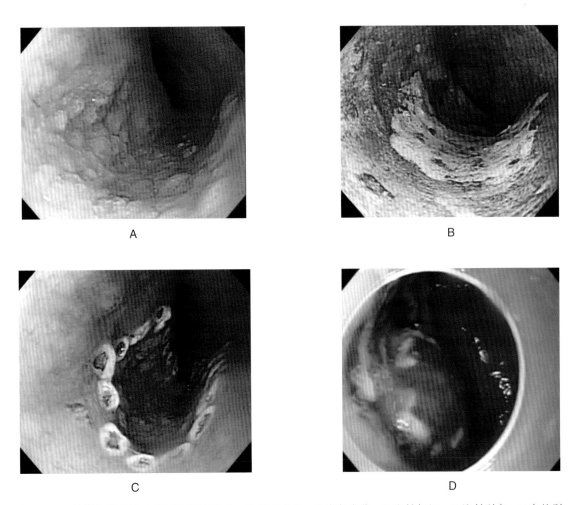

图 3-53　早期食管癌的内镜下黏膜剥离术。A.观察病灶；B.染色定位；C.电针标记；D.注射剥离；E.完整剥
离；F.标本固定

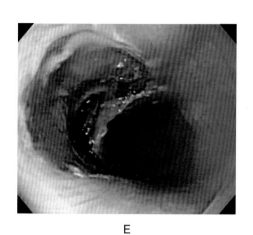

E

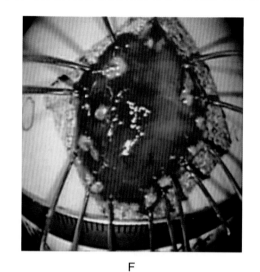

F

（续）图 3-53　早期食管癌的内镜下黏膜剥离术。A.观察病灶；B.染色定位；C.电针标记；D.注射剥离；E.完整剥离；F.标本固定

二十、食管胃交界部癌

1. 概　念

食管胃交界部横跨食管、贲门两个部位，对于该部位范围尚无统一认识，大多研究者认为在胃食管连接线上下 2~3cm 内。该部位为腺癌好发部位，有报道认为大部分由 BE 恶变而来，可诊断为食管腺癌；也有认为系胃的贲门癌，属胃癌的一部分。胃镜下往往不易确定是食管腺癌还是胃（贲门）癌，故可统称为食管胃交界部癌。临床上食管胃交界部癌有以下 5 种类型（图 3-54）：①癌灶位于食管侧（E）；②癌灶位于食管胃连接部两侧，主要位于食管侧（EC）；③癌灶位于食管胃连接部两侧，浸润范围两侧大致相同（E=C）；④癌灶位于食管胃连接部两侧，主要位于胃侧（CE）；⑤癌灶位于胃侧（C）。

2. 胃镜下特点

可见不规则肿块、糜烂、溃疡，常引起贲门部狭窄，触之易出血，严重者胃镜不能进入胃内，此时不易判别癌灶范围。如能使胃镜进入胃内，需用反转法观察癌灶浸润范围，详细记录食管胃交界部癌的类型（图 3-55），有利于医生对食管胃连接部肿瘤的研究和认识。需常规做病理组织学检查，本病以腺癌为主。

3. 鉴别诊断

需与炎症、贲门失弛缓症相鉴别（参见有关章节）。需区别下段食管癌浸润贲门部，其病理类型为鳞癌。区别胃底、胃体癌累及贲门部，其癌灶主体不在贲门部。

4. 治　疗

早期食管胃交界部癌可行内镜下癌灶黏膜切除术或黏膜剥离术，对中、晚期癌可行外科手术、放疗、化疗、中药、免疫等综合治疗。

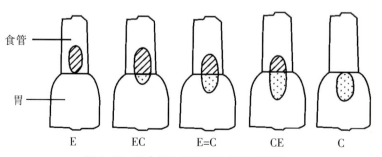

食管

胃

E　　EC　　E=C　　CE　　C

图 3-54　胃食管交界处癌的类型示意图

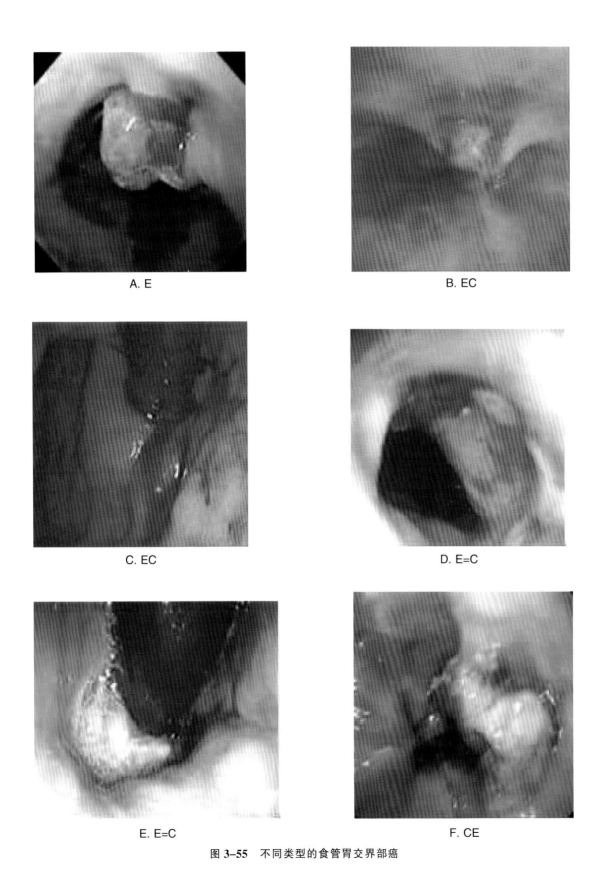

A. E

B. EC

C. EC

D. E=C

E. E=C

F. CE

图 **3-55** 不同类型的食管胃交界部癌

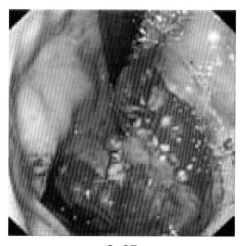

G. CE

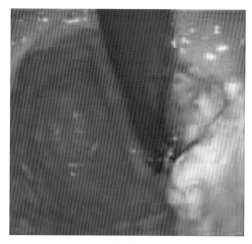

H. C

（续）图 3-55　不同类型的食管胃交界部癌

二十一、食管憩室

1. 概　念

指食管壁的一部分，呈囊状向外突出，称食管憩室。

2. 胃镜下特点

以咽-食管憩室多见，也可见于食管中段或膈上，可单发或多发，胃镜下可见食管壁局限性向外膨出，小的为浅凹，大的如袋状，憩室内黏膜可正常，大憩室黏膜面也可因炎症变得粗糙。镜检时需注意，勿将憩室当食管腔而插入镜头，否则有导致穿孔的危险（图 3-56）。

3. 鉴别诊断

需与"食管-气管瘘"相鉴别。食管-气管瘘的食管壁可见一开口，随呼吸有气体逸出。

4. 治　疗

憩室较小、无症状者可不予处理，定期观察；有症状患者，可选用抑酸药物如 H_2 受体拮抗剂或质子泵抑制剂等，以减轻食管炎症状。憩室增大、症状明显或继发严重疾病者需行手术治疗，近年来也有报道内镜下治疗方法。

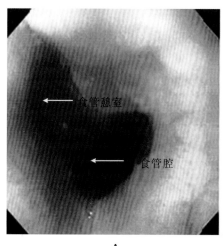

A

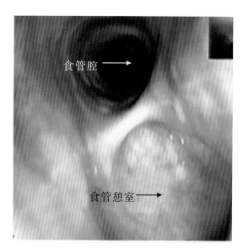

B

图 3-56　食管憩室

二十二、食管-气管瘘

1. 概 念

常因食管癌等病变破溃、穿孔至气管，造成食管-气管瘘，使食管与气管相通。

2. 胃镜下特点

胃镜进入食管可见食管壁另有一小口，仔细观察可见有气体随呼吸由瘘口逸出，瘘口大时胃镜可进入气管（图3-57A）。

3. 鉴别诊断

需与"食管憩室"相鉴别。憩室内壁无缺口，不与气管相通。还需与"食管破裂"鉴别，食管破裂口通向纵隔，常伴纵隔气肿和皮下气肿。

4. 治 疗

内镜下带膜食管或气管支架植入术是目前治疗癌性食管瘘唯一安全、有效、微创的姑息性治疗手段（图3-57B）。对于先天性食管-气管瘘主要采用外科手术治疗。

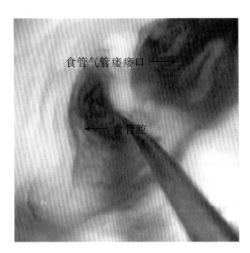

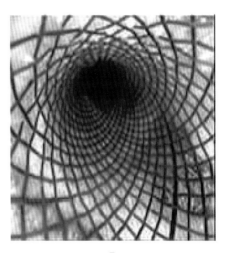

A   B

图 3-57 食管-气管瘘用带膜支架治疗

二十三、食管异物

1. 概 念

外来物停留于食管内，称食管异物。有些食品如肉块，如由食管进入胃内即为食物，如停留在食管内则称为食管异物。

2. 胃镜下特点

镜下直接可见各类物品停留在食管内，特别是3个生理狭窄处（图3-58）。

3. 鉴别诊断

如吞服异物史不清，异物被食物、分泌物包裹后易误诊为"肿瘤"，用水冲洗后可见异物。

4. 治 疗

食管异物诊断一经确立，应立即行内镜下异物取出术，这是治疗食管异物可靠、有效的方法，而且越早越好，以免发生并发症。如异物嵌顿于食管无法取出或引起异物性食管损伤，则需手术治疗，异物取出方法参见第17章和图3-59，如异物对食管黏膜有划伤，可用黏膜保护剂如铝碳酸镁混悬液等。

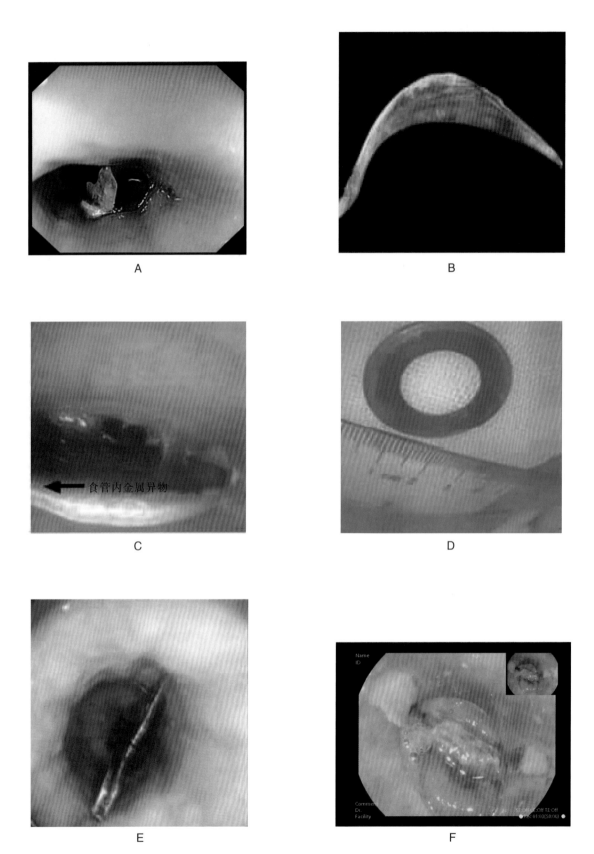

C 食管内金属异物

图 3-58　食管内异物

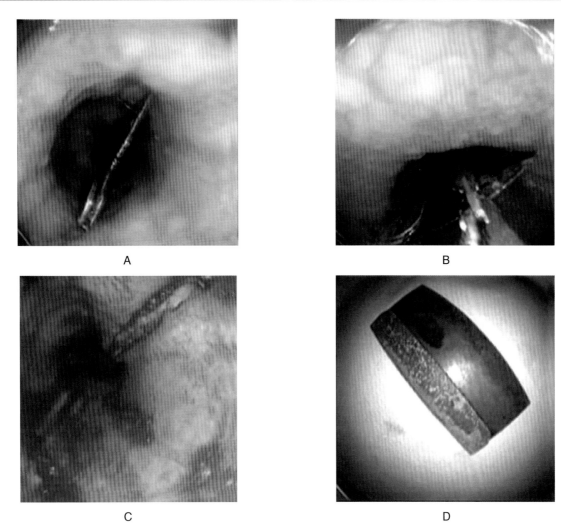

A

B

C

D

图 3-59 食管内刀片异物取出一例

二十四、食管蹼

1. 概 念

食管蹼是指引起食管腔梗阻的黏膜隔，可发生在食管的任何一段，但以上 1/3 多见。食管蹼分为先天性和后天性两种。先天性者可在婴儿期就发病，也可到青少年期，甚至到中年后才开始发病。后天性食管蹼常见于缺铁性贫血，也可见于类天疱疮、大疱性表皮松解症和慢性非特异性溃疡性结肠炎，其表层黏膜常伴慢性炎症。主要临床表现为间歇发作性上段食管吞咽困难，并伴食物于胸骨后与剑突下停滞感和胸骨后疼痛，进食固体食物时更易发生，也可有食物反流。伴有缺铁性贫血者称为 Plummer-Vinson 综合征（或

称 Paterson-Kally 综合征），除有贫血症状和体征外，尚可有口腔黏膜白斑和匙状指甲。

2. 胃镜下特点

胃镜检查时可见食管腔内蹼状隔膜，表面光滑，有偏心开口的隔膜状孔，隔膜上的食管腔扩张（图 3-60），必要时行胃镜下食管蹼活检以除外炎症狭窄或癌。

3. 鉴别诊断

需与食管肌肉收缩、食管炎症狭窄和食管癌等鉴别。

4. 治 疗

无症状者不需要治疗。伴严重缺铁性贫血的患者，随着贫血的治愈，食管蹼可消失。少数大而厚的食管蹼，可在胃镜下行电灼、扩张治疗，或胃镜下行切除蹼。

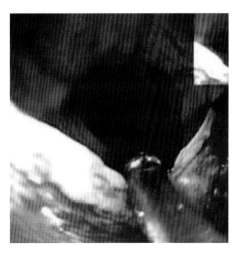

图 3-60　食管蹼

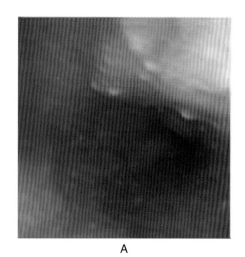

A

二十五、食管糖原棘皮症

1. 概　念

食管糖原棘皮症又称食管过形成，主要为含有糖原的棘细胞层局限性肥厚，病因不明，有研究认为与年龄增长有关，但证据不足。男性多见，小儿和女性少见。因构成的细胞无异型性，故与癌无关。

2. 胃镜下特点

呈白色小隆起，有透明感，表面光滑，直径为 4~5mm，一般不超过 10mm，也有报道达 15mm。大多呈圆形或椭圆形，也有如铺路石状或不规则形，边界清晰，如接近观察表面有小颗粒。糖原过形成的最大特点为芦戈碘染色比正常黏膜浓染，表示含糖原多（图 3-61）。

3. 鉴别诊断

大的糖原棘皮症病灶需与"表浅癌"相鉴别，芦戈碘染色可将两者区别开，表浅癌为不染灶，本症为浓染。

4. 治　疗

目前认为食管糖原棘皮症系与年龄相关的退行性病变，故无须特殊处理。

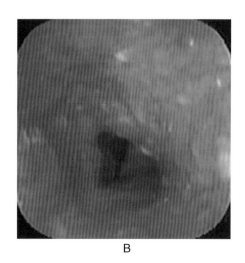

B

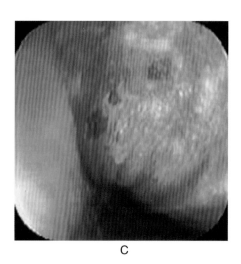

C

图 3-61　糖原棘皮症。A、B. 普通内镜所见；C.芦戈碘染色比正常黏膜浓染

二十六、食管结核

1. 概　念

食管结核分为原发性和继发性两种类型。原发性指结核杆菌直接侵入食管黏膜，结核病灶仅局限在食管，身体其他部位无明显结核病灶。继发性往往是食管周围及纵隔淋巴结结核直接或间接侵入食管壁而引起。

根据食管结核的病理类型及食管黏膜受损程度不同，分为：隆起型、溃疡型、窦道型及憩室和狭窄型。

2. 胃镜下特点

①隆起型：黏膜下肿物，表面光滑；也有部分隆起，其上有浅溃疡，溃疡周围黏膜与正常黏膜一致（图3-62）。②溃疡型：多形性，直径不大，溃疡底部伴有或不伴颗粒状增生，溃疡表面常为相对洁净的薄苔，周边黏膜相对正常（图3-63）。③窦道型：干酪样物质在黏膜下积聚，并受重力影响延伸可形成窦道。胃镜下可见溃疡面，其内有分泌物流出。④憩室和狭窄型：愈合期的病变，病变处黏膜较为光滑，形成明显的憩室及狭窄，周围黏膜有牵拉及聚集（图3-64）。⑤通过活体组织学检查可见到肉芽肿，抗酸染色可发现抗酸杆菌。⑥若系食管周围淋巴结结核所引起，内镜下可见到食管壁压迫肿胀，管腔有狭窄现象；如食管周围淋巴结结核已破溃入食管，则可见干酪样物和坏死肉芽组织。

3. 鉴别诊断

需要与食管癌、食管平滑肌瘤等相鉴别。

4. 治　疗

首选正规抗结核药物治疗，其治疗效果良好，一般不需要手术治疗。对于单纯食管旁淋巴结结核压迫食管的患者也可仅给予抗结核治疗。

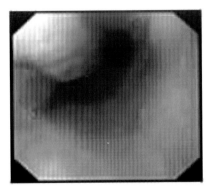

图3-62　隆起型

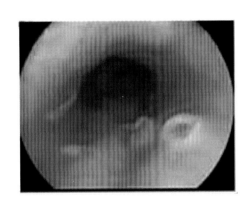

图3-63　溃疡型

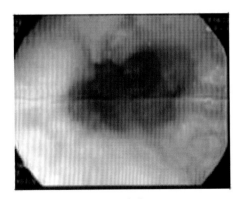

A.治疗前

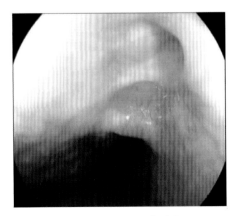

B.治疗6个月后形成憩室

图3-64　食管结核治疗后形成憩室

二十七、食管白塞病

1. 概　念

白塞病（Behcet's disease）是一种原因不明的慢性血管炎性疾病，青壮年女性多见，临床主要表现为复发性口腔溃疡、生殖器溃疡、眼葡萄膜炎，也可累及神经血管系统、消化道、关节、肺、肾等器官。本病发生在食管，可表现为吞咽困难、胸骨后疼痛、反酸、胃灼热等临床症状。

2. 胃镜下特点

无特异性，可呈表浅溃疡、深溃疡甚至穿孔性溃疡、食管狭窄、弥漫性食管炎、多发糜烂等改变，但主要表现为食管中下段溃疡。溃疡可单发或多发。因食管白塞病是血管炎性病变，血管闭塞阻塞黏膜供血，使组织坏死，溃疡往往较深，边缘锐利，可呈深凿样溃疡，病灶与正常组织分界清楚，而增生性改变不明显（图3-65）。病理：小血管炎，但黏膜活检很难取到典型改变。

3. 鉴别诊断

需与食管癌（溃疡型）、食管结核、食管真菌感染及食管克罗恩病等相鉴别。

4. 治　疗

药物可选择非甾体类抗炎药、沙利度胺、糖皮质激素及免疫抑制剂等。

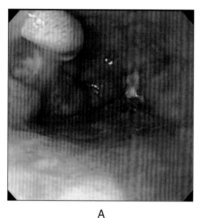
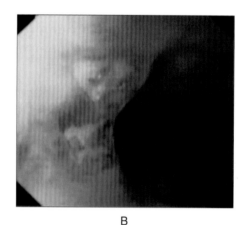

A B

图 3-65　白塞病的食管溃疡

二十八、食管克罗恩病

1. 概　念

克罗恩病（Crohn's disease）是一种胃肠道的慢性、非特异性的全壁层肉芽肿性炎症，病变呈节段性分布，可累及从口腔到肛门整个消化道的一段或可同时侵犯若干段。病变部位在小肠、回肠末段约占90%，仅17.5%的患者以食管病变为首发表现，儿童食管多见，约占40%。

2. 胃镜下特点

多分布于食管中下段，表现为黏膜充血水肿，糜烂、溃疡，假息肉形成或卵石样改变，食管壁僵硬、狭窄和梗阻等改变为主，病变类型交叉、重叠，多种形态并存，以节段性、跳跃式分布居多。早期可呈阿弗他样溃疡，后期溃疡多较深大。溃疡的形态不规则，有纵形、火山口样、鹅口疮样、环形等，溃疡周边黏膜结节状增生或形成狭窄。超声内镜示全层管壁增厚，以黏膜层，特别是黏膜下层增厚尤为明显（图3-66A~J）。

3. 鉴别诊断

需与食管结核、食管真菌感染、食管白塞病及反流性食管炎相鉴别。

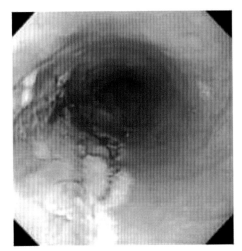

A.纵形溃疡

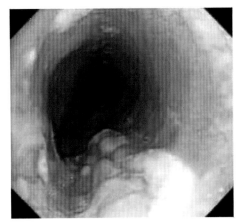

B. 纵形鹅卵石样外观

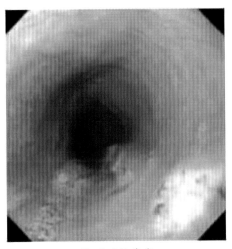

C. 跳跃性溃疡

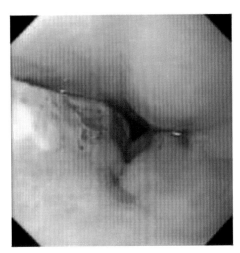

D.食管狭窄

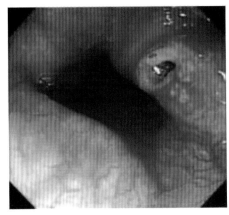

E.食管瘘管

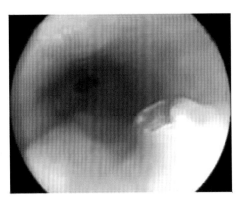

F. 火山口样溃疡

图 3-66 食管克罗恩病的胃镜所见

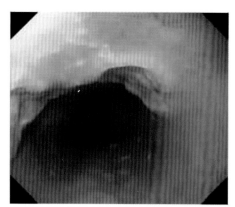

G. 环形溃疡

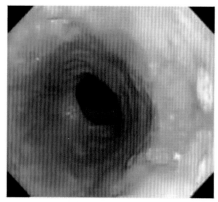

H. 鹅口疮样溃疡

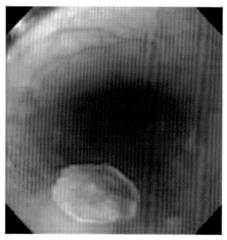

I. 单发溃疡

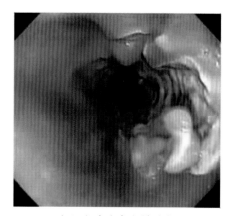

J. 纵行溃疡息肉样增生

（续）图 3-66　食管克罗恩病的胃镜下所见

4. 治　疗

治疗原则是及时控制急性发作，维持疾病缓解，努力推迟手术时间，缩小手术范围，提高生活质量。药物治疗首选糖皮质激素，激素无效或耐药可选用免疫抑制药及生物制剂等。

参考文献

［1］出月康夫,市冈四象,石井裕正.消化管内视镜のABC.日本医师会雑誌,1996,116(2):臨時増刊.

［2］星橋芳雄,橋本光代,木暮喬.食管裂孔ヘルニアとBarrett上皮-内视镜による鑑別诊断.消化器内视镜,1994,6:213-219.

［3］竹本忠良，長廻紘編.消化管内視鏡診断テキストＩ食管十二指腸.東京:文光堂,1983.

［4］刘丕,徐龙,李国华等.食管结核消化内镜下特点和临床分析.中国内镜杂志,2010,16(5):481-484.

［5］Yi SW, Cheon JH, Kim JH, et al. The prevalence and clinical characteristics of esophageal involvement in patients with Behcet's disease: a single center experience in Korea. J Korean Med Sci. 2009,24(1):52-56.

［6］Wu QJ, Zhang FC, Zhang X. Adamantiades-Behcet's diseasecomplicated gastroenteropathy. World J Gastroenterol. 2012, 18(7):609-615.

［7］陈楚弟,张亚历.食管克罗恩病内镜特征分析.现代消化及介入诊疗,2013,18(2):75-79.

（刘　欣　王　燕）

第 **4** 章　胃病的诊断

第一节　胃的实用解剖知识

　　胃与食管的连接处称贲门，该处为胃食管连接线（GEJ）部位，正常与鳞柱状上皮交界处（SCJ）一致。有人将 GEJ 上下 2~3cm 范围称贲门部，该部位也为腺癌多发部位，可来源于 Barrett 食管，也可来源于胃贲门黏膜。从贲门向胃大弯做一水平面，该平面上方称胃底(穹隆部)，胃窦和胃体的交界处称胃角，在胃镜下可见一弧形结构，称胃角切迹，为胃镜定位的标志，此处并非特殊的解剖结构。由胃角切迹向大弯水平划一线，其下方为胃窦部，其上方与胃底之间区域称胃体部，将胃体等分为 3 份，称胃体上部、中部和下部。胃窦与十二指肠的连接处称幽门，幽门前 2~3cm 区域称幽门前区。整个胃壁又可分为前、后壁和大、小弯（图 4-1）。

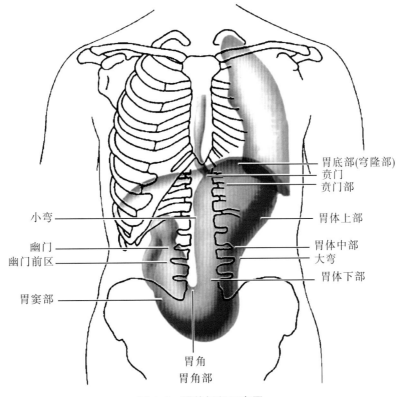

图 4-1　胃的解剖示意图

第二节　正常胃的形态

正常胃黏膜呈均匀的橘红色（图4-2），胃黏膜的颜色反映了血中血红蛋白含量，贫血者胃黏膜色泽苍白（图4-3），但黏膜颜色改变的程度与血红蛋白高低并不成比例。胃黏膜的色泽与黏膜血流量也有关。

胃幽门呈圆形，常处于关闭状态（图4-4），有时也可呈开放状，从开放的幽门口可看到十二指肠球部（图4-5），当幽门收缩时，可见星状皱襞。

胃窦部黏膜充气后一般看不到黏膜皱襞，胃镜检查时，有时可看到胃窦部蠕动收缩，使胃窦腔闭锁，形成假幽门（图4-6、4-7）。

胃角是胃镜检查中容易找到的重要定位标记，呈光滑弧形，它的前端达胃前壁，后端止于胃后壁；其一方为胃体腔，另一方为胃窦（图4-8、4-9）。

胃体部小弯侧黏膜充气后无皱襞，短而平滑；胃体大弯侧黏膜皱襞较粗，一般有4~6条，沿胃长轴由上纡曲而下呈脑回状，充气后不易消失。胃体前、后壁黏膜皱襞呈分叉状，充气后易消失（图4-10）。

胃底部黏膜皱襞排列紊乱，在充气状态下皱襞消失，这时胃底呈光滑圆屋顶状，胃底黏膜下血管常显露（图4-11）。由于胃底位置较低，胃内黏液等液体聚积于此处，因此称为黏液湖（图4-12）。

贲门呈卵圆形，常处收缩状态，其与食管的连接处可见到食管、胃鳞柱状黏膜交界形成的齿状线（图4-13）。在胃内用反转法观察贲门为圆形，其黏膜紧紧包绕内镜，形成弧状，称贲门唇（图4-14）。

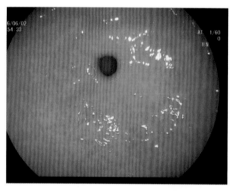

图4-2　正常胃黏膜呈橘红色

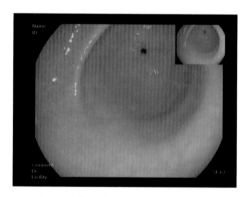

图4-3　贫血患者的胃黏膜色泽苍白

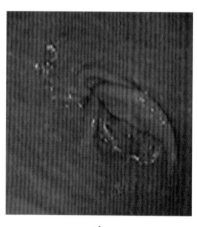

A

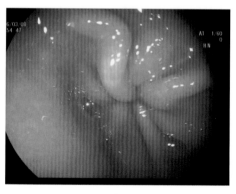

B

图4-4　关闭的幽门

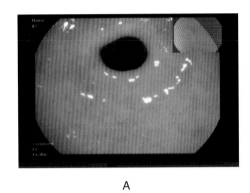

A

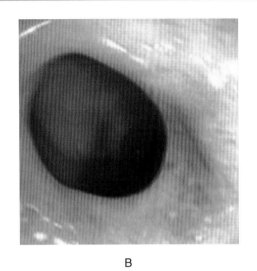

B

图 4-5　开放的幽门

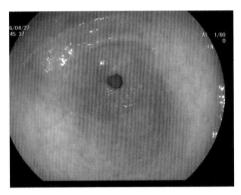

图 4-6　充气后的胃窦

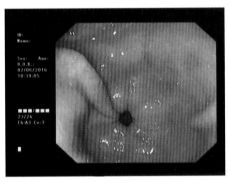

A

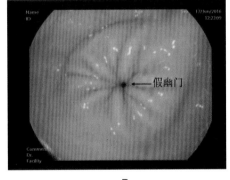

B

←假幽门

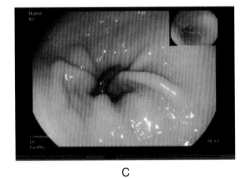

C

图 4-7　收缩状态的胃窦

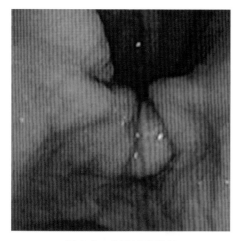

图4-8　未展开的胃角

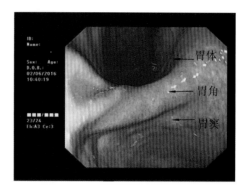

图4-9　胃角

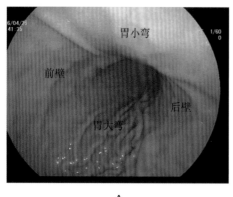

A

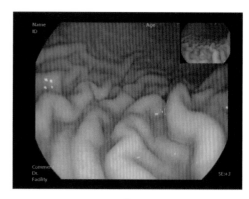

B

图4-10　胃体部的黏膜皱襞

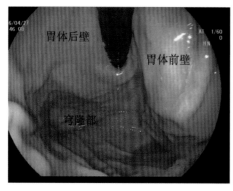

A

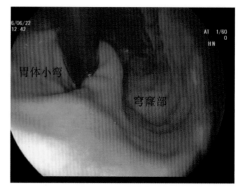

B

图4-11　胃底

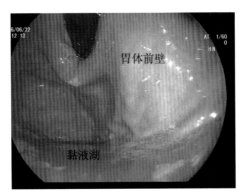

图 4-12　黏液湖

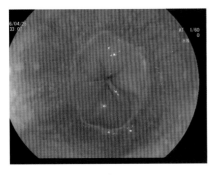

A

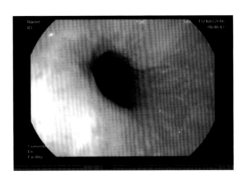

B

图 4-13　贲门口

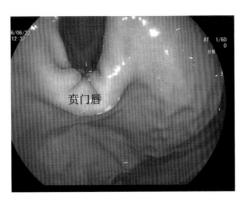

图 4-14　贲门唇

第三节　胃的病变

一、急性胃黏膜病变

1. 概　念

常因饮酒、药物、脑损伤等所致应激状态、过敏性紫癜等原因引起，多以上消化道出血为首发症状。

2. 胃镜下特点

表现为胃内多发性糜烂、浅溃疡。典型的胃体急性溃疡呈壕沟状（图 4-15~4-17）。

3. 鉴别诊断

需与消化性溃疡相鉴别。急性胃黏膜病变时的溃疡为急性溃疡，常为多发、表浅，愈合后不留瘢痕，其周围黏膜常有充血、水肿、糜烂；消化性溃疡为慢性溃疡，多为 1~2 个，溃疡愈合常留瘢痕，周围黏膜急性炎症不明显。

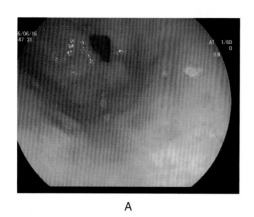
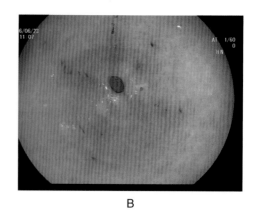

A   B

图 4-15 多发性糜烂

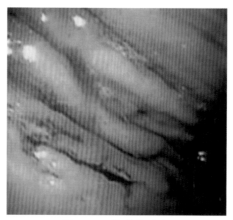

图 4-16 壕沟状溃疡

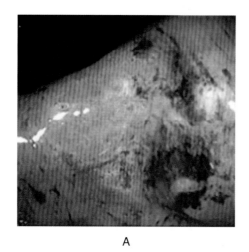
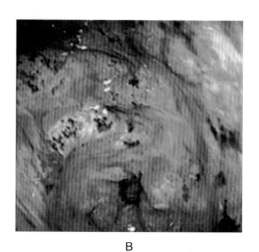

A   B

图 4-17 急性胃黏膜病变

近年来也有学者认为消化性溃疡也可有急性溃疡。此外，糜烂和急性溃疡有时在胃镜下不易鉴别，通常用大小来区分，>3mm 或>5mm 为溃疡，反之为糜烂，这个标准目前尚未统一。

4. 治疗

用质子泵抑制剂静脉滴注或口服。根据病情输血、补液。必要时内镜下止血治疗（参见第 10 章）。

二、慢性胃炎

1. 概　念

由多种病因，如理化因素、细菌感染等引起的胃黏膜慢性炎症，目前认为与幽门螺杆菌（Helicobacter pylori，Hp）感染关系密切。

2. 胃镜下特点

（1）分类　大致分为非萎缩性胃炎（又称浅表性胃炎）和萎缩性胃炎。同时存在平坦糜烂、隆起糜烂、出血、粗大皱襞或胆汁反流等征象，则诊断为非萎缩性胃炎或萎缩性胃炎伴糜烂、胆汁反流等。另有一类镜下表现较为特殊的胃炎。

（2）胃镜下表现

1）非萎缩性胃炎：黏膜红斑呈点状、片状、条状，黏膜有出血点或斑块，黏膜粗糙伴或不伴水肿、充血渗出等，有的可伴平坦或隆起糜烂（图 4-18A~D）。

2）萎缩性胃炎：黏膜红白相间，以白色为主，由于腺体萎缩、黏膜变薄，黏膜下血管显露，色泽灰暗，皱襞变平甚至消失。内镜下萎缩性胃炎有两种类型，即单纯萎缩性胃炎和萎缩性胃炎伴增生。单纯萎缩性胃炎主要表现为黏膜红白相间，以白色为主，皱襞变平甚至消失，血管显露（图 4-19A、B）。萎缩性胃炎伴增生主要表现为黏膜呈颗粒或结节状，即所谓"过形成"，系胃小凹上皮增生所致（图 4-19C、D）。

3）特殊性胃炎

①疣状胃炎（又称痘疹样胃炎）：表现为黏膜呈疣状隆起，顶端常伴凹陷、发红和糜烂（图 4-20、4-21）。多见于胃窦部，也可累及胃体，主要沿胃大弯发生。病理学上表现为上皮增生，与增生性息肉相同，黏膜呈慢性炎症改变。关于疣状胃炎的病因有多种假说，如变态反应说、幽门螺杆菌感染说等，至今病因尚不明确。文献报道本病常伴十二指肠溃疡。疣状胃炎可发生在浅表性胃炎或萎缩性胃炎基础上。有人将疣状胃炎分为未成熟型和成熟型两种。未成熟型隆起较低，顶部脐凹较大而浅，可在数日或数月后消失；成熟型病变隆起较高，中央脐凹较小而深，表面伴糜烂，常持续存在。

②鸡皮状胃炎：因胃黏膜形如鸡皮而得名（图 4-22），多见于小儿和年轻患者，可能与幽门螺杆菌感染有关。需与萎缩性胃炎的"过形成"相鉴别：病理学上鸡皮状胃炎常有淋巴滤泡增生，而萎缩性胃炎表现为腺体萎缩、肠化等改变。

③门脉高压性胃病：为特殊性胃炎的一种，主要由门脉高压引起。胃镜下表现程度较轻者为：A.淡红色小斑点或猩红热样疹；B.黏膜皱襞条索状发红；C.马赛克图案，呈蛇皮状（图 4-23）。程度严重者表现为樱桃红斑和弥漫性出血（图 4-24）。

附　注

（1）慢性胃炎的病理学检查　浅表性胃炎与萎缩性胃炎在病理学上的区别在于炎症是否影响腺体。如造成胃腺减少，可诊断为萎缩性胃炎；如腺体无变化，则为浅表性胃炎；胃镜诊断与病理诊断两者符合率为38%~78%。

（2）病理学上以急性炎性细胞（中性粒细胞）浸润为主时，诊断为急性胃炎；以慢性炎性细胞（单核细胞、主要是淋巴细胞、浆细胞）浸润为主时，称为慢性胃炎。当胃黏膜在慢性炎性细胞浸润同时见到中性粒细胞浸润，称为慢性活动性胃炎或慢性胃炎伴活动。目前认为活动性胃炎与幽门螺旋杆菌感染有关。此外，病理组织学上发现异型增生，又称不典型增生（dysplasia）。国际癌症研究委员会推荐用"上皮内瘤变"一词替代"异型增生"一词，因此两者是同义词。上皮内瘤变（intraepithe-

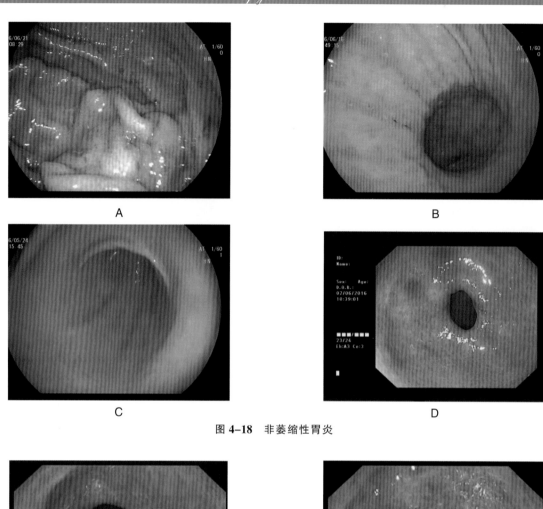

图 4-18 非萎缩性胃炎

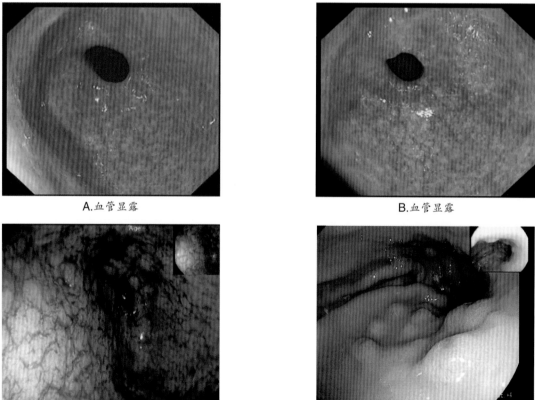

A.血管显露

B.血管显露

C.颗粒状

D.结节状

图 4-19 萎缩性胃炎

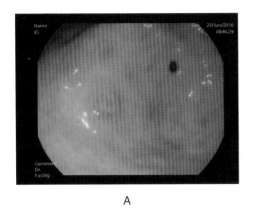

A

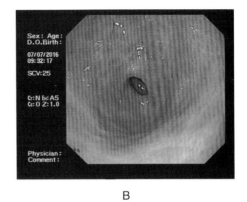

B

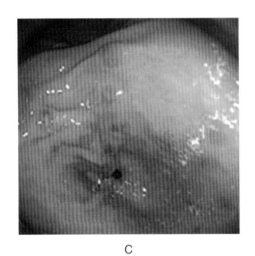

C

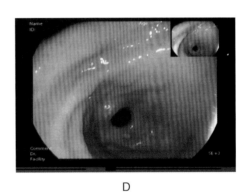

D

图 4-20 疣状胃炎

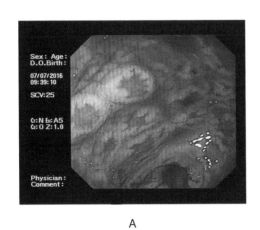

A

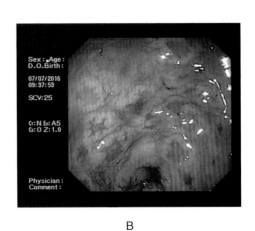

B

图 4-21 靛胭脂染色后的疣状胃炎

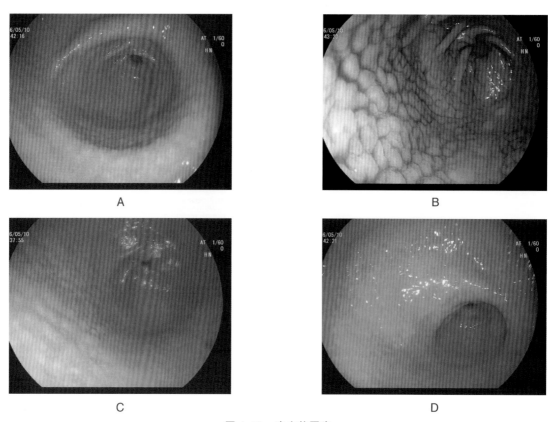

图 4-22 鸡皮状胃炎

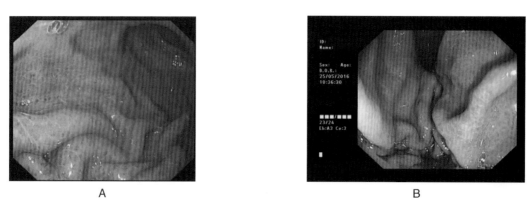

图 4-23 蛇皮状改变

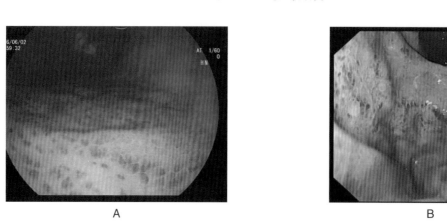

图 4-24 樱桃红斑和出血

lial neoplasia）分为低级别瘤变（low-gradein-traepithelial neoplasia, LGIN）和高级别瘤变（highgrade intraepithelial neoplasia, HGIN）。LGIN相当于轻度和中度异型增生，HGIN相当于重度异型增生和原位癌，而LGIN大部分可逆转而较少恶变为癌。

（3）肠上皮化生 肠上皮化生是胃柱状上皮被肠上皮替代的一种病理现象，多见于萎缩性胃炎。表现为灰白色的扁平隆起或米粒状、颗粒状隆起（图4-25）。

肠上皮可用亚甲蓝染色着色，因化生肠上皮可吸收色素，表现为无隆起的平坦着色或呈凹陷的着色，也可诊断肠上皮化生（图4-26、4-27）。

根据特殊染色，肠上皮化生可分为小肠型化生、大肠型化生两种；又可细分为完全型小肠（或大肠）化生和不完全型小肠（或大肠）化生（表4-1）。不完全型大肠化生一般认为

与肠型胃癌关系较密切，近年资料显示其预测胃癌的价值有限，强调肠化生范围越广，发生胃癌的风险越高。

（4）胃镜检查时的幽门螺杆菌检测方法快速尿素酶试验、病理学幽门螺杆菌检查。

1）快速尿素酶检测法：在胃镜下取黏膜组织一块，置于试剂上（试剂有商品），观察3~5min，如变成红色为阳性，表示有幽门螺杆菌感染；如不变色为阴性（图4-28）。

2）病理学检测方法：将组织切片用Giemsa或Warthin-Starry银染色或其他改良法染色，可直接在显微镜下观察有无幽门螺杆菌（图4-29）。

（5）胆汁反流 如同时存在胆汁反流则诊断为浅表性或萎缩性胃炎伴胆汁反流，而不应诊断为胆汁反流性胃炎，因为此时胆汁反流与胃炎的病因关系尚不明确。

胃镜下胆汁反流的检查方法：①将胃镜插

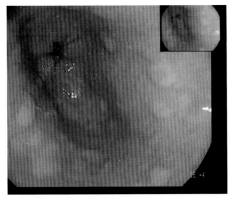

A

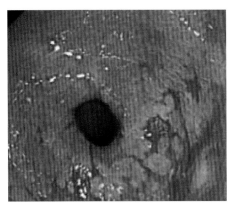

B

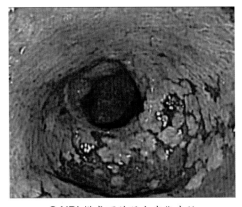

C.NBI 模式下的肠上皮化生灶

图 4-25 肠上皮化生灶

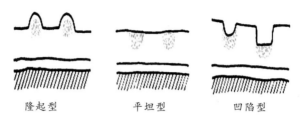

隆起型　　　　　平坦型　　　　　凹陷型

图 4-26　肠上皮化生灶示意图

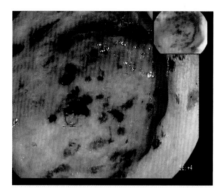
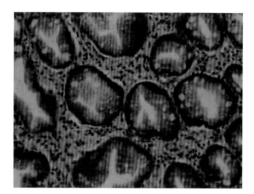

A.亚甲蓝染色肠上皮化生灶着色　　　　　B.病理 H-E 染色可见肠化生细胞

图 4-27　亚甲蓝染色肠上皮化生着色

表 4-1　肠上皮化生分型特点

	杯状细胞	Parth 细胞	唾液酸黏液 (PAS-AB 染色)	硫酸黏液 (HID-AB 染色)
Ⅰ型（完全型）	+	+	+	-
Ⅱ型（不完全小肠型）	+	-	+	-
Ⅲ型（不完全大肠型）	+	-	-	+

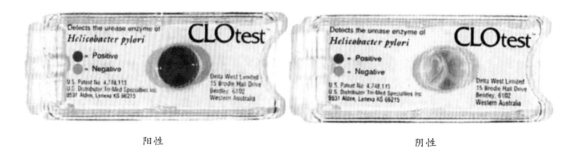

阳性　　　　　　　　　　　　　　　　阴性

图 4-28　快速尿素酶试验

至胃内静止不动 1min 以上，可见胆汁由十二指肠经幽门口反流入胃；②在被检查者无明显恶心的情况下插入胃镜后即见黏液湖有黄染或胃黏膜有胆汁斑。

根据胆汁反流程度不同可分为 3 度：①Ⅰ度胆汁反流，胃黏膜有少量胆汁浸渍，或潴留液呈淡黄色；②Ⅱ度胆汁反流，胃黏膜有较多胆汁浸渍，或潴留液呈深黄色；③Ⅲ度胆汁反流，大量深黄、深绿色的潴留液，或大量黄色泡沫从幽门口溢出（图 4-30）。

3. 鉴别诊断

慢性胃炎黏膜局部色泽、表面结构等改变时应注意和早期胃癌相鉴别。如黏膜局部变红或发白，局部黏膜细颗粒状或小结节状粗糙不平，局部黏膜隆起或凹陷，黏膜浅表糜烂或溃疡，黏膜下血管网消失，黏膜皱襞中断或消失，黏膜组织脆、易自发出血，胃壁局部僵硬或变形等均为早期胃癌的可能镜下表现。早期

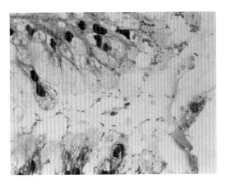

A. Giemsa 染色

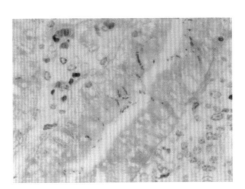

B. Warthin-Starry 染色

图 4-29 病理学检测幽门螺杆菌

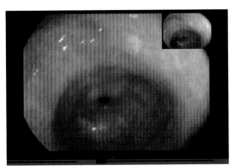

A. Ⅰ度胆汁反流

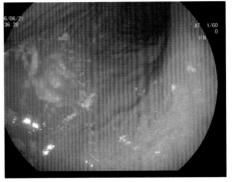

B. Ⅰ度胆汁反流

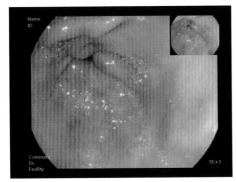

C. Ⅱ度胆汁反流

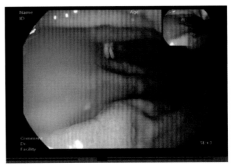

D. Ⅱ度胆汁反流

图 4-30 胆汁反流的胃镜分度

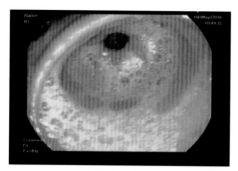

E. Ⅲ度胆汁反流

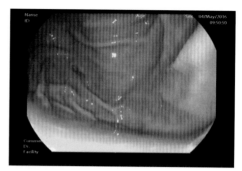

F. Ⅲ度胆汁反流

（续）图 4-30　胆汁反流的胃镜分度

胃癌为局部表现，胃炎较弥散；单个疣状胃炎灶须与Ⅰ型早期胃癌鉴别。

4. 治　疗

慢性胃炎常采用中西药物对症治疗，活动性慢性胃炎可予抗幽门螺旋杆菌治疗。有人认为疣状胃炎因中、重度肠化和异型增生发生率高，因此也有使用射频、氩气、微波等烧灼治疗者。高级别上皮内瘤变应行内镜下病变黏膜切除（EMR 或 ESD）。

三、胃溃疡

1. 概　念

因发生机制与胃酸和胃蛋白酶的消化作用有关，故又称消化性溃疡，常累及黏膜下层、肌层乃至浆膜层（图 4-31）。UI-Ⅰ为糜烂，UI-Ⅱ、UI-Ⅲ、UI-Ⅳ为溃疡。急性溃疡多为 UI-Ⅱ溃疡，慢性溃疡多为 UI-Ⅲ、UI-Ⅳ溃疡。

2. 胃镜下特点

消化性溃疡大多为慢性溃疡，愈合后常留有疤痕。消化性溃疡在不同的时期内镜下所见不同，分为活动期（A1、A2）、治愈期（H1、H2）和瘢痕期（S1、S2）（表 4-2；图 4-32、4-33）。近年来也有认为消化性溃疡也可有急性溃疡，愈合后不留疤痕。

消化性溃疡往往于原位或愈合溃疡的周围复发，因此在内镜检查时需注意，如为活动性溃疡，见到黏膜皱襞集中征，可诊断为复发性（再发性）溃疡（图 4-34、4-35）。

3. 鉴别诊断

（1）糜烂　糜烂为不规则形的浅凹，表面可覆有白苔，常为多发性。溃疡为圆形或椭圆形，多为单发，两个以上者称多发溃疡（图 4-36）。消化性溃疡可合并糜烂，与消化性溃疡的分期无关。有的糜烂虽经抑酸治疗，溃疡已愈合而糜烂仍存在。溃疡与糜烂有时在胃镜下不易鉴

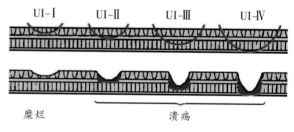

图 4-31　消化性溃疡的深度分类示意图

表 4-2　溃疡的时相分期

A1 期	溃疡底覆有厚苔，周围黏膜水肿，无再生上皮，无黏膜皱襞集中，溃疡面有出血或显露血管
A2 期	溃疡周围浮肿减轻，溃疡边缘变明显，边缘有炎症引起的红晕
H1 期	溃疡稍缩小，白苔变薄，溃疡缘出现再生上皮，有轻度黏膜皱襞集中征
H2 期	溃疡缩小，可见再生上皮呈栅状发红，伴明显皱襞集中征
S1 期	溃疡愈合，完全被再生上皮覆盖，白苔消失，残存发红的胃小区，又称红色瘢痕期
S2 期	溃疡完全修复，发红消退，黏膜皱襞集中征减轻，也称白色瘢痕期

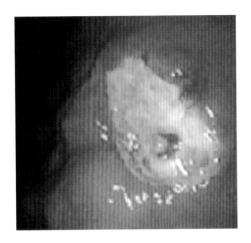

A. A1 期

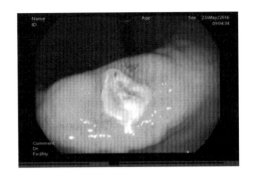

B. A2 期

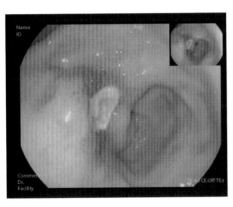

C. H1 期

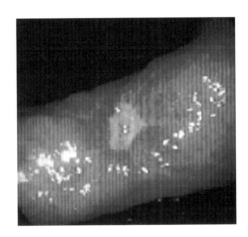

D. H2 期

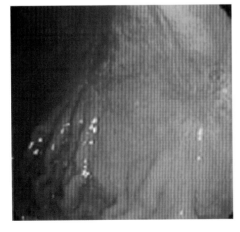

E. S1 期

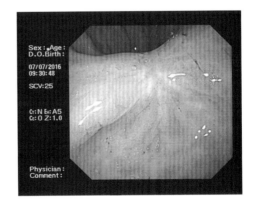

F. S2 期

图 **4-32**　胃溃疡胃镜下分期

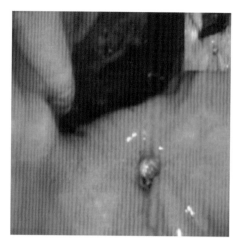

A. A1 期

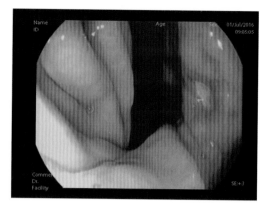

B. A2 期

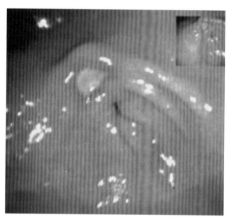

C. H1 期

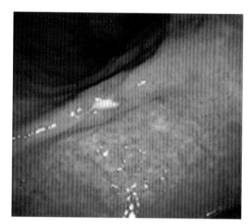

D. H2 期

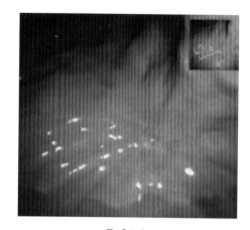

E. S1 期

图 4-33　胃溃疡不同分期的镜下所见

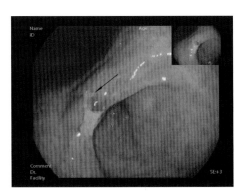

图 4-34 复发性溃疡 (箭头所示为黏膜皱襞集中征)

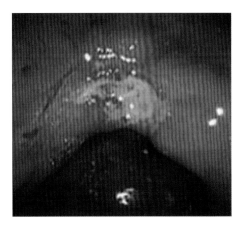

图 4-35 A1 期复发溃疡，可见胃角变形

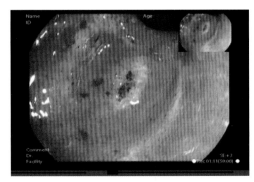

A. 糜烂

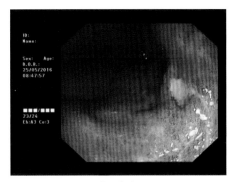

B. 溃疡

图 4-36 糜烂和溃疡

别，因此通常的办法是按大小区分，>3mm 或>5mm 者为溃疡，反之则为糜烂，目前标准尚未统一。

（2）急性溃疡 常为急性胃黏膜病变的表现之一，一般治愈后不留疤痕，很少慢性化，但也有报道急性溃疡后复发，成为慢性溃疡。

（3）与溃疡癌的鉴别 主要与Ⅱc、Ⅲ型早期胃癌和 Borrmann Ⅱ 型癌鉴别 （表 4-3；

图 4-37）。对胃溃疡需常规活检，并在治疗后追踪观察，必要时反复活检。

有黏膜皱襞者，应注意皱襞形态，良性溃疡的皱襞呈放射状规则排列，由粗变细平滑到达溃疡边缘；恶性溃疡黏膜皱襞可中途变细、中断、融合，呈杵状、虫蚀状、锯齿状改变（图 4-38、4-39）。

表 4-3 活动期溃疡与溃疡癌的鉴别

	活动期溃疡	Borrmann Ⅱ型癌
溃疡底	均匀白苔，平坦，底比胃黏膜面深	苔不均一，有凹凸，有时底部分高出黏膜面
边缘	平整柔软	边缘不整，僵硬，易出血
周堤	周边因水肿可稍高，呈缓坡状	周边明显高出，有时呈蜂腰状

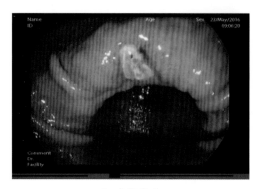

A. 良性溃疡

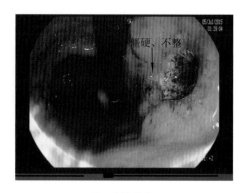

B. 恶性溃疡

图 4-37　良性和恶性溃疡

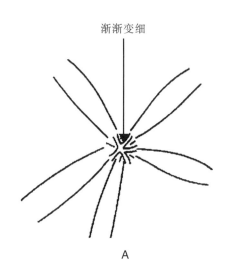

A

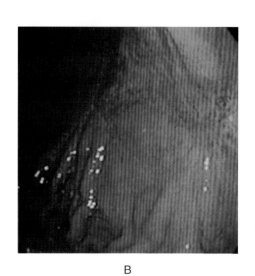

B

图 4-38　良性溃疡皱襞

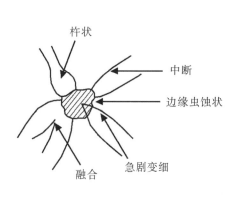

A

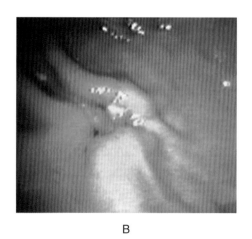

B

图 4-39　癌皱襞

四、杜氏溃疡

1. 概　念

杜氏（Dieulafoy）溃疡系多种原因造成黏膜局部损伤致恒径小动脉破裂，常导致出血。由于病变小动脉大多来自于胃左动脉，故80%的病灶位于距贲门6cm以内的胃体上部。

2. 胃镜下特点

该病主要表现为浅表糜烂或溃疡伴喷射状出血（图4-40），出血处有时可见小动脉。该病灶小，直径为2~5mm，不易发现，有人也将此病称 Dieulafoy 病。本病应在出血时诊断，如出血停止后检查，常因黏膜损伤小、已好转或修复而难以确诊。

3. 鉴别诊断

应与动静脉血管畸形所致出血相鉴别。血管畸形出血除出血部位外，其他部位也可见蜘蛛状血管。

4. 治　疗

杜氏溃疡常需在内镜下用钛夹钳夹出血小动脉，或用高渗盐水-肾上腺素液于出血血管及四周注射行止血治疗（参见第10章）。

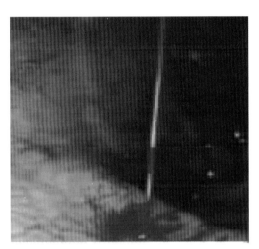

A.局部喷射状出血

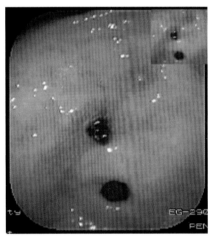

B.停止出血后局部有血凝块

图 4-40　杜氏溃疡

五、胃的良性隆起性病变

胃的隆起病变根据其形状，常以山田分型法分为4型（图4-41）：

Ⅰ型：隆起起始部平滑呈慢坡上升，无明显境界；

Ⅱ型：隆起呈半球状或平盘状；

Ⅲ型：有亚蒂隆起；

Ⅳ型：有蒂隆起。

一般Ⅰ型多为良性；Ⅱ型直径<5mm；Ⅲ型直径<10mm 者多为良性；Ⅳ型多为良性，但直径>20mm 者有恶性可能。

（一）胃息肉

1. 概　念

息肉是指黏膜突向内腔形成局限性隆起的一类上皮性良性肿瘤，色泽常与周围黏膜不同，大多发红，但也有色淡或同周围黏膜者。从定义看息肉是来自上皮的良性肿瘤，来自上皮的恶性肿瘤称癌。上皮性恶性肿瘤和非上皮性的隆起如形似息肉而不能确定诊断者可统称为"息肉样病变"。

从病理组织学来看，胃息肉可分过形成息肉、错构瘤、腺瘤，约90%为过形成息肉。过形成息肉也称增生性息肉，由腺窝上皮和幽门腺过形成所致。好发于 30 岁以后，发病率随年龄增加而增加，常伴不同阶段的胃黏膜萎缩，但与肠上皮化生无关。息肉有癌变可能，息肉越大癌变概率越高。有报道称<1cm 者的癌变率为 0，1~2cm 者为 0.9%，2cm 以上者达 8.2%，因此有作者推荐 1cm 以上者宜积极行息肉切除术。胃底腺息肉为发生在无萎缩的胃底腺范围内（以胃体部和穹隆部为中心的前后壁）的息肉，由胃底腺的过形成和囊状扩张形成。多见于中年女性，常为多发性，呈半球状或球状，数毫米大小，息肉表面光滑，可无色调变化，有的在短期内增加或消失，此种胃底腺息肉大多认为不会癌变。其他尚可见一些多发性息肉，如家族性息肉病、Peutz-Jeghers 综合征等，家族性息肉病为腺瘤性息肉，Peutz-Jeghers 综合征为错构瘤性息肉。

2. 胃镜下特点

内镜下可呈多种形态，多呈山田分类的 Ⅱ、Ⅲ、Ⅳ型，可呈分叶状，表面发红（图 4-42~4-44）。

3. 鉴别诊断

应与Ⅰ型胃癌作鉴别。接近观察息肉的表面黏膜仍为细网状的胃小窝纹理，而早期胃癌表面黏膜中胃小窝细微构造变得不明显，常是粗大结节状、糜烂等，色泽也可变为发红和灰色相混，呈不均匀红色。在 NBI 放大模式下早期胃癌微结构紊乱（图 4-45）。

4. 治 疗

腺瘤和≥1cm 的息肉，常需内镜下切除，切除方法参见第 9 章。

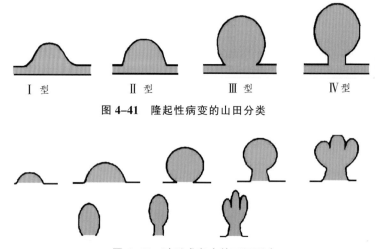

图 4-41 隆起性病变的山田分类

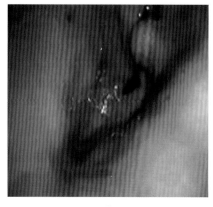
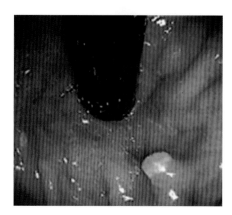

图 4-42 过形成息肉的不同形态

A.Ⅰ型　　B.Ⅱ型

图 4-43 不同分型的息肉

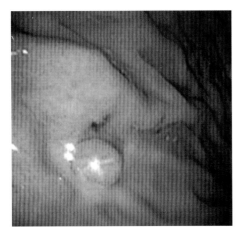

C.Ⅲ型

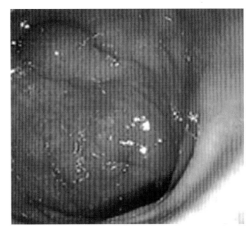

D.Ⅳ型

（续）图 **4-43** 不同分型的息肉

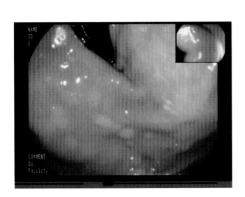

A.胃底腺息肉

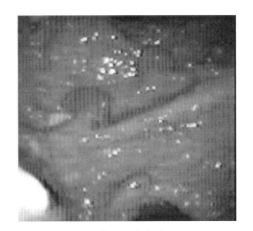

B.家族性息肉病

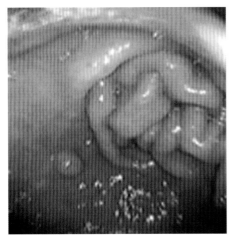

C.家族性息肉病

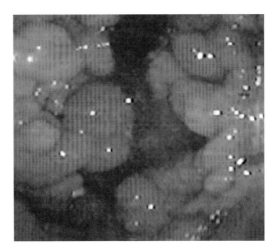

D.Peutz-Jeghers 综合征

图 **4-44** 多样性的息肉

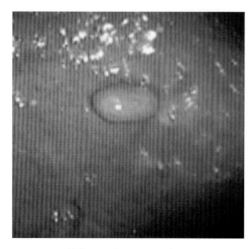

E.Peutz-Jeghers 综合征

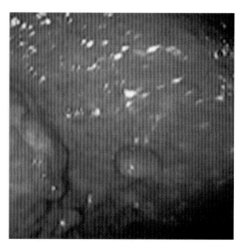

F.Peutz-Jeghers 综合征

（续）图 4-44　多样性的息肉

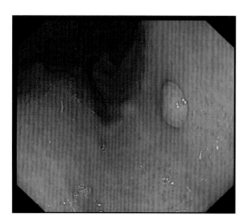

A.胃息肉

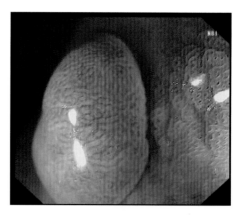

B.胃息肉 NIB 放大观察见微结构规则,微血管均匀

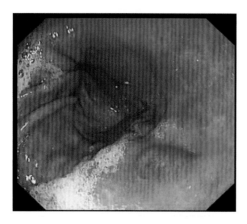

C.Ⅱa 型早期胃癌

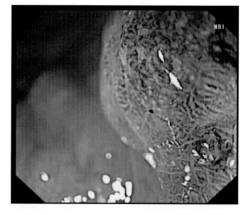

D.Ⅱa 型早期胃癌 NBI 放大观察见局部微结构紊乱,微血管增粗

图 4-45　息肉和早癌的鉴别

（二）平滑肌瘤

1. 概　念

发生于黏膜肌层或固有肌层的良性肿瘤，为常见的黏膜下肿瘤。

2. 胃镜下特点

胃镜下表现为表面黏膜色泽与周围黏膜相同的隆起性病变，一般可见桥状皱襞，有的表面可见有溃疡。用活检钳触诊较硬，来源于黏膜肌层者活动度好，而来源于固有肌层者不活动（图4-46）。

3. 鉴别诊断

大的平滑肌瘤常伴表面溃疡形成，需与平滑肌肉瘤相鉴别。一般病灶多发，瘤体直径>5cm，生长较快，呈结节状，表面有大而不规则的溃疡者要考虑平滑肌肉瘤。超声内镜下平滑肌瘤为均一低回声（图4-47），而平滑肌肉瘤高、低回声混杂。近年来认为平滑肌瘤内镜下不易与间质瘤鉴别，应做病理学检查。间质瘤病理学上多由梭形细胞、上皮样细胞、偶或多形性细胞，排列成束状或弥漫状图像，免疫组化检测通常为 CD117 或 DOG-1 表达阳性，这有助于诊断（图4-48）。

4. 治　疗

位于黏膜肌的平滑肌瘤常可在内镜下切除。位于固有肌层<1cm 的平滑肌瘤，可以应用超声内镜进行密切随访，当病变直径在 1~3cm 时，可行内镜下黏膜剥离术（ESD）或内镜下全层切除术（endoscopic full-thickness resection，EFR 或 EFTR）进行诊断和治疗，但有出血和穿孔的风险。当病变较大且不能排除平滑肌肉瘤时，建议手术治疗。

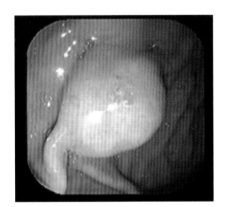

A.桥状皱襞

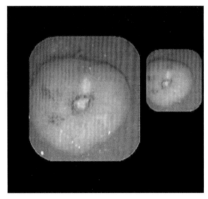

B.溃疡形成

图 4-46　平滑肌瘤

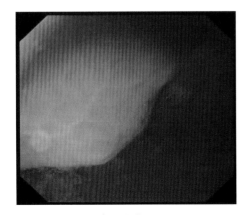

A.普通胃镜所见

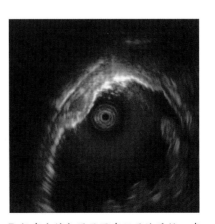

B.超声内镜起源于固有肌层均质低回声

图 4-47　黏膜下平滑肌瘤的超声内镜表现

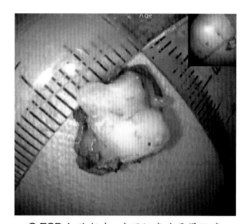

C.ESD 切除标本,病理证实为平滑肌瘤

(续) 图 4-47　黏膜下平滑肌瘤的超声内镜表现

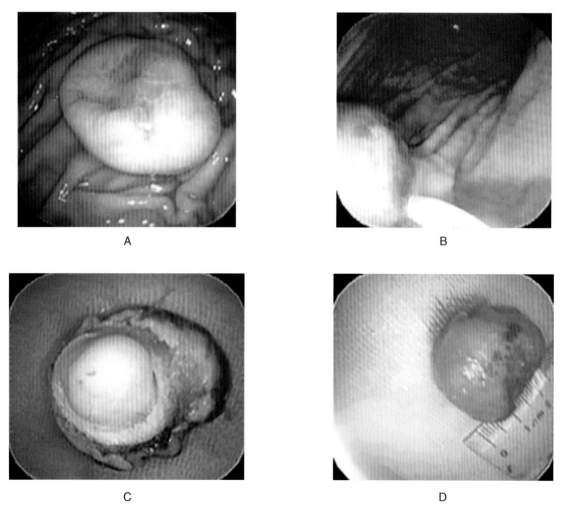

图 4-48　经病理证实的胃间质细胞瘤一例

（三）脂肪瘤

1. 概　念

发生于黏膜下脂肪组织的良性肿瘤。

2. 胃镜下特点

该病为隆起性病变，表面色泽稍黄或同周围黏膜，触之柔软，可见软垫征阳性（图4-49），超声内镜为高回声（图4-50）。

3. 鉴别诊断

应与常见的黏膜下平滑肌瘤相鉴别。平滑肌瘤用活检钳触之较硬，软垫征阴性。

4. 治　疗

局限于黏膜下层的脂肪瘤可在内镜下切除。确定方法为：由脂肪瘤体下方注射生理盐水，如瘤体上浮，属位于黏膜下层者；也可用超声内镜来确定。

（四）血管瘤

1. 概　念

血管瘤属错构性血管病变，属良性疾病，有出血的危险。

2. 胃镜下特点

多见胃体部，常单发，表面呈淡蓝色或稍发红，有毛细血管扩张（图4-51A）。组织学上以海绵状血管瘤多见，也有毛细血管性者。

3. 鉴别下诊断

应与静脉瘤相鉴别。静脉瘤多见于胃底、贲门部，常为门脉高压引起（图4-51B）。

4. 治　疗

血管瘤小且局限于黏膜下层者可予套扎或电切，具体方法同脂肪瘤。

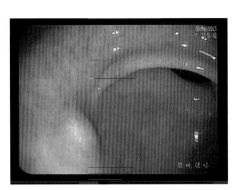

A.胃镜所见

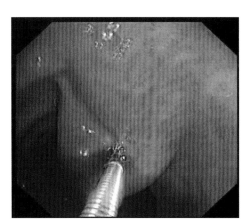

B.软垫征阳性

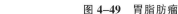

图4-49　胃脂肪瘤

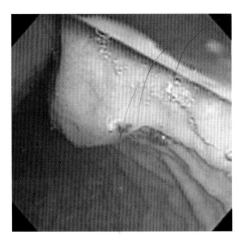

A.胃镜所见

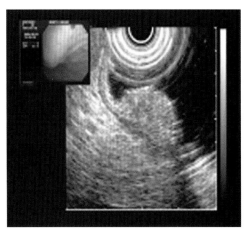

B.起源于黏膜下层的高回声病变

图4-50　脂肪瘤的超声内镜所见

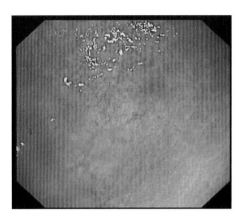

A.胃血管瘤

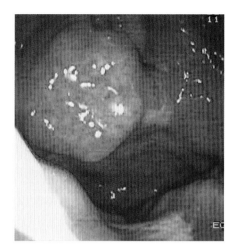

B.胃底静脉瘤

图4-51 血管瘤

（五）胃囊肿

1. 概　念

先天性或手术后引起的黏膜下囊性病变。

2. 胃镜下特点

病变常呈山田I型形态，有透光性，触之柔软，可见软垫征阳性，超声内镜为无回声区（图4-52）。夹破囊壁有液体流出，囊肿随之缩小或消失。

3. 鉴别诊断

应与其他柔软的黏膜下肿瘤（如脂肪瘤等）鉴别。在贲门、穹隆部特别需要与胃底静脉曲张鉴别，该部位切忌活检，以免造成致死性出血。超声内镜两者有区别。

4. 治　疗

小囊肿无症状者可不予处理，或做内镜下治疗（套扎或切除），大者常造成与周围脏器压迫或粘连，需要手术治疗。

（六）胃迷走胰腺

1. 概　念

胃迷走胰腺也称胃异位胰腺组织，位于胃黏膜下或肌层，系先天异常，组织学可见胰腺腺泡和导管，较少者还可见胰岛细胞。

2. 胃镜下特点

80%位于胃窦，其次为胃角。胃镜下特点为覆盖正常黏膜的山田I～II型隆起，中央有

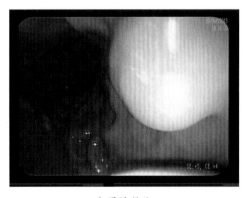

A.胃镜所见

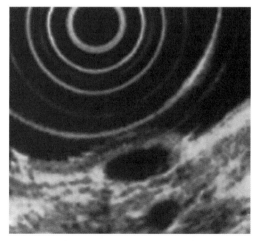

B.超声内镜见黏膜下层的无回声病灶

图4-52 胃囊肿的胃镜和超声内镜所见

反映导管的凹陷而呈肚脐样改变，活检触诊有弹性（图4-53）；也有隆起中央无导管凹陷者，常需要用超声内镜确定，表现为不均一低回声或高回声。图4-54为一例异位胰腺的超声内镜所见，表现为位于黏膜下层的不均匀高回声病灶，边界不清，部分与黏膜层融合，并有局部固有肌层受累。活检有利于确诊，但因其位于黏膜下，普通活检不一定能取到胰腺组织，有报道在导管开口处抽取少量液体，检测可有淀粉酶升高。

3. 鉴别诊断

应与类癌、转移癌鉴别。本病的特点为病变中央有凹陷（系导管开口），类癌中央凹陷多为不规则形，或伴不规则小溃疡；转移癌中央凹陷不规则，且病变常为多发性（图4-55）。

4. 治　疗

据报道胃迷走胰腺有的局限于黏膜下层，有的可累及肌层。局限于黏膜下层者，可予内镜下 EMR 法电切，如位于固有肌层者需行 ESD 法切除（参见第 11、12 章）。

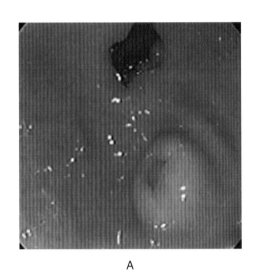

A

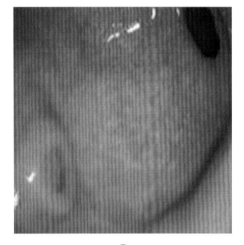

B

图 4-53　胃迷走胰腺的肚脐样改变

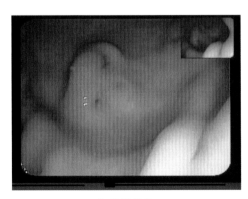

A.胃镜所见

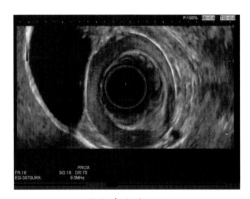

B.超声内镜所见

图 4-54　胃迷走胰腺的超声内镜所见

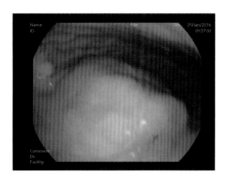

A.胃体大弯侧半球状隆起

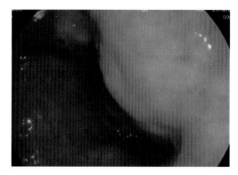

B.胃体小弯侧半球状隆起

图 4-55　横结肠癌伴胃转移

六、胃外在压迫

1. 概　念

由胃外脏器压迫胃而造成胃壁局部的隆起改变，易误诊为黏膜下病变。

2. 胃镜下特点

胃外在压迫致胃壁隆起较常见，由于造成压迫的脏器与胃壁关系不一定，因此随检查送气及时间不同，隆起形态也常发生变化，其表面色泽无变化，通常无桥状皱襞。用活检钳触之软垫征阳性（图 4-56）。胃窦后壁、胃小弯的压迫多由胰头、胰体部肿瘤所致；贲门下方或用反转法见到的胃体上部后壁压迫主要由十二指肠气体所致，有时也可由胰尾部肿瘤压迫所致；肝左叶及脾大常可压迫胃上部；肿大的胆囊可压迫胃后壁。

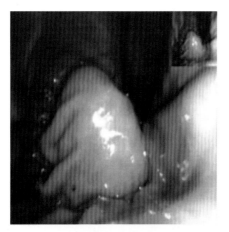

A.胃底隆起性病变

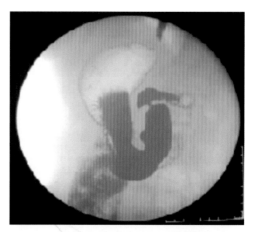

B.经钡餐透视排除黏膜下肿瘤

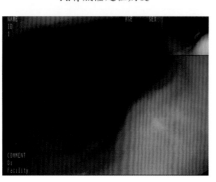

C.胃体上部后壁隆起

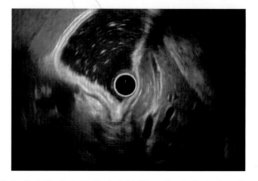

D.超声内镜显示胃壁层次结构正常,系胰腺外压所致

图 4-56　胃外压性隆起

3. 鉴别诊断

应与黏膜下隆起性病变相鉴别。黏膜下隆起性病变的形态、位置较固定，而本病随患者体位变动隆起灶的形态、位置也可有变化。鉴别困难时用超声内镜检查确定。

七、胃石症

1. 概 念

摄入某些食物、毛发等在胃内聚积成团块状，称胃石症。北方多见胃柿石，由于多食柿子或空腹吃柿子所致。

2. **胃镜下特点**

胃镜下可见不同形态的胃石，可呈褐色、黑色、黄色等不同色泽，活动，有的因摩擦导致黏膜局部溃疡形成（图 4-57、4-58）。

3. 鉴别诊断

当胃石被内容物包裹时，需与肿瘤相鉴别。冲洗干净后可见胃石，用活检钳触之硬。胃石所致溃疡需与消化性溃疡相鉴别，胃石所致溃疡的形态可不规则，有时两者从形态上不易鉴别，若同时存在胃石可提示诊断。

4. 治 疗

柿石一般较硬、较大，可先予碳酸氢钠（苏打）片、质子泵抑制剂口服 5~7d，使其"软化"，便于粉碎，可用胃石专用碎石网篮绞碎（参见第 17 章），绞碎后的柿石小者可自行排出，大的须从胃内取出，以免排入肠道后引起肠梗阻。部分病例经服药后已自行软化粉碎，不需再用碎石网篮处理，即可自行排出。

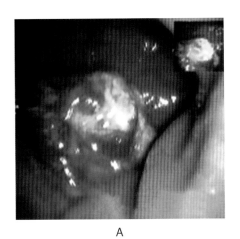
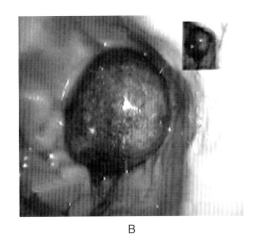

A   B

图 4-57 胃柿石

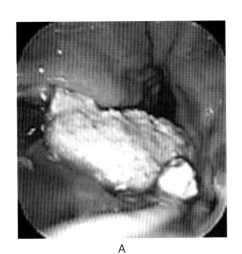
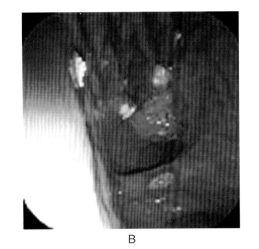

A   B

图 4-58 胃石导致溃疡形成

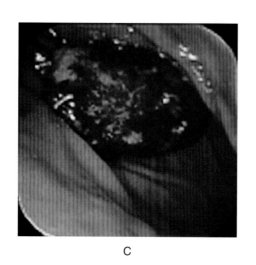

C

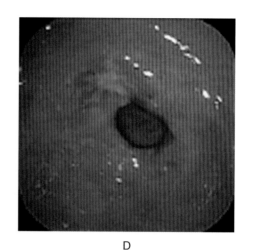

D

（续）图 4-58 胃石导致溃疡形成

八、胃内异物

1. 概　念

因误服或自杀等原因导致各种物品进入胃内而成异物。

2. 胃镜下特点

镜下可直接看到异物（图 4-59）。

3. 鉴别诊断

病史不清时易将胃内异物误诊为肿瘤。

4. 治　疗

小的异物可自行排出；大、尖锐、有毒的异物要在内镜下尽快取出（图 4-60），方法参见第 17 章。

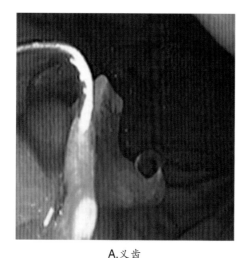

A.义齿

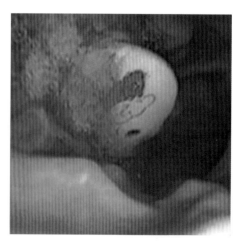

B.挂件

图 4-59 胃内异物

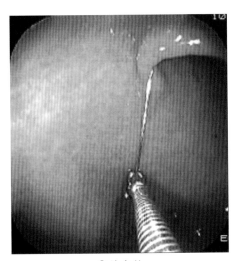

C.缝衣针

（续）图 4-59　胃内异物

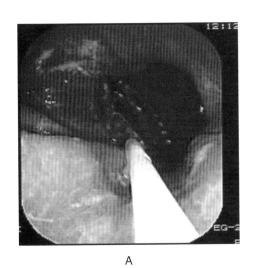

A

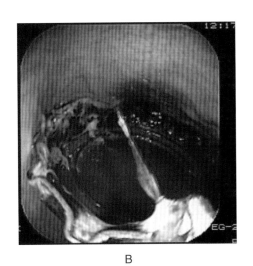

B

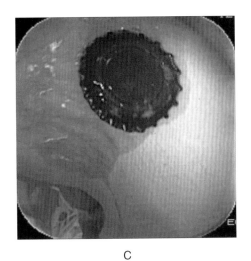

C

图 4-60　一例胃内异物（瓶盖）的取出过程

九、胃间质瘤

1. 概　念

胃间质瘤是胃的间叶源性肿瘤，具有潜在恶性倾向，占所有胃肠道间质瘤（gastrointestinal stromal tumors，GIST）的 60%~70%，占全部消化道肿瘤的 2.2%，是胃内最常见的黏膜下肿瘤，组织学上多由梭形细胞、上皮样细胞、偶可见多形性细胞，排列成束状或弥漫状图像，免疫组化检测 CD34、CD117 或 DOG-1 等特异性肿瘤标志物表达阳性。可以依据危险度分级区分为极低危、低危、中危、高危四个级别。

2. 胃镜下特点

胃间质瘤的胃镜下表现为向胃腔突出的类圆形、半球形或结节融合形隆起，常有桥状皱襞，表面黏膜色泽与周围黏膜相同，>2cm 的病变顶端可有溃疡，可有典型的"脐状"表现。用活检钳触之质硬，黏膜肌层起源者有滑动感，固有肌层起源者不活动（图 4-61A、C）。

3. 鉴别诊断

近年来有学者认为间质瘤内镜下不易与平滑肌瘤相鉴别，需做病理学检查。间质瘤病理学上多由梭形细胞、上皮样细胞、偶可见多形性细胞，排列成束状或弥漫状图像，免疫组化检测 CD34、CD117 或 DOG-1 等特异性肿瘤标记物表达阳性，有助于诊断。超声内镜下平滑肌瘤为均一低回声，多起源于黏膜肌层或固有肌层，而间质瘤多起源于固有肌层，多表现为边界清楚的低回声均质，大的病变内部可出现不均匀回声、高回声斑点或无回声坏死区（图 4-61B、D）。间质瘤超声内镜如表现为边界不规整、溃疡、强回声和异质性，提示恶性可能。

4. 治　疗

对于肿瘤最大径线≤2cm 的可疑局限性间质瘤，有症状者应进行治疗。无症状间质瘤，一旦确诊后，应根据其表现确定超声内镜风险分级（不良因素为边界不规整、溃疡、强回声和异质性）。如合并不良因素，应考虑切除；如无不良因素，可定期复查超声内镜或行 ESD

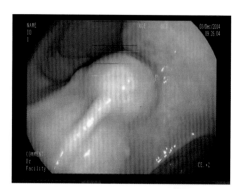

A.伴有桥状皱襞的黏膜下肿瘤

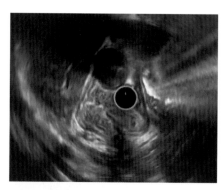

B.起源于固有肌层的不均匀低回声灶

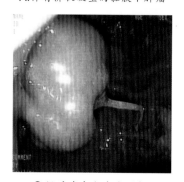

C.间质瘤中央溃疡形成

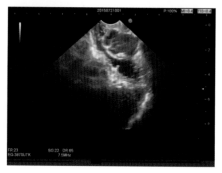

D.不均匀低回声灶，内有条索状高回声区

图 4-61　胃间质瘤的胃镜和超声内镜所见

或 EFR 进行诊断和治疗，但有出血和穿孔的风险。对于肿瘤最大径线>2cm 的局限性 GIST，原则上可行手术切除。近年来对直径>2cm 的无不良因素的间质瘤，也有大量报道进行 ESD 或 EFR 诊断和治疗，术后根据病理危险程度行进一步处理或定期随访。

十、胃　癌

1. 概　念

胃癌是上皮性恶性肿瘤，根据癌的浸润深度，可将胃癌分为早期胃癌和进展期胃癌（图 4-62），早期胃癌指癌浸润未超过黏膜下层，不论有无淋巴结转移。早期胃癌即使有淋巴结转移，一般范围也较小，有充分廓清手术的可能。因此此种分类有一定的临床意义，分类也具有一定的实用性。

2. 胃镜下特点

根据胃癌镜下形态，1999 年日本胃癌学会提出下列分型：①0 型，表浅型；②1 型，隆起型；③2 型，溃疡型；④3 型，溃疡浸润型；⑤4 型，弥漫浸润型；⑥5 型，不能分类型。上述 0 型相当于以前的早期胃癌，1~5 型为进展期胃癌的 Borrmann 分型。目前仍较常使用早期胃癌分型这一提法，本书中也沿用早期胃癌分型而未用表浅胃癌这一名称。

（1）早期胃癌分型（0 型）

1）0-Ⅰ型：隆起型，可见明显的瘤状隆起（图 4-63A）。

2）0-Ⅱ型：表浅型，未见明显的隆起和凹陷。又可细分为 0-Ⅱa 型，即表浅隆起型：病变表浅，有低的隆起，隆起高度不超过正常黏膜的两倍（图 4-63B）；0-Ⅱb 型，即平坦型：未见超过正常黏膜的隆起或凹陷病变（图 4-63C），仅有色泽变化；0-Ⅱc 型，即表浅凹陷型：仅见糜烂或黏膜浅凹（图 4-63D）。

3）0-Ⅲ型：凹陷型，可见明显的凹陷性病变（图 4-63E）。

（2）进展期胃癌的 Borrmann 分型　Ⅰ型（隆起型）：病变显示明显的隆起，与周围黏膜境界清楚（图 4-64A、B）；Ⅱ型（溃疡型）：形成溃疡，周边有堤包围，堤与周围黏膜分界较清楚（图 4-64C、D）；Ⅲ型（溃疡浸润型）：形成溃疡，包围溃疡的堤与周围黏膜分界不清（图 4-64E、F）；Ⅳ型（弥漫浸润型）：形成或未形成明显的溃疡，无周堤，病灶与周围黏膜分界不清，胃壁肥厚、硬化（图 4-64G、H）；也有将进展期胃癌不能归入上述 4 型者定为 5 型。

3. 鉴别诊断

早期胃癌主要显示色调变化如发红、色淡，或黏膜微有凹凸变化，应与胃炎、淋巴瘤等相鉴别，用靛胭脂染色使病灶更加明显（参见第 7 章），组织病理学检查有助诊断。隆起型胃癌需与疣状胃炎、淋巴瘤等相鉴别。胃癌病灶常为单发，后两者常为多发病灶。溃疡型胃癌需注意黏膜集中征及其形态等，与良性溃疡进行鉴别（参见"胃溃疡"）。

4. 治　疗

癌组织为乳头腺癌或管状腺癌，2cm 以内隆起性早期胃癌或 1cm 以内伴有浅凹而无明显溃疡者，适合做内镜下黏膜切除术（EMR）。随着 ESD 的推广，ESD 治疗早期胃癌的适用范围有所扩大：①分化型癌；②无脉管浸润；

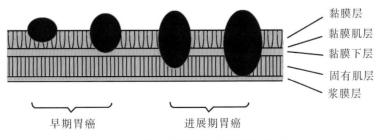

图 4-62　早期和进展期胃癌的区分

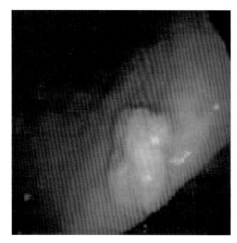

A.0-Ⅰ隆起型

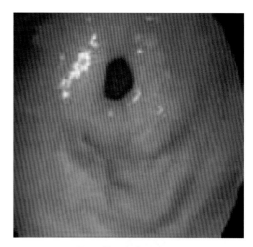

B.0-Ⅱa 表浅隆起型

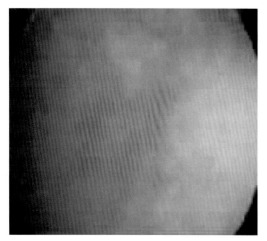

C.0-Ⅱb 平坦型

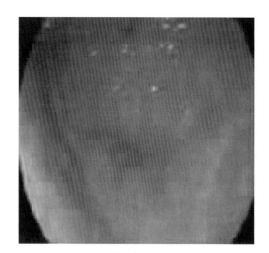

D.0-Ⅱc 表浅凹陷型

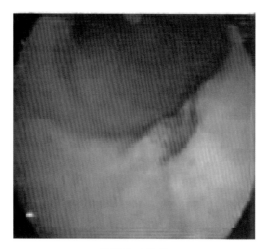

E.Ⅲ型凹陷型

图 4-63　早期胃癌的分型

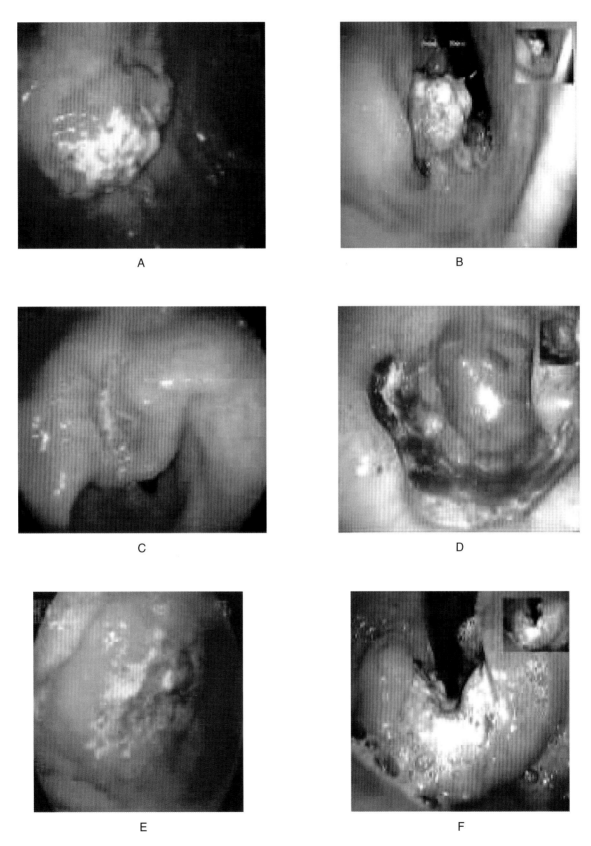

A

B

C

D

E

F

图 4-64　**进展期胃癌的分型。**A、B. Ⅰ型，隆起型；C、D. Ⅱ型，溃疡型；E、F. Ⅲ型，溃疡浸润型

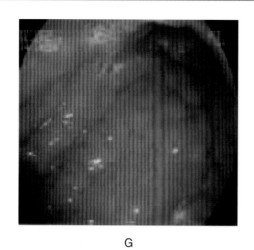

G

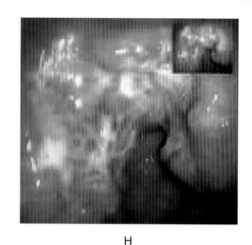

H

(续)图 4-64　进展期胃癌的分型。G、H. 4 型，弥漫浸润型。

③无溃疡的黏膜内癌，大小不限；有溃疡但<30mm 的黏膜内癌；黏膜下层上方侵犯<0.5mm、直径<30mm 且浸润部位无低分化成分。具体操作方法参见有关章节。

十一、其　他

（一）黄色瘤

1. 概　念

黄色瘤为胃黏膜局部脂代谢障碍引起的病变。由吞噬脂质的吞噬细胞聚集形成的泡沫细胞组成，与血清胆固醇值无关。

2. 胃镜下特点

呈黄色或黄白色稍高出黏膜面的小斑块，直径通常<5mm，圆形或椭圆形，边界清晰，常不齐，可单发也可多发，表面呈颗粒状，可发生于胃的任何部位（图 4-65）。

3. 鉴别诊断

应与黏附于胃黏膜表面的唾液、黏液鉴别，唾液、黏液可用水冲净。此外有报道黄色瘤可发生在早期胃癌和黏膜下肿瘤的表面，此时勿漏诊主要病变。

4. 治　疗

黄色瘤一般无须治疗，但因患者对"瘤"字有顾虑，要求去除者也可在镜下电灼治疗。

（二）术后胃

1. 概　念

多种病因施行胃切除（包括部分或全胃切除）后，因手术使胃腔变形，并失去原有的胃镜下形态。若行胃远端部分切除术，贲门-胃底结构尚存，而部分胃体和胃窦结构消失；若为胃近端切除，术后贲门结构消失，但胃窦、幽门尚存。

2. 胃镜下特点

残胃主要注意有无残胃炎、吻合口溃疡、残胃癌等病变。Billroth Ⅰ 式手术可见残胃直接与十二指肠连接（图 4-66），可看到有较多的十二指肠液（包括胆汁）反流；Billroth Ⅱ 式手术则可见两个口，一个为输入袢口，一个为输出袢口，两口之间可见空肠鞍部（图 4-67）。

3. 鉴别诊断

由于手术缝合等原因，残胃常见黏膜皱襞粗大，应与残胃癌鉴别。

4. 治　疗

针对吻合口炎、吻合口溃疡可用药物治疗；如有吻合口狭窄可行球囊扩张治疗；残胃肿瘤需要再次手术。

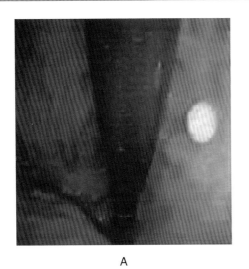

A

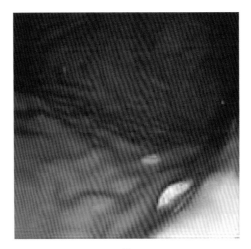

B

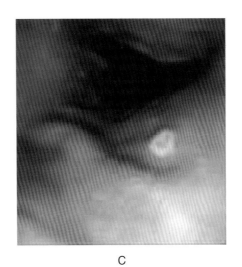

C

图 4-65　黄色瘤

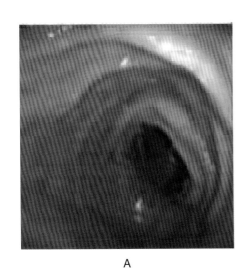

A

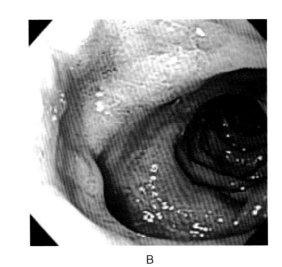

B

图 4-66　**Billroth** I 式手术胃

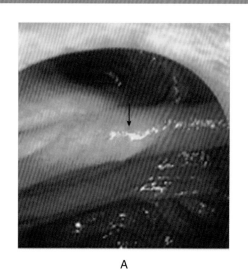

A

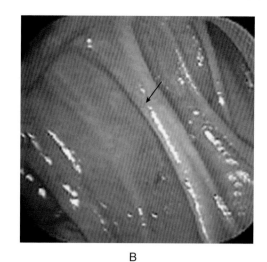

B

图 4-67　Billroth Ⅱ 式手术胃 (如箭头所示可见空肠鞍部)

（三）胃憩室

1. 概　念

胃憩室指胃壁局部呈囊状或袋状膨出，因先天及后天原因造成胃壁局部肌层薄弱，在压力等多种因素的作用下形室憩室。发病率为0.005%~0.02%，较少见，大多无症状而于胃镜检查时发现，少数因并发憩室炎、溃疡、出血等出现临床症状而检查发现。

2. 胃镜下特点

可见胃壁局部凹陷，边缘规则，周围黏膜正常，凹陷底（憩室内）黏膜一般正常，有时可见食糜潴留其内（图4-68）。偶可见充血、水肿，合并溃疡、出血等。绝大部分为单发，以胃底、胃窦大弯侧、后壁多见，也可见于胃体前、后壁。

3. 鉴别诊断

合并憩室炎、溃疡时需与消化性溃疡、胃癌鉴别，用生理盐水冲洗局部仔细观察，必要时活检。

4. 治　疗

大多无症状，不需要治疗。出现并发症如憩室炎需用药物治疗；穿孔、癌变需要手术治疗。

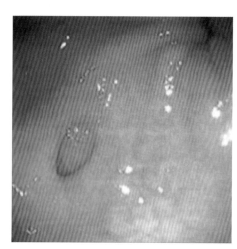

图 4-68　胃憩室

参考文献

[1] 出月康夫,等.消化管内視鏡のABC.日本医師会雑誌,1996,臨時増刊 116(2):50.

[2] 竹本忠良,長廻 紘編.消化管内視鏡診断テキストⅠ食管胃十二指肠.日本:東京.文光堂,1994.

（赵　平　程　妍）

第**5**章 十二指肠病的诊断

第一节 十二指肠实用解剖知识

十二指肠在幽门以下，是小肠的起始段，长25~30cm，呈马蹄形环抱胰头。十二指肠分为4段：起始部为十二指肠球部，呈圆球形，其后依次为降部、水平部和升部。十二

指肠从球部至降部呈近似直角的方向改变，其弯曲称上曲，与上曲相对的成角肠管称上角；降部和水平部又呈近似直角的方向改变，其弯曲称下曲，与下曲相对的成角肠管称下角。球部与降部交界处以下统称球后部。降部内侧壁可见十二指肠乳头。在乳头的近端有时可见副乳头(图5-1)。

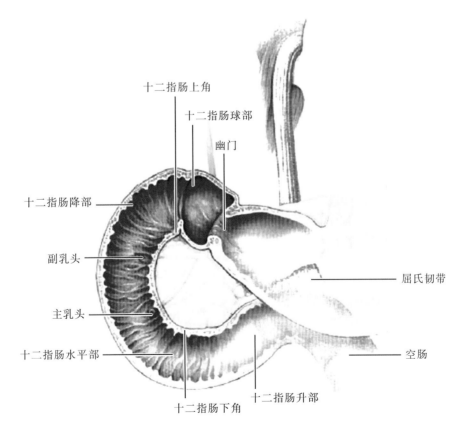

图5-1 十二指肠实用解剖示意图

第二节　正常十二指肠的形态

正常球部呈天鹅绒样表现，色泽较胃黏膜略淡或暗红。降部黏膜呈绒状，色泽较红，可见较细密的环形皱襞（图5-2）。十二指肠乳头下有2~3条纵形皱襞，这是乳头的标志（图5-3）。

关于十二指肠球部的方位命名问题，以往多延用胃的延长法，同样命名为小弯、大弯、前壁、后壁等。国内大多采用此法，如刘宾将球部上方称小弯侧，下方称大弯侧（图5-4A）；竹本认为由于十二指肠球部转位，球的上方为后壁，下方为前壁（图5-4B）；伊東等认为考虑到球部转位，不宜再用大、小弯称呼，改将球部的上方称上壁，下方称下壁（图5-4C），因此方位命名问题尚需统一。

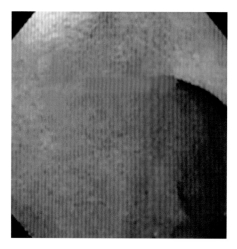

A. 正常球部

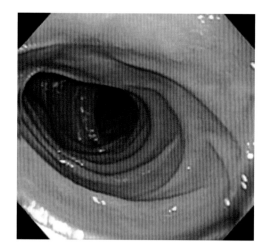

B. 正常降部

图5-2　正常十二指肠形态

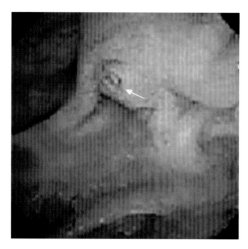

A. 十二指肠乳头（白箭头所示）

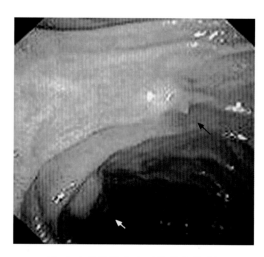

B. 十二指肠副乳头（黑箭头所示）

图5-3　乳头和副乳头

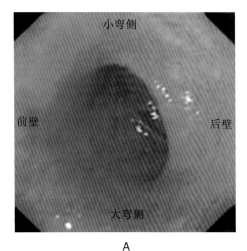

A

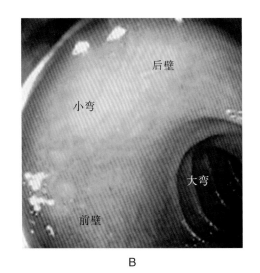

B

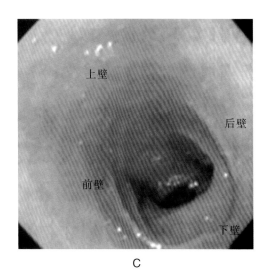

C

图 5-4　十二指肠方位的不同命名

第三节　十二指肠的病变

一、十二指肠炎

1. 概　念

十二指肠炎指各种原因所致的急性或慢性十二指肠黏膜的炎性变化。最常见病因是胃酸分泌增高、刺激物及毒素的作用。在有胃上皮化生时，幽门螺杆菌可定植于化生黏膜引起十二指肠炎。

2. 胃镜下特点

镜下最常见的表现有黏膜充血、水肿，点片状出血、渗出及糜烂，或黏膜粗糙不平呈颗粒增生状，绒毛模糊不清，黏膜下血管显露。根据胃镜下所见的不同，有人将十二指肠炎分为 3 型，即红斑型、糜烂型和黏膜粗糙型。红斑型主要表现为球部黏膜不规则、斑点状或带状发红，有时黏膜变薄，可见黏膜下树枝状血管（图 5-5）。糜烂型表现为大小不等单发或多发的糜烂，呈点状、斑状或带状，有的呈霜斑样（以往也有称之为霜斑样溃疡的），糜烂多数平坦，也有隆起者（图 5-6）。黏膜粗糙型为增生性改变，表现为发红的粗大隆起，也有因胃上皮化生引起的颗粒状隆起或低平隆起上有凹陷改变等多种表现（图 5-7）。十二指肠炎的分类目前尚不统一。十二指肠炎以球部最多见。

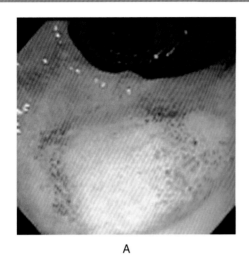

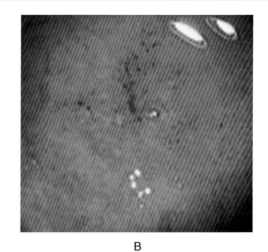

A   B

图 5-5　红斑型十二指肠球炎

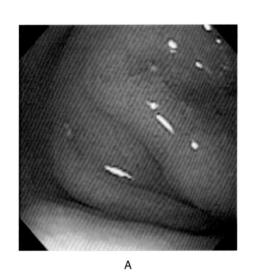

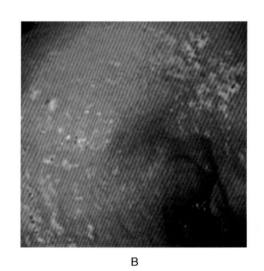

A   B

C

图 5-6　糜烂型十二指肠球炎

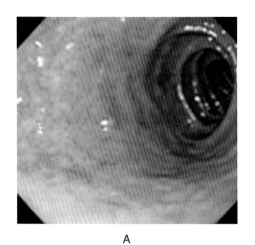
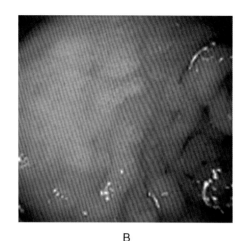

A　　　　　　　　　　　　　　　　B

图 5-7　黏膜粗糙型十二指肠球炎

3. 鉴别诊断

十二指肠炎与十二指肠溃疡关系密切，炎症可能是溃疡的前驱表现。糜烂型与溃疡的鉴别主要是侵犯深度。糜烂不超过黏膜层；溃疡穿透黏膜肌层达黏膜下层或更深，表面覆苔，边缘光整。黏膜粗糙型需要与息肉、Brunner腺增生和黏膜下肿瘤相鉴别。

4. 治　疗

十二指肠炎的病因与十二指肠溃疡有许多类似之处，因此治疗原则也类似。主要是应用抑酸药物，有幽门螺杆菌感染者可予抗菌治疗。

二、十二指肠胃上皮化生

1. 概　念

十二指肠胃上皮化生是胃黏膜在十二指肠的化生灶，可能为胃酸过多刺激十二指肠黏膜引起。

2. 胃镜下特点

为单个或多个小的、呈 2~3mm 的黏膜隆起，边界清晰，表面淡红色或红色，粗颗粒状或较平滑，少绒毛感，球形或圆柱形。一般散在分布，也可聚集成簇，多见于球部（图 5-8）。部分胃上皮化生隆起灶较大，可以达数厘米如息肉样(图 5-9)。胃上皮化生与十二指肠炎有较密切

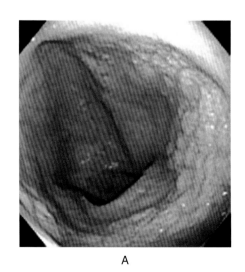
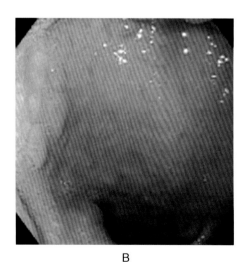

A　　　　　　　　　　　　　　　　B

图 5-8　十二指肠胃上皮化生 (聚集成簇)

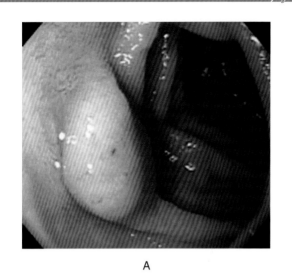
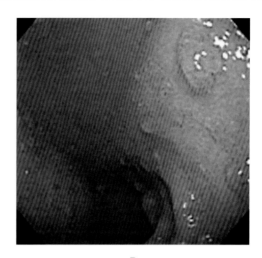

A   B

图 5-9   十二指肠胃上皮化生（息肉样）

联系，幽门螺杆菌可定植于胃化生黏膜。

3. 鉴别诊断

十二指肠球部出现的胃黏膜绝大多数为胃化生灶，尚有少数为异位胃黏膜，两者在内镜上不易鉴别。病理学上胃化生灶大多为仅有胃腺窝上皮或伴有幽门腺，如含有胃底腺，需考虑异位胃黏膜。胃化生灶还应与息肉、Brunner 腺增生和黏膜下肿瘤鉴别。息肉一般是半球状隆起，表面光滑，比周围黏膜稍红。Brunner 腺增生隆起顶端中央可见凹陷及腺管开口。黏膜下肿瘤表面被覆正常的十二指肠绒毛状黏膜，用亚甲蓝染色时，黏膜下肿瘤表面黏膜上皮吸收亚甲蓝而着色，胃上皮化生黏膜不吸收亚甲蓝，为不着色的隆起或平坦病变（参见第 7 章第一节），此点可与黏膜下肿瘤鉴别。

4. 治 疗

十二指肠胃上皮化生可能会有幽门螺杆菌的定植，若幽门螺杆菌检测阳性，可行根除治疗。如息肉样较大的化生灶亦可行内镜下烧灼或切除治疗。

三、十二指肠淋巴滤泡增生

1. 概 念

系十二指肠黏膜下淋巴组织受某种刺激，引起淋巴滤泡增生反应的一种表现，当体内 I-gA 减少或缺乏，免疫力低下时易发生。常见于十二指肠球部及降部，呈多发小结节样增生的淋巴组织。

2. 胃镜下特点

呈 1~3mm 的结节样多发性小隆起，表面有绒毛覆盖，质软，色泽稍发白透亮（图 5-10）。活检标本可见淋巴滤泡。

3. 鉴别诊断

Brunner 腺瘤或息肉病变的黏膜是更粗大的隆起，其病变较小时，与淋巴滤泡增生肉眼不易鉴别。

4. 治 疗

十二指肠淋巴滤泡增生系良性病变，一般不需做特殊处理。

四、十二指肠溃疡

1. 概 念

因多种原因造成，发生于十二指肠黏膜的慢性溃疡。目前认为与幽门螺杆菌感染有关，胃酸在其发病中起很大作用，也称消化性溃疡。病变达黏膜下层或更深，愈合后可遗留瘢痕。

2. 胃镜下特点

十二指肠溃疡比胃溃疡多见，多发于球部前壁，呈圆形或椭圆形，溃疡周边可有霜斑样

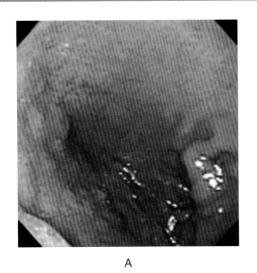

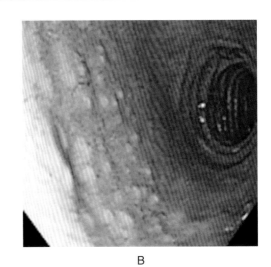

图 5-10 淋巴滤泡增生

糜烂，一般较胃溃疡小，直径多<1cm。与胃溃疡分期原则相同，分活动期（A 期）、愈合期（H 期）和瘢痕期（S 期），每期又分为两个亚期。

A1 期：底被覆厚苔，可见出血点或凝血块附着，周围黏膜充血、水肿、糜烂明显。

A2 期：溃疡周边充血、水肿明显减轻，白苔清洁，边界鲜明，黏膜皱襞集中不明显。此期时间较短，有时与 A1 期不易区分（图 5-11）。

H1 期：溃疡缩小变浅，白苔边缘光滑，水肿消失，周围再生上皮明显，出现黏膜皱襞集中征。

H2 期：溃疡明显缩小，白苔变薄，再生上皮范围加宽（图 5-12）。

S1 期：溃疡已全部被再生上皮覆盖。但此期再生上皮发红，呈珊状向心性放射状排列，又称红色瘢痕期。

S2 期：再生上皮增厚，红色消失，与周围黏膜大体相同，可见黏膜集中征，又称白色瘢痕期（图 5-13）。

与胃溃疡相比，十二指肠溃疡以多发溃疡、对吻溃疡、线状溃疡多见。合并胃溃疡者称复合溃疡。发生在十二指肠上角以下的溃疡称球后溃疡。对吻溃疡指同时发生于十二指肠前后壁相对位置上的溃疡，容易导致球腔变形（图 5-14、5-15）。线状溃疡常>2cm，所有病例都可见复杂的脊状隆起，脊状隆起之间形成假性憩室（图 5-16）。

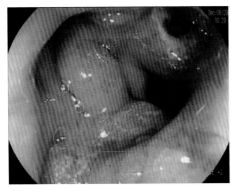

A. A1 期

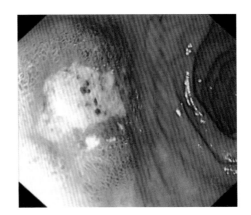

B. A2 期

图 5-11 活动期溃疡

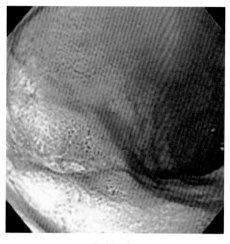

A. H1 期

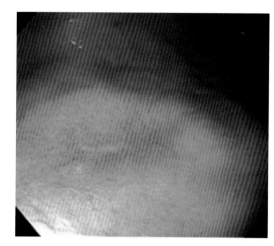

B. H2 期

图 5-12 愈合期溃疡

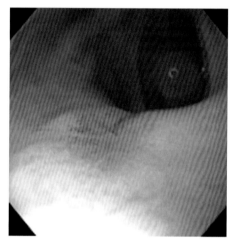

A. S1 期

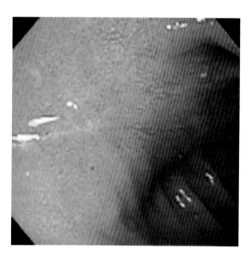

B. S2 期

图 5-13 瘢痕期溃疡

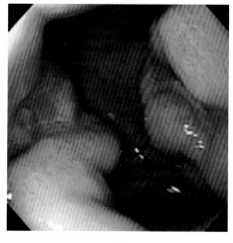

A

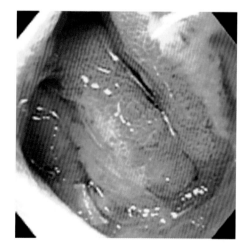

B

图 5-14 对吻溃疡

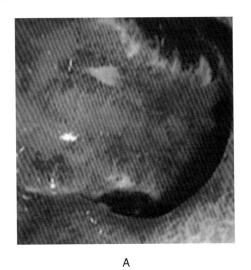

A

B

图 5-15 对吻溃疡

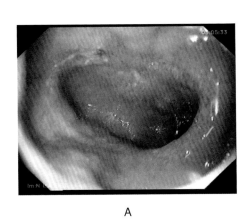

A

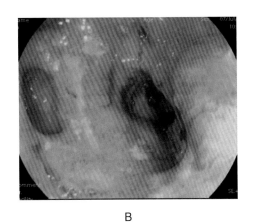

B

图 5-16 线状溃疡

十二指肠溃疡的并发症主要有出血、球部和幽门变形、梗阻、穿孔等（图 5-17~5-20）。

3. 鉴别诊断

十二指肠球部溃疡需与恶性溃疡鉴别。恶性溃疡边缘不规则，周堤高，呈结节状不均匀隆起（图 5-21），十二指肠球部恶性溃疡极少见。

4. 治 疗

与胃溃疡的治疗原则基本相同。有穿孔和梗阻时可考虑外科手术治疗，溃疡侵及血管引起较大量出血，药物治疗效果不好时可行内镜下止血（参见第 10 章）或手术治疗。

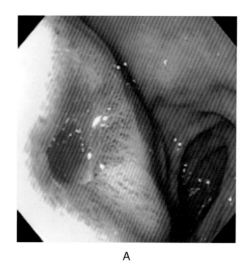

A

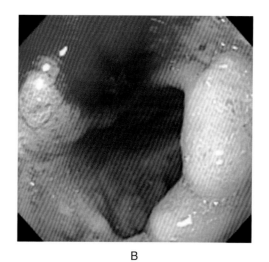

B

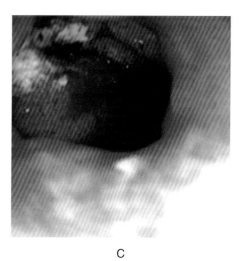

C

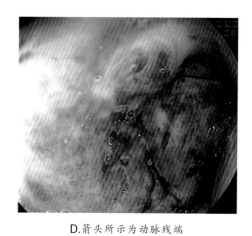

D.箭头所示为动脉残端

图 5-17　出血性球部溃疡

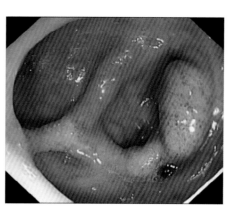

A.变形

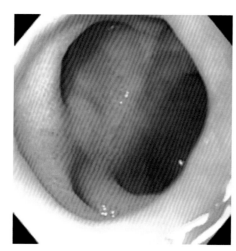

B.变形

图 5-18　球部溃疡导致变形

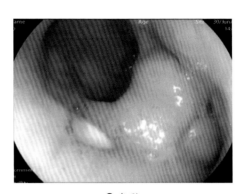

C.变形

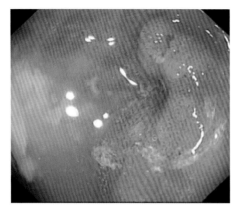

D.移行部狭窄

（续）图5-18 球部溃疡导致变形

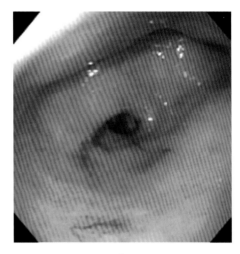

A

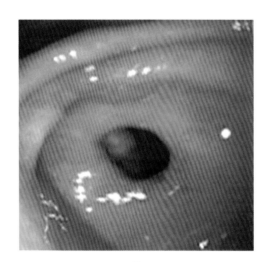

B

图5-19 溃疡瘢痕导致幽门狭窄变形

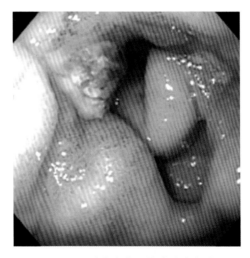

图5-20 对吻溃疡，前壁溃疡穿孔

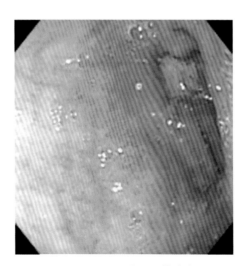

图5-21 十二指肠恶性溃疡

五、十二指肠息肉

1. 概　念

来自十二指肠黏膜上皮的良性隆起性病变，呈球体状或圆柱状隆起，通常可见到头部和颈部。有蒂型息肉有明显的颈部，亚蒂型息肉的颈部缩小为基部，无蒂型息肉没有颈部，但有明显的区分界限。

2. 胃镜下特点

息肉是十二指肠最常见的良性肿瘤。向腔内突起，有蒂或亚蒂，可有分叶，多发或单发，直径数毫米至数厘米不等，表面色泽较周围黏膜红，边界清晰鲜明。有时息肉镜下显示不清时可用靛胭脂对比染色，使息肉变得更加清楚（图5-22~5-24）。

3. 鉴别诊断

需要与胃上皮化生、Brunner腺瘤鉴别。Brunner腺瘤具有黏膜下肿瘤的特征，有腺管开口。呈息肉样的胃上皮化生与息肉不易区分，需做病理学检查。

4. 治　疗

直径<0.5cm的炎性息肉可定期观察。若息肉直径>0.5cm，可在内镜下行息肉烧灼术或切除术，较大息肉不能一次切除的可分次切除。因十二指肠肠壁较薄，肠腔狭小，注意防止出血和穿孔等并发症。用圈套器套住息肉后要向腔内提起，靠近息肉头端切除，防止穿孔。

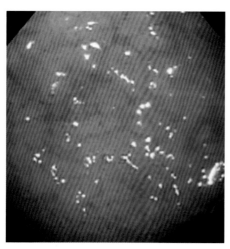

A. 普通胃镜下息肉隐约可见

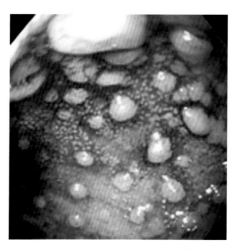

B. 靛胭脂染色后息肉变得更加清楚

图 5-22　十二指肠球部多发息肉

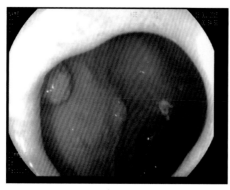

A. 单个息肉

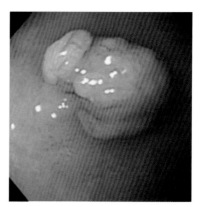

B. 分叶状息肉

图 5-23　球部息肉

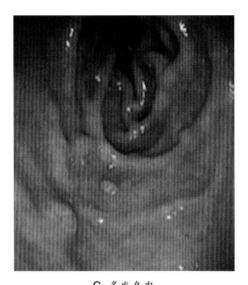

C. 多发息肉

(续) 图 5-23　球部息肉

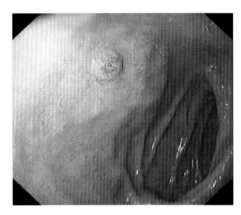

A. 无蒂息肉

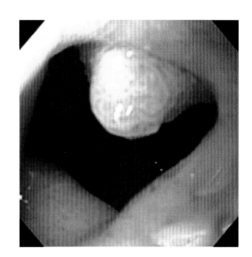

B. 亚蒂息肉

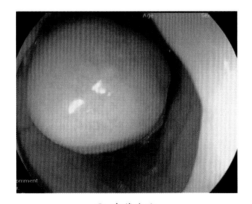

C. 有蒂息肉

图 5-24　不同形态的息肉

六、十二指肠腺瘤

1. 概　念

由腺上皮发生的良性肿瘤，因其形状像息肉，也称腺瘤性息肉，属肿瘤性息肉。组织学特征为腺体不典型性增长。十二指肠腺瘤可合并黏膜内癌。发生率从乳头部、球部到降部依次增多。

2. 胃镜下特点

十二指肠腺瘤性息肉是最常见的良性肿瘤，向腔内突起，有蒂或亚蒂，可有分叶，多发或单发，直径数毫米至数厘米不等（图 5-25）。根据组织学特点腺瘤分型有管状腺瘤、绒毛状腺瘤和管状绒毛状腺瘤。直径较大的绒毛状腺瘤有高度恶变倾向，可引起出血、梗阻等，宜在内镜下切除。一些家族性腺瘤性息肉病也易发于十二指肠。

3. 鉴别诊断

腺瘤属癌前病变，良性腺瘤需与癌变的腺瘤鉴别：后者多无蒂或为宽广的短蒂，个体较大，表面粗糙、结节不平，顶端有凹陷、糜烂或溃疡，发红充血，质脆或硬，易出血。肿瘤边缘的肠壁伸展性不良。腺瘤与黏膜下肿瘤的鉴别可用亚甲蓝染色，黏膜下肿瘤表面覆盖肠黏膜上皮被染成蓝色，腺瘤不染色（图 5-26）。

4. 治　疗

腺瘤为癌前病变，发现后应及时治疗，首选内镜下治疗。

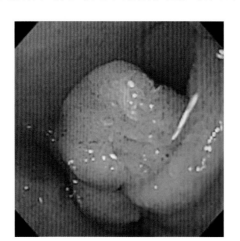

A. 球部腺瘤

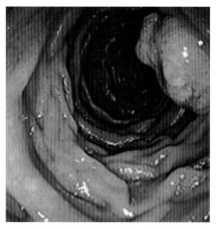

B. 乳头部腺瘤

图 5-25　十二指肠腺瘤

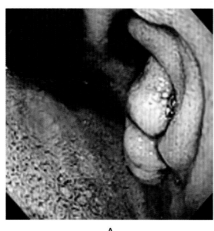

A

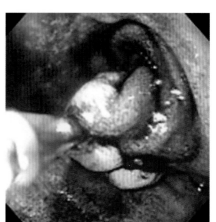

B

图 5-26　十二指肠腺瘤亚甲蓝染色不着色

七、十二指肠黏膜下肿瘤

1. 概　念

生长于黏膜下层，被正常黏膜覆盖而生长发育的肿瘤称为黏膜下肿瘤。大多数十二指肠黏膜下肿瘤是非上皮性的，包括平滑肌瘤、纤维瘤、脂肪瘤、Brunner腺瘤、血管瘤、静脉瘤和囊肿等。

2. 胃镜下特点

十二指肠黏膜下肿瘤通常呈圆形隆起，球形或半球形突入腔内，基底较宽，与周围分界明显，表面光滑平坦，黏膜色泽与周围黏膜一致，可见桥形皱襞。少数隆起处顶端黏膜有充血、水肿、糜烂或溃疡。不同类型的黏膜下肿瘤镜下表现有各自的特点，当不易鉴别时可统称为黏膜下肿瘤。

（1）平滑肌瘤　是小肠最常见的良性肿瘤，在十二指肠良性肿瘤中排第二位。多起源于肌层，大小差异较大，从数毫米至数厘米不等，边界光滑，圆形或椭圆形，常伴桥状皱襞，用活检钳触之质硬（图5-27）。中心部可有糜烂和溃疡，可引起出血和梗阻。与平滑肌肉瘤内镜下不易鉴别，后者多>3cm。因系黏膜下病变，活检不易诊断，超声内镜下肿瘤为低回声，起源于黏膜肌层或固有肌层，对诊断有帮助。另一个需要鉴别的是十二指肠间质瘤，较少见。可发生于球部、降部、水平部等不同部位，胃镜下与平滑肌瘤不易鉴别，需在病理学上行特异性肿瘤标记物如CD117、CD34等

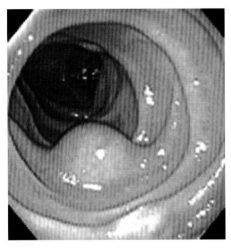

A

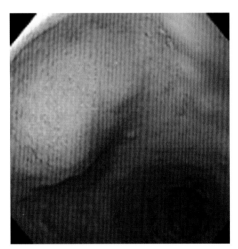

B

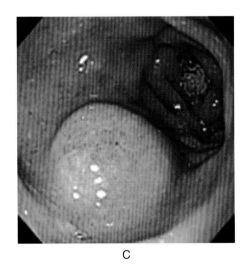

C

图 5-27　降部平滑肌瘤

检测，有助于诊断。

（2）脂肪瘤　为质地较软的淡黄色半球形隆起病变，用活检钳触之可压陷，即软垫征阳性（图5-28）。表面坏死可引起出血。超声内镜下肿瘤为均匀高回声，起源于黏膜下层，易于诊断。

（3）静脉瘤　是静脉曲张所致，可为孤立性蓝色隆起，也可是范围较大的静脉扩张。以十二指肠降部多发，多见于肝硬化或门脉高压症患者（图5-29）。

（4）血管瘤　是一种错构瘤性血管病变，可发生于胃、小肠、大肠，单发或多发，皮肤、头颈部也可见血管瘤。病理学上可分为毛细血管样血管瘤、海绵状血管瘤或混合性血管瘤。胃镜下表现为息肉样紫红色、灰白色病变，界限清楚，有时表面可有充血、糜烂，少数表面色泽同周围黏膜（图5-30）。

（5）Brunner腺瘤　是Brunner腺过形成性腺瘤，因其发生系Brunner腺增生所致，故也称Brunner腺增生。根据息肉的定义（发生于上皮的良性局限性增殖隆起），Brunner腺瘤也应归入息肉范围。但它与一般的息肉不同，即表面黏膜色泽无变化，有黏膜下肿瘤的特征，有时其表面也可伴有糜烂，成为上消化道出血的原因。胃镜下表现为球部多发的黏膜下肿瘤性结节状小隆起，弥漫分布，半球形，顶部可见黏液分泌和腺管开口（图5-31）。结节大小不等，多为2~3mm的小结节，也可大到数厘米。因腺体可伸入黏膜层，活检有助于诊断。

（6）囊肿　质地柔软，透明感，活检后囊液流出，体积缩小，超声内镜声像图为典型的无回声囊样改变，有助于诊断（图5-32）。

（7）异位胰腺　内镜下呈脐样隆起，周围隆起黏膜光滑，色泽正常，凹陷多在隆起中央，多数异位胰腺发生于胃窦大弯侧幽门前区6cm范围内，但也可异位于整个消化道，如十二指肠球部。超声声像图特征为黏膜下等回声或稍高回声隆起，周围有黏膜层的堤样隆起，典型病例内部能显示导管结构，可明确诊断

（图5-33）。

3. 鉴别诊断

黏膜下肿瘤应注意与外压性病变鉴别，后者易活动，有顶突感，部分注气后可消失。血管瘤需注意与息肉鉴别，以免活检引起出血。黏膜下肿瘤在内镜下有时很难鉴别属于哪种类型，超声内镜检查有利于进一步鉴别。

4. 治　疗

不同性质的黏膜下肿瘤治疗原则不尽相同。起源于黏膜肌层的直径较小的平滑肌瘤，可在内镜下治疗，方法有：皮圈套扎、圈套切除、肌瘤剥除等。若起源于固有肌层的平滑肌瘤，内镜下治疗的穿孔风险较大。肿瘤较大、增长较快和有恶变倾向或疑似肉瘤时应选择手术切除。脂肪瘤、Brunner腺瘤和异位胰腺、囊肿均属良性病变，可定期观察，不进行特殊处理，也可行内镜下治疗。血管瘤和静

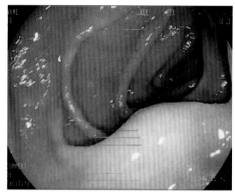

A

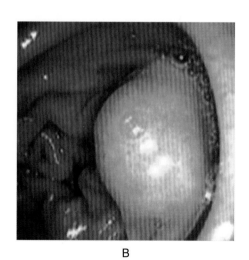

B

图5-28　脂肪瘤

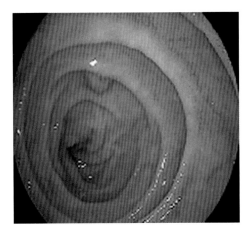

A. 降部静脉瘤

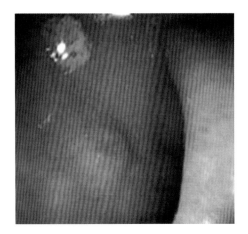

B. 球部静脉瘤

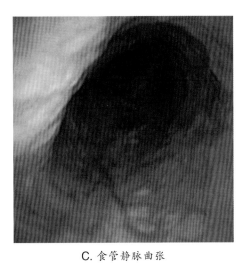

C. 食管静脉曲张

图 5-29　十二指肠静脉瘤（**B**、**C** 为同一病例）

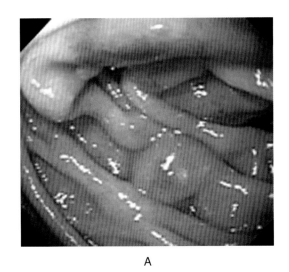

A

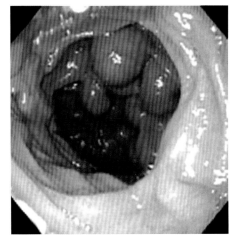

B

图 5-30　血管瘤

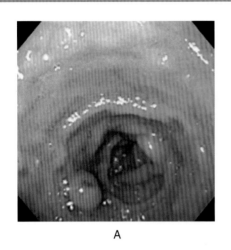

A

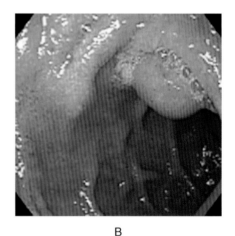

B

图 5-31　Brunner 腺增生

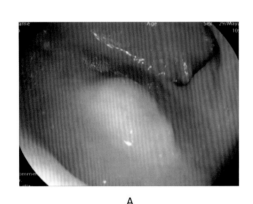

A

B

图 5-32　十二指肠囊肿

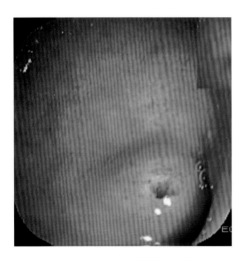

图 5-33　十二指肠球部异位胰腺

脉瘤因有出血危险，可行内镜下瘤体套扎术或硬化治疗。

八、外在压迫

1. 概　念

系十二指肠管壁外的脏器或病变压迫十二指肠使黏膜内突而呈现的异常隆起。

2. 胃镜下特点

外在压迫所致隆起，有顶突感，形态易发生变化，有时充气后可消失，表面黏膜多正常（图 5-34）。

3. 鉴别诊断

主要与黏膜下病变鉴别。外压性病变顶突感明显，注气增加肠腔压力后外形有变化甚至可消失。超声内镜检查易于鉴别。外压性病变位于浆膜层之外，若为脏器或良性病变压迫，则消化管壁结构清晰完整；而黏膜下肿瘤位于

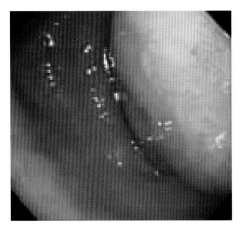

A. 十二指肠隆起病变

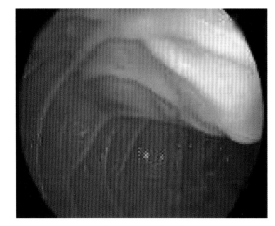

B. 肠管注气后形态发生变化

图 5-34 外压性隆起

浆膜层之内。

4. 治 疗

外在压迫要视具体压迫物病变性质选择不同治疗方法。一般应寻找原发病并做相应处理。

九、十二指肠恶性肿瘤

（一）十二指肠癌

1. 概 念

十二指肠肿瘤少见，约占全消化道肿瘤的 0.6%~3.1%，按起源可分为上皮性和非上皮性两种，起源于上皮性的称为癌。原发性十二指肠癌发生率极低，约为 0.035%。十二指肠癌是十二指肠恶性肿瘤中最常见的，以腺癌最多见，包括原发性十二指肠癌和壶腹癌。壶腹癌和壶腹周围癌很难明确区分，原因为难以确定癌是起源于十二指肠黏膜后再侵犯乳头，还是乳头癌侵犯十二指肠黏膜。

2. 胃镜下特点

原发性十二指肠癌以乳头部最多，其次是乳头上部、乳头下部，而球部、水平段和升段则很少见。十二指肠癌的内镜表现通常呈结节状或息肉状，也可形成糜烂、溃疡。活检质脆，触之易出血（图 5-35）。壶腹癌镜下可仅表现为壶腹部饱满或呈菜花样隆起。

3. 鉴别诊断

须注意与良性乳头肿瘤、乳头部结石嵌顿、乳头炎等鉴别。良性病变表面较光滑、柔软，活检有助于诊断。乳头部结石嵌顿时，镜下观乳头明显隆起肿胀，乳头皱襞消失。

4. 治 疗

十二指肠癌的治疗原则与其他肿瘤一样，能手术切除的首选手术治疗。若不能手术或患者不愿手术，合并十二指肠狭窄的，可在内镜下置入十二指肠支架；若病变位于十二指肠乳头部附近而导致梗阻性黄疸，可行内镜下胆道引流术。

（二）十二指肠恶性淋巴瘤

1. 概 念

起源于黏膜下淋巴组织的恶性肿瘤。可为原发，也可继发于其他腹腔内或全身性淋巴瘤，主要为非霍奇金淋巴瘤。

2. 胃镜下特点

以弥漫型较多见。胃镜下可见黏膜增厚，多个结节状大小不等的无蒂息肉样肿物，或广泛糜烂及不规则溃疡等（图 5-36），病理组织学检查是确诊的关键。但因其起源于肠壁淋巴组织，沿黏膜下层浸润生长，直到晚期才侵犯黏膜，因此有时活检阳性率不高。在溃疡边缘和隆起糜烂处多点和同一部位重复活检（达到深挖目的）可提高阳性率。

3. 鉴别诊断

需与十二指肠癌鉴别。恶性淋巴瘤多见黏

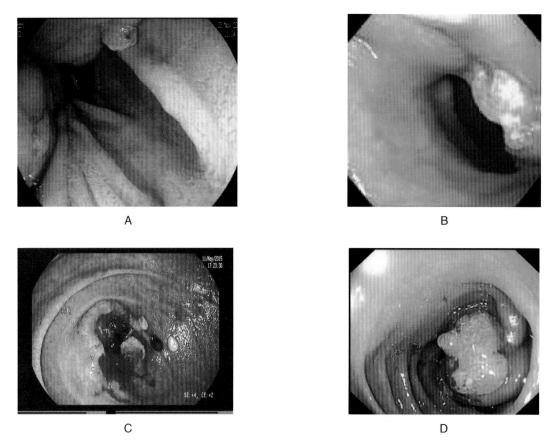

图 5-35　十二指肠癌

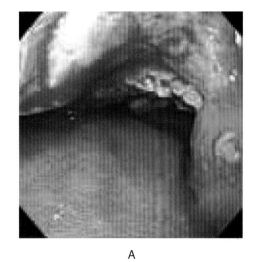

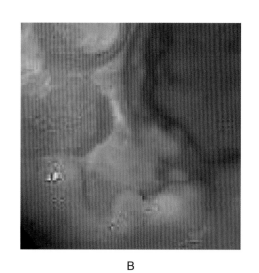

图 5-36　恶性淋巴瘤

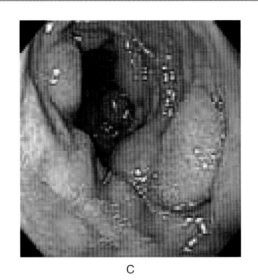

C

(续) 图 5-36 恶性淋巴瘤

膜弥漫增厚, 表面有结节状肿物及多发散在的溃疡等多种病变。超声内镜有助于诊断, 确诊需靠病理活检。

4. 治 疗

十二指肠恶性淋巴瘤的治疗原则基本同十二指肠癌。但也可选化疗或局部放疗。有梗阻时行支架植入或胆道引流。

(三) 周围脏器癌浸润

1. 概 念

常见由胰腺、胃、胆管系统、右肾和结肠肝曲的恶性肿瘤直接蔓延、淋巴管扩散及血行转移而来。

2. 胃镜下特点

(1) 胃癌球腔浸润 胃癌并不常浸润至十二指肠, 但有时也可侵及幽门及球部 (图 5-37)。

(2) 胰腺癌致十二指肠降部狭窄 胰腺癌常常侵犯至十二指肠降部及水平部, 形成结节状肿块、溃疡或狭窄 (图 5-38)。内镜活检有助于诊断。

3. 鉴别诊断

注意观察原发病灶, 并区分浸润病灶和原发灶的关系, 注意与十二指肠原发恶性病变相鉴别。

4. 治 疗

一般十二指肠恶性肿瘤, 患者情况允许时

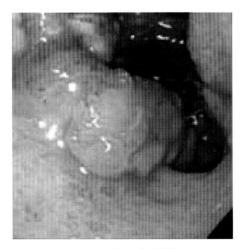

图 5-37 胃癌球腔浸润

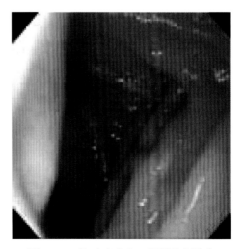

图 5-38 胰腺癌致十二指肠降部狭窄

首选外科手术治疗。若无手术机会，有肠道梗阻时可考虑内镜下十二指肠支架植入术。若肿瘤压迫乳头造成梗阻性黄疸，可按梗阻性黄疸的处理原则行胆道引流术。

十、十二指肠乳头部病变

1. 概 念

主要指十二指肠乳头和壶腹周围组织的炎症和肿瘤性病变，如乳头部炎症、异位乳头、乳头癌和 Vater 壶腹肿瘤等。乳头癌和壶腹周围癌，不论肿瘤原发于何处，因各部位解剖上的密切关系，都会相互波及，病理上也很难区分，因此也统称为壶腹周围癌。这些部位的病变容易导致梗阻性黄疸。

2. 胃镜下特点

十二指肠乳头部炎症多因胆管结石或化脓性胆管炎波及所致。镜下见十二指肠乳头充血、水肿，触之易出血。化脓性胆管炎时可见脓液自乳头口溢出（图 5-39）。壶腹周围癌见乳头或壶腹周围组织肿大隆起，表面多呈不规则结节状，有充血、糜烂、坏死、渗出或溃疡，溃疡底部不平，边缘为块状或火山口样隆起，触之易出血，乳头开口不易找到（图 5-40、5-41）。异位乳头多发生在十二指肠近段，形态较小（图 5-42）。

3. 鉴别诊断

十二指肠乳头部病变需注意与胆管结石乳头部嵌顿、乳头部腺瘤和黏液分泌型胰腺肿瘤鉴别。结石嵌顿在壶腹部或胆总管下端，内镜下乳头明显膨出、肿大，乳头开口朝下、变形，组织也可充血、水肿，触之易出血，甚至久之可形成乳头旁瘘管，有时可见结石嵌于乳头出口处。黏液分泌型胰腺肿瘤镜下乳头开口扩张明显，且有大量黏液蛋白自开口流出的特点，乳头黏膜多正常（图 5-43）。乳头部腺瘤也见乳头肿大，但黏膜多光滑、柔软，活检可与肿瘤鉴别。异位乳头需注意与十二指肠腺瘤和息肉鉴别。

4. 治 疗

炎症性病变除内科抗感染治疗外，发热、黄疸较重者，还需内镜下按梗阻性黄疸的处理原则行胆道引流治疗，如为炎症行鼻胆管引流，肿瘤性病变不能切除的可行鼻胆管引流或支架引流。乳头部腺瘤还可行内镜下腺瘤切除术（参见第 21 章）。

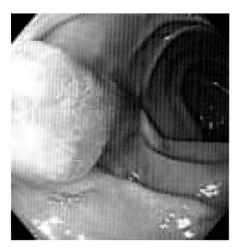

A

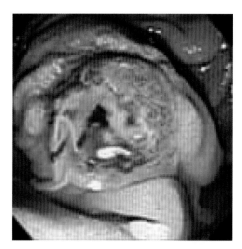

B

图 5-39　乳头部炎症（化脓性胆管炎）

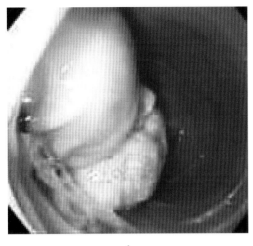
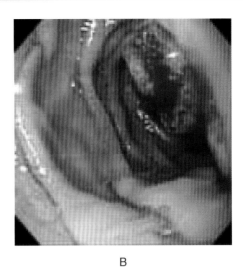

A　　　　　　　　　　　　B

图 5-40　Vater 壶腹肿瘤

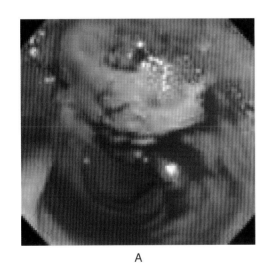
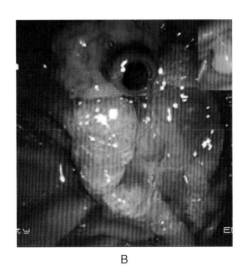

A　　　　　　　　　　　　B

图 5-41　十二指肠乳头癌

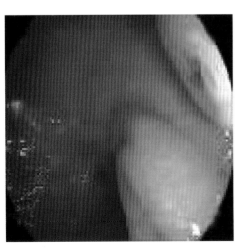

图 5-42　球腔后壁异位乳头

图 5-43　胰腺黏液分泌型肿瘤

（乳头口大开，且有大量黏液自开口溢出）

十一、十二指肠的其他病变

（一）十二指肠憩室

1. 概　念

因局部解剖弱点或肠腔压力的增加，使十二指肠壁局部向外呈囊状膨出，称憩室。

2. 胃镜下特点

十二指肠憩室较常见，尤以降部和乳头旁最多见。大小差异较大，多在 0.5~2.5cm（图 5-44），有的憩室内残留肠液和食物（图 5-45），底部黏膜可有充血和糜烂。若憩室开口狭小，则容易并发炎症、溃疡和结石，甚至发生出血、穿孔等并发症。

3. 鉴别诊断

十二指肠球部溃疡愈合后，由于瘢痕收缩及局部肠壁薄弱，可形成憩室样膨出，为假性憩室，常伴球部变形。

4. 治　疗

十二指肠憩室一般不需特殊处理。但若因食物堵塞导致憩室炎或结石，则需在内镜下行憩室内异物取出术。憩室穿孔或大出血则要急诊手术。

（二）十二指肠毛细血管扩张

1. 概　念

是黏膜或黏膜下层小血管的集簇、扩张。

2. 胃镜下特点

黏膜表面稍隆起的、从中心向四周放射、细小的树枝状或蜘蛛痣样血管扩张，表面鲜红色，界线清楚，多为小动脉扩张（图 5-46）。最常见的并发症是出血。如果肠黏膜贫血，则不易发现本病。

3. 鉴别诊断

注意与黏膜紫斑和糜烂鉴别。前者是点状或片状的出血斑，没有蜘蛛痣样改变，后者有黏膜破损。

4. 治　疗

毛细血管扩张出血，可在内镜下行扩张血管烧灼术或硬化治疗。

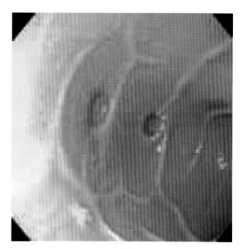

A. 十二指肠降部小憩室

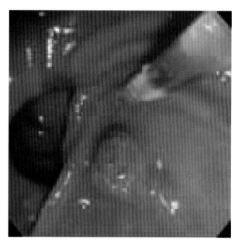

B. 乳头旁憩室

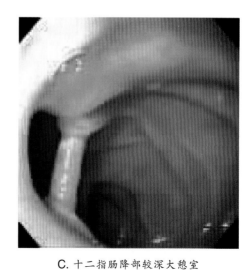

C. 十二指肠降部较深大憩室

图 5-44　不同部位的憩室

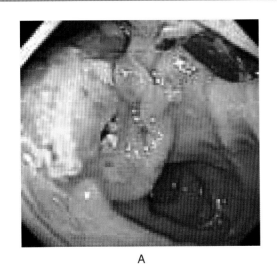

A

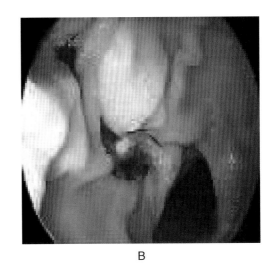

B

图 5-45 憩室内肠液和食物残留

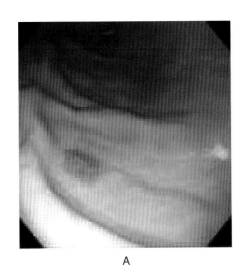

A

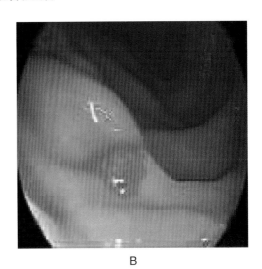

B

图 5-46 十二指肠毛细血管扩张

（三）艾滋病的上消化道病变

1. 概 念

艾滋病是由人类免疫缺陷病毒（human im-munodeficiency virus，HIV）引起的一种严重传染病，病毒特异性地侵犯并损耗 CD4 细胞，造成细胞免疫受损，常可伴有包括病毒、细菌、真菌或寄生虫等感染。累及上消化道常见者有念珠菌性食管炎、巨细胞病毒（cytomega-lovirus，CMV）引起的上消化道溃疡、Kaposi 肉瘤等。

2. 胃镜下特点

巨细胞病毒引起的肠道溃疡常为多发性，有的较大，溃疡底少苔，活检有时可见 CMV 的包涵体（图 5-47）。Kaposi 肉瘤镜下呈红色的黏膜下肿瘤样，有的如葡萄串样，有的为发红的小隆起（图 5-48）。活检组织中可见呈栅状增生的纺锤形细胞间隙中有红细胞、含铁血

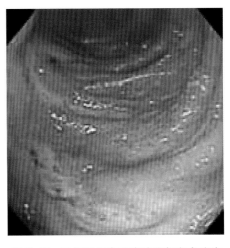

图 5-47 巨细胞病毒感染致降部多发溃疡

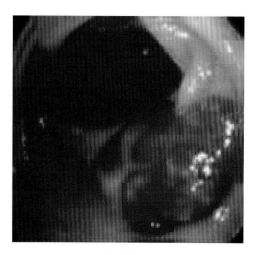

图 5-48 十二指肠的 Kaposi 肉瘤

黄素和均质体。

3. 鉴别诊断

溃疡性病变注意与消化性溃疡、癌性溃疡、淋巴瘤等鉴别。Kaposi 肉瘤需注意与各种黏膜下肿瘤及息肉鉴别。

4. 治 疗

针对病因积极治疗原发病和合并感染，提高机体免疫力。

参考文献

[1] 出月康夫,市冈四象,石井裕正,他.消化管内视镜の ABC.日本医師会雑誌、1998,116(2):臨時増刊.

[2] 山田義也,江川直人,小澤広,他.AIDSの消化管病変の臨床と病理.胃と腸,1999,34(7):845-855.

（鲁晓岚　王深皓）

第**6**章 胃镜检查的并发症

胃镜检查经多年临床实践及广泛应用，已证实有很高的安全性，但也会发生一些并发症，严重的甚至会导致死亡。并发症的发生或是医生操作不当、动作粗暴，或是患者不配合或不能耐受检查；死亡原因多是出现严重并发症时既没有及时发现、诊断，又未及时治疗。随着内镜科技含量的提高，以及医生操作的娴熟，近年胃镜检查的并发症较初期已明显减少（0.01%~0.10%以下）。但老年及急、重症患者的并发症发生率仍相对较高，对这些患者进行胃镜检查时应在监护下操作。我国曾总结 2 082 893 例受检者，严重并发症的发生率为 0.012%。美国胃肠内镜协会（American Society of Gastrointestinal Endoscopic，ASGE）统计 200 000 例受检者，并发症发生率为 0.13%，死亡率为 0.004%。

胃镜检查的严重并发症有心血管并发症（如心绞痛、心肌梗死、心律失常和心搏骤停），严重低氧血症，出血，食管贲门黏膜撕裂或胃肠穿孔，感染，梨状窝撕裂，喉头痉挛、喉头水肿导致窒息，吸入性肺炎，胃镜嵌顿等。

胃镜检查的一般并发症包括下颌关节脱臼、喉部感染或咽后脓肿、腮腺肿大、咽部水肿、短暂性脑缺血、咽部麻醉剂及镇静剂引起的过敏反应等。个别患者可诱发躁狂性精神异常、癔症等。眼结膜充血、球结膜出血较少见。

国内曾报道 31 939 例胃镜检查中出现 110 例并发症，分别是：咽部擦伤 43 例，占 39%；食管贲门黏膜撕裂伤 33 例，占 30%；下颌关节脱臼 16 例，占 14.5%；颌下腺肿胀 6 例，占 5.5%；麻醉药过敏 5 例，占 4.5%；颜面部皮下出血 4 例，占 3.6%；急性胃扩张 1 例，占 0.9%；吸入性肺炎 1 例，占 0.9%；猝死 1 例，占 0.9%。从上述资料可见，胃镜检查中最常见的并发症为咽部擦伤，其次为食管贲门黏膜撕裂伤。

一、出 血

胃镜检查导致胃肠道出血的较少见，国内报道发生率为 0.002%~0.03%，国外报道发生率为 0.03%~0.1%。常见原因有：

（1）活检损伤黏膜内血管。

（2）检查过程中患者剧烈恶心、呕吐，导致食管贲门黏膜撕裂出血。

（3）原有食管胃底静脉曲张等病变，内镜检查时损伤或误做活检引起出血。

（4）内镜擦伤消化道黏膜，尤其是患者患有出血性疾病（如血小板减少或凝血功能障碍）时。

内镜检查时要认清病变，活检时一定要避开血管。溃疡性病变要钳取边缘，切忌将静脉曲张活检。操作时动作轻柔，进镜时勿使头端弯曲角度过大，退镜时宜将弯角钮放松。活检后要常规观察片刻，如遇出血可喷洒止血药物或电凝止血，对于出血明显者应留院观察，必要时应住院给予止血治疗。

二、消化道穿孔

胃镜检查时出现胃肠穿孔很少见，但后果严重。上海市内镜协作组曾报道 149 602 例（次）内镜检查，穿孔 9 例，占 0.006%，其中死亡 2 例，占 0.0013%。美国胃肠内镜协会统计穿孔率为 0.03%，死亡率为 0.001%。穿孔部位在食管、胃、十二指肠均可发生。最易发生穿孔的部位是下段食管和梨状窝，约占全部穿孔的 50%。引起穿孔的原因有：

（1）患者不合作，而检查者操作粗暴、盲目插镜。

（2）食管贲门部有正常的生理性狭窄，进镜不当时易发生穿孔。

（3）瀑布胃者内镜在胃底打圈，检查者不能找到胃腔，粗暴用力导致穿孔。

（4）患者有消化道溃疡、憩室、肿瘤等疾病，因注气过多而引起穿孔。

（5）内镜强行通过肿瘤阻塞的病变部位也会引起穿孔。

（6）内镜活检引起穿孔，比较少见。

一旦穿孔发生，无论是在胸腔还是腹腔内，需立即处理。如果穿孔较小，内镜下可应用金属夹等夹闭，如果内镜下无法处置，应尽早手术治疗，否则会因感染、败血症、休克导致死亡。根据穿孔部位、大小、形态和患者的全身情况确定做修补、局部切除或造瘘等。

三、感　染

诊断性胃镜检查导致感染，多数是由于内镜操作本身或器械被污染。国内报道发生率为 0.01%。内镜检查因消毒不严，可因细菌与病毒的传播而导致全身感染。应用了超剂量的镇静剂、胃潴留、大量胃出血患者或年老体弱的瘫痪患者，在检查时易继发吸入性肺炎。

四、心血管并发症

最常发生的心血管并发症有诱发心绞痛、心肌梗死、心律失常和心搏骤停。我国曾总结 2 082 893 例受检者的并发症中，11 例患者出现心血管意外，占 0.5 / 10 万，其中 50% 的患者死亡。美国胃肠病学会统计 211 410 例受检者，发生心肌梗死 4 例，占 0.02‰。引起心血管意外的原因有：①插镜及胃部扩张刺激了迷走神经；②检查时合并低氧血症，特别是原有缺血性心脏病、慢性肺疾病及老年患者；③术前应用抗胆碱能药是发生心动过速及其他心律失常的危险因素。

治疗与预防：由于通常情况下胃镜检查是安全的，因此对一般人来说，行胃镜检查时不需要常规心电监护，也不需要应用利多卡因等药物预防心律失常。但对某些特殊患者，如有心律失常、冠心病、心绞痛、年老体弱、高血压、肺部疾病以及精神特别紧张、焦虑者，应术前给予适当镇静剂、抗心律失常药、扩张冠状动脉药，以预防心律失常和心绞痛的发生。在检查过程中应行心电监护，必要时同时监测血氧饱和度。内镜检查室内应常规备有心脏除颤器及抢救药品和设备，一旦发生心血管意外，应立即终止检查并给予相应治疗。如心搏停止应立即行心脏体外按压等复苏措施，并行气管插管。

五、肺部并发症

肺部并发症可由下述因素引起，如术前应用麻醉剂、口咽部插管、胃镜检查中胃膨胀引起的膈肌上升等。美国消化内镜学会（ASGE）统计结果显示，在 21 000 例（次）胃镜受检者中，共发生 114 例严重心肺并发症（即需要救治或导致死亡者），发生率为 5.43‰。下列患者胃镜检查时发生肺部并发症的风险增高：年龄>65 岁；血红蛋白<100g/L；体重指数>28/m²。行胃镜检查的患者肺部误吸率为 0.07%，其危险因素包括胃部扩张、胃排空不充分及气道保护性反射受损等，如有胃幽门梗阻或上消化道出血时此风险增加。

六、其　他

（一）咽喉部损伤

插镜时患者体位不正，头部向后造成颈部过度后仰，颈椎前突压迫咽部及食管上部；患者精神过度紧张，环咽肌痉挛阻碍内镜顺利滑入食管，如术者插镜角度控制不好，位置偏斜而又用力过大，势必造成擦伤及出血糜烂，或引起局部血肿，唾液中可有血丝等。如插镜时损伤了咽部组织或梨状窝，会导致该部位感染、脓肿，可出现声音嘶哑、咽部疼痛，甚至发热。

术前做好充分解释工作，消除患者的紧张情绪，配合检查，对咽喉部反应强和精神过度紧张者可酌情应用镇静剂，使其全身放松。插镜时摆正患者的头颈位置，勿使其过度后仰。插镜抵达咽部时，令患者做吞咽动作。如内镜偏离视野中的左侧梨状窝，可稍顺时针旋转内镜镜身；如偏离右侧梨状窝，可稍逆时针旋转内镜镜身，使其滑入食管上端。切勿用力过强、过猛。

（二）下颌关节脱臼

下颌关节脱臼是一种不多见的并发症。多由于检查时安放口圈张口较大或插镜时恶心所致，特别是习惯性下颌关节脱臼者更易出现，一般无危险，手法复位即可。

（三）喉头或支气管痉挛

大多由于内镜插入气管所致，患者可出现鸡鸣、窒息、发绀等阻塞性通气障碍表现，此时患者多躁动不安。

治疗及预防：立即中止检查，拔出内镜，给予吸氧，经对症处理一般能自动缓解。术前嘱患者咽喉部放松，镜端位置要端正，内镜插至咽部时让患者做吞咽动作。一旦镜下发现患者的气管环状软骨要立即退镜。退镜后嘱患者稍休息片刻再进镜，以免引起喉痉挛。

（四）拔镜困难

多发生于使用过于柔软的内镜、软管部在胃内高位反转观察贲门口时，由于过度牵拉使内镜呈 180° 弯曲并滑入食管下段引起。

治疗及预防：该并发症发生后，应嘱患者全身放松，深呼吸，给患者肌内注射地西泮和山莨菪碱或吸入亚硝酸异戊酯，然后放松各弯角钮，试将内镜送入胃内解除弯曲后再退出。若不成功，可另插入一内镜，顶住嵌顿内镜弯曲部，推送入胃内，然后两条胃镜再分别退出。

（五）唾液腺肿胀

插镜时机械性的刺激以及恶心、呕吐可造成唾液腺分泌增加、导管痉挛引起排泄不畅，导致唾液腺肿胀。多为暂时性，无须处理会自行消退。检查前可酌量使用阿托品类药物预防其发生。

（六）麻醉并发症

心肺并发症是全身麻醉后诊断性胃镜操作（无痛胃镜）最常见的并发症。据 ASGE 统计，约占总检查人数的 46％，程度不等，轻者仅有生命体征改变；重者可出现心肌梗死、呼吸抑制或休克等。血氧饱和度下降见于 70% 以上的麻醉患者，常见于年龄偏大及既往有心肺疾病者。

治疗及预防：肺部疾病患者应用地西泮及哌替啶后有可能引起低氧血症、低血压及呼吸功能不全等严重的并发症，用药时应酌情减量。婴幼儿或老年患者全身麻醉后做内镜检查时易发生缺氧及误吸，操作时应简化步骤，尽快完成，并在检查全过程进行心电、血氧饱和度监测，并持续吸氧。术前用药时应详细询问病史，咽喉部麻醉者第一次喷药应少量，待观察无反应后再喷第二次、第三次。应用镇静剂时注射速度要慢，有青光眼及前列腺肥大者应慎用阿托品。此外，内镜室应备有抗过敏药物。

（刘　欣）

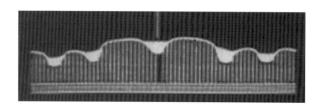

第 7 章 特殊胃镜检查

第一节 色素胃镜检查

色素胃镜检查是一种通过消化道散布色素后再做胃镜检查，以便发现病灶、使病变边界清楚、进行鉴别诊断以及黏膜功能诊断的辅助诊断方法。

一、色素胃镜检查的分类及原理

根据色素散布的作用机制，分为对比法、染色法、反应法等。

（一）对比法

利用色素潴留在黏膜沟凹中，使消化道黏膜面的凹凸变得明显，用于观察病变形态（图7-1~7-4），使用的色素有靛胭脂、伊凡斯蓝、亮蓝，以靛胭脂（indigocarmine）最常用，该色素不被吸收，也不与黏液结合。

（二）染色法

色素浸润组织或被组织吸收，从而使黏膜直接染色。使用的色素有亚甲蓝、甲苯胺蓝、天蓝A，常用亚甲蓝（methylene blue）。亚甲蓝可被肠黏膜和肠上皮化生部吸收而使之染成蓝色，正常胃黏膜不被染色（图7-5、7-6）。甲苯胺蓝（toluidine blue）可与黏膜上皮缺损处的坏死组织结合而染色。

（三）反应法

使用色素有芦戈碘液（Lugol's solution）、刚果红（congo red）、酚红（phenol red）等。

1. 芦戈碘染色

用于食管黏膜染色，芦戈碘液中的碘与食管上皮中的糖原起反应而呈茶褐色，当某些疾

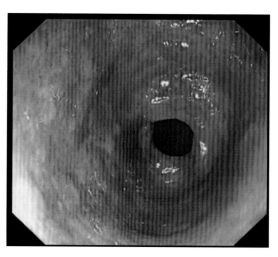

图7-2 普通内镜胃小区不明显

图7-1 色素潴留在沟凹中示意图

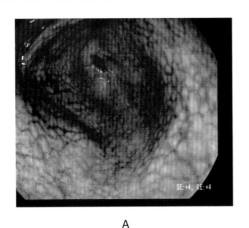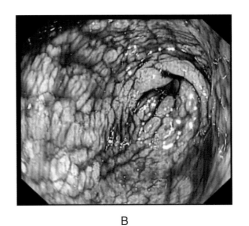

A　　　　　　　　　　　　　　　　　　B

图 7-3　靛胭脂染色后可见明显胃小区构造

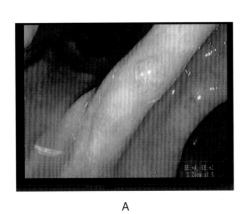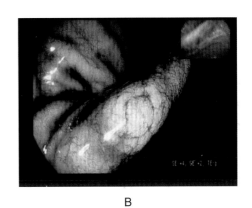

A　　　　　　　　　　　　　　　　　　B

图 7-4　胃角增生性病变经靛胭脂染色，使病灶变得明显一例

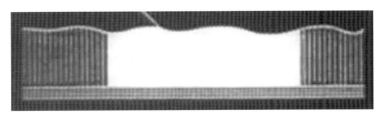

图 7-5　肠上皮化生吸收色素示意图

病使糖原减少或消失，则染色性差或不染色。糖原棘皮症（acanthosis）时糖原增多，染色比正常增强（图 7-7）。

　　根据染色的程度可分为 5 级：将同一病例的正常食管黏膜染色程度定为 Ⅱ 级；比正常食管染色深者为 Ⅰ 级（图 7-8）；微有变色而染色不良者为 Ⅲ 级（图 7-9）；呈芦戈碘色未变色区为 Ⅳ 级（图 7-10）；完全未染呈白色者为 Ⅴ 级（图 7-11）。也有将其简化为正常染色、浅染色、不染色、过度染色 4 种，其中浅染相当于 Ⅲ 级，Ⅳ 级和 Ⅴ 级合并称不染色。Ⅲ~Ⅴ 级为不染色带，除食管癌外，不典型增生、上皮角化症、黏膜上皮缺损、瘢痕、萎缩、炎症等也为不染色带。

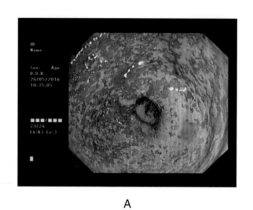

A

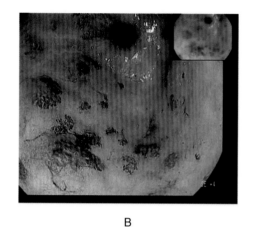

B

图 7-6 肠上皮化生灶染成蓝色

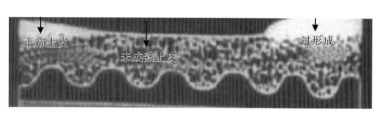

正常上皮　　　未成熟上皮　　　过形成

图 7-7 芦戈碘染色示意图

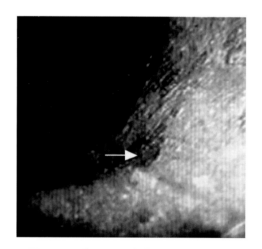

图 7-8 Ⅰ级：比正常染色深（箭头所示）

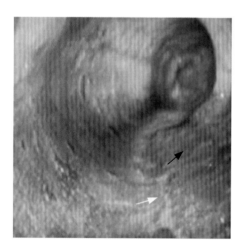

图 7-9 Ⅱ级：正常食管染色（黑箭头所示）
Ⅲ级：微有变色（白箭头所示）

2. 刚果红染色

通常用 0.3% 刚果红和 0.2mol 碳酸氢钠均匀散布于胃黏膜表面，然后肌内注射五肽胃泌素 5μg/kg，数分钟后可观察到由于胃酸分泌而使刚果红变成点状黑青色，互相融合成变色区，称"变色带"。变色带范围与胃底腺范围一致，不变色带为幽门腺黏膜或萎缩的胃底腺黏膜（图 7-12）。

3. 酚红染色

酚红在碱性环境中由黄色变为红色，利用幽门螺杆菌可分解尿素产生 NH_3 的特性，使酚红变色，以此诊断幽门螺杆菌的存在部位。

一般检查前 1d 睡前口服奥美拉唑 20mg 或于内镜检查前 30min 静脉注射法莫替丁 20mg，

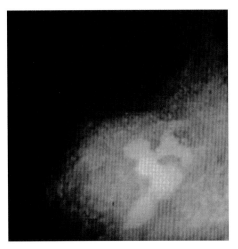

图 7-10 Ⅳ级：未变色区

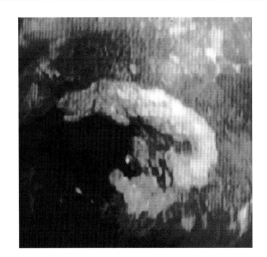

图 7-11 Ⅴ级：完全未染呈白色者

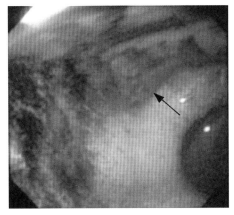

图 7-12 变色带与不变带的交界处（箭头所示）

以此调节胃内 pH 至 4.0~5.0。如不进行此处置，幽门螺杆菌分解尿素产生的氨不足以使胃液中的 pH 上升达到酚红变色的程度（pH 6.8~

8.4）。检查时首先将胃腔内的胃液吸引排除，吸引的胃液用 pH 试纸测定 pH 值，确认是否达到 4.0~5.0，然后用 0.5mol 尿素和 0.05%~0.1%酚红均匀散布于胃黏膜表面，如看到有黄色变成红色的部位，即为幽门螺杆菌存在的部位（图 7-13）。

二、操作方法

色素散布可分直视下散布（直接法）和内服法（间接法）二种，以直接法最常用。为得到良好的染色效果，必须先将黏膜面的黏液洗净。如要对整个胃黏膜散布色素，检查前 15~30min 口服加有 20 000U 蛋白酶（pronase）的

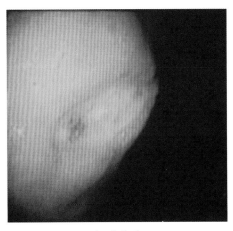

A. 染色前

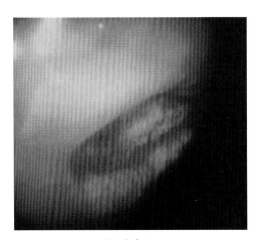

B. 染色后

图 7-13 酚红染色诊断幽门螺杆菌感染

1%~2%碳酸氢钠 100mL，平卧 15min 后变换体位。如仅用于目的部位（局部）染色，可用 1%~2%碳酸氢钠、水或 Gascon 冲洗即可。色素散布需用 spray 管喷雾，PW5 型直径 2.2mm，PW6 型直径 1.5mm。

三、常用色素用量及副作用

常用色素用量及副作用见表 7-1。

四、色素配制方法

（1）3%芦戈碘液　碘 30g，碘化钾 60g，蒸馏水加至 1 000mL。

（2）2%甲苯胺蓝液　正甲苯胺蓝 2g，加入 98mL 蒸馏水中溶解。

（3）0.3%靛胭脂液　靛胭脂 3g，加蒸馏水至 1 000mL 溶解。

（4）0.5%亚甲蓝液　亚甲蓝 5g，加蒸馏水至 1 000mL 溶解。

五、临床应用

（一）食管

1. 芦戈碘染色

芦戈碘染色可用于以下几个方面：

（1）食管癌的诊断　芦戈碘染色是较普遍使用的一种食管染色法，特别对表浅性食管癌的发现非常重要。据报道，对一组 1 512 例食管癌危险人群做碘染色发现 546 例（36.1%）有未变色区（不染色带），其中 14 例（0.93%）为食管癌，35 例（2.31%）有不典型增生。癌和不典型增生的不染色带多数为 5mm 以上不规则形的明显不染色带（图 7-14~7-17）。

（2）确定鳞柱交界线和诊断短节段 Barrett 食管　根据鳞状上皮能被芦戈碘染色而柱状上皮不被染色的原理，可以确定鳞柱交界线。在未被染色的柱状上皮中如发现有芦戈碘染色即发现有鳞状上皮残留，可以证明该处柱状上皮为鳞状上皮变化而来，即短节段 Barrett 食管（图 7-18）。

（3）诊断食管异位胃黏膜　食管异位胃黏膜不被芦戈碘染色，而其周围的正常食管黏膜被芦戈碘染色（图 7-19）。

（4）鉴别良、恶性食管糜烂、溃疡　良性糜烂、溃疡周边往往有再生上皮，此时对碘反应常为较浓染，呈羽毛样；恶性糜烂、溃疡如未活检常不伴再生上皮，故周边无浓染的羽毛样染色。

碘染色的副作用有咽喉部不适与烧痛感、恶心、胸痛等，可于检查完后将内镜置于食管入口处，由活检孔缓慢注入 10%硫代硫酸钠 20mL 以消除症状。

2. 甲苯胺蓝染色

甲苯胺蓝对正常食管上皮不染色，癌上皮

表 7-1　常用色素用量及副作用

名称	用量	副作用
靛胭脂	0.1%~0.2%水溶液 10~30mL	有时粪便着色
亚甲蓝	0.2%~0.5%水溶液 10~20mL	尿着色、恶心、膀胱刺激征
甲苯胺蓝	1%~2%水溶液 10mL	恶心、膀胱刺激征
芦戈碘	1.5%~3%10~20mL	胸骨后疼痛、恶心、腐蚀衣服
刚果红	0.3%刚果红和 0.2moL 碳酸氢钠 20~30mL	粪便着色
酚红	0.5mol 尿素和 0.05%~0.1% 酚红 10~20mL	无

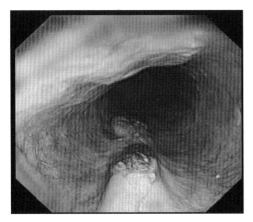

A. 染色前

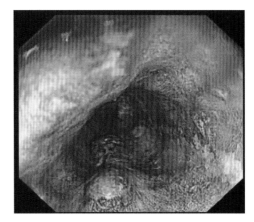

B. 染色后

图 7-14　0-Ⅰ型食管早期癌染色所见

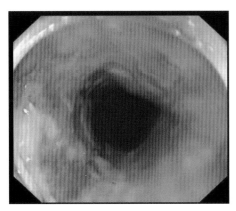

A. 染色前

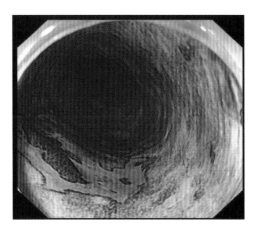

B. 染色后

图 7-15　0-Ⅱb型食管早期癌染色所见

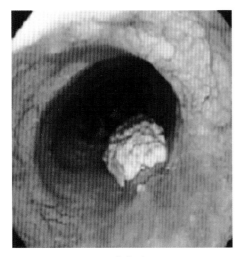

A. 染色前

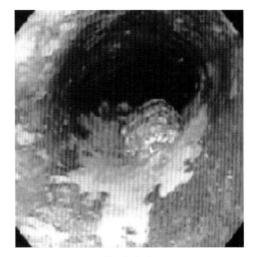

B. 染色后

图 7-16　0-Ⅰ+Ⅱb型食管早期癌染色所见

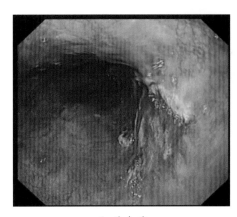

A. 染色前

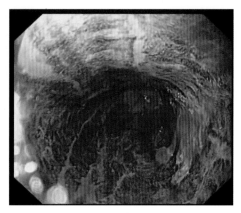

B. 染色后

图 7-17　0-Ⅱ𝒸型食管早期癌染色所见

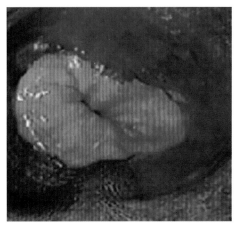

A. 鳞-柱交界线

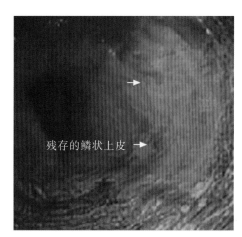

B. 短节段 BE

图 7-18　碘染色诊断 Barrett 食管

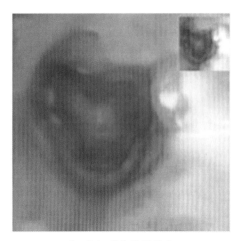

A. 隆起型异位胃黏膜

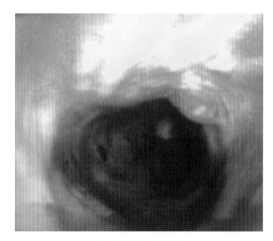

B. 芦戈碘不染色

图 7-19　碘染色诊断食管异位胃黏膜

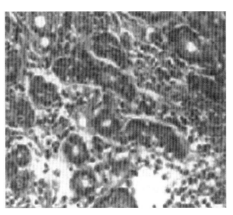

C. 病理检查证实为胃黏膜上皮

（续）图 **7-19**　碘染色诊断食管异位胃黏膜

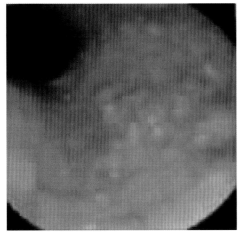

A. 染色前

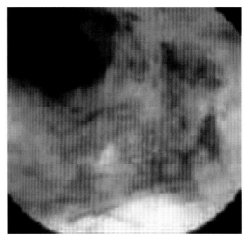

B. 染色后

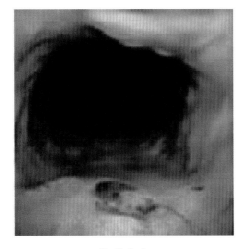

C. 染色中

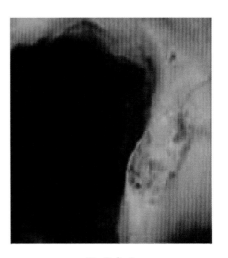

D. 染色后

图 **7-20**　甲苯胺蓝染色阳性的癌上皮

染成青紫色（图7-20），食物残渣和溃疡白苔等也可青染，因此需预先将食管内腔充分洗净。

3. 醋酸联合卢戈碘染色

染色方法：将20mL 1.5%的醋酸均匀喷洒于食管黏膜表面，可见黏膜白化；20s后将20mL 1.5%卢戈碘液喷洒于黏膜表面，观察黏膜变化。正常食管黏膜着色均匀，出现黏膜褪色及着色不良为染色异常黏膜。在染色异常区活检，行组织病理学检查。

文献报道内镜下醋酸联合卢戈碘染色可提高早期食管癌的检出率，其中食管鳞癌的检出率比较没有明显差别，但双重染色组检出2例食管腺癌，由此推测双重染色可能可以提高食管腺癌的检出率。

（二）胃

1. 靛胭脂染色

（1）用于早期胃癌的发现，主要表现为胃小区细小化（低平、消失甚至凹陷）、粗大化（扁平隆起）、出现异常颗粒、结节；由于病变部位对色素的黏着力差，与周围色调对比明显化，可表现为发红、褪色、易出血等，黏膜下血管紊乱或消失，病灶处隆起或凹陷，皱襞变细、肥大、融合；病变处皱襞硬化、变形等（图7-21、7-22）。

（2）有时也用于判断胃溃疡是否治愈，本法可观察溃疡瘢痕部中心是否有微小凹陷、再生黏膜及发红表现（图7-23），由此分为3期（表7-2）。

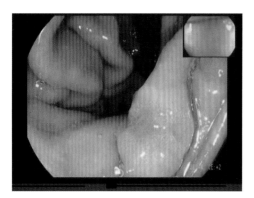

A. 普通胃镜见局部充血

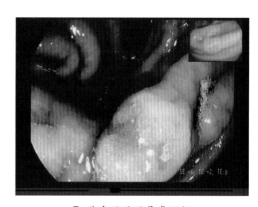

B. 染色后呈现异常颗粒

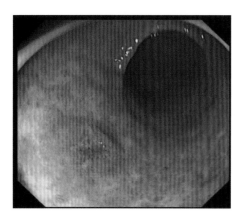

C. 普通胃镜见局部微充血

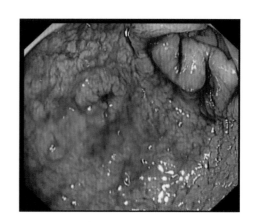

D. 染色后呈现小区结构消失

图7-21　早期胃癌染色前后对比

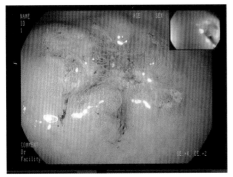

E. 普通胃镜见局部出血、不平

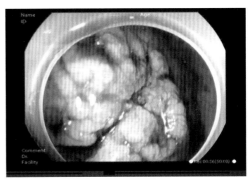

F. 染色后呈现粗大颗粒

（续）图 7-21 早期胃癌染色前后对比

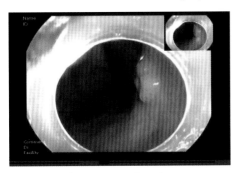

A. 普通胃镜见局部微有不平

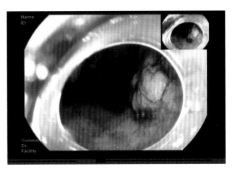

B. 染色后呈现明显胃小区结构改变

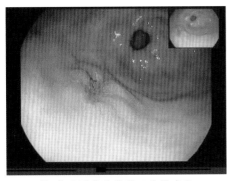

C. 普通胃镜见胃窦凹陷性病变

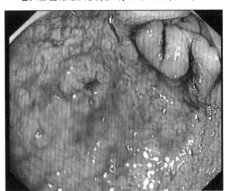

D. 染色后凹陷更明显化

图 7-22 表浅胃癌染色前后对比

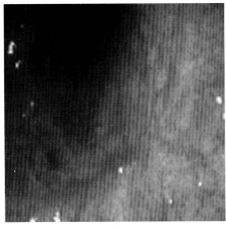

A

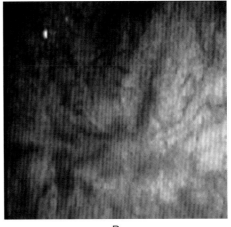

B

图 7-23 溃疡瘢痕的观察

表7-2　色素对比法和非染色内镜的胃溃疡治愈标准对比

普通内镜	色素对比法			
分期	分期	中心微小凹陷	再生黏膜所见	发红
S1	H3-C	+	粗大颗粒、栅状构造	++
	S1-C	−	同上	+
S2	S2-C	−	细微颗粒和周边相似	±或−

2. 亚甲蓝染色

（1）肠上皮化生　被染成5mm左右的不规则形，常为多发、融合，染色程度有若干不等（图7-24）。

（2）胃腺瘤与肠上皮化生的鉴别　腺瘤不染色或淡色，肠上皮化生明显染色。

3. 醋酸联合靛胭脂染色

染色方法：术前用1g靛胭脂溶解于500mL蒸馏水中配制成0.2%靛胭脂溶液备用，用时抽取60mL的0.2%靛胭脂加食用白醋5mL配制成新鲜的靛胭脂醋酸混合液（AIM），此溶液长时间放置可被氧化而颜色变淡，宜尽快使用。胃镜检查前10min，患者服用西甲硅油糜蛋白酶混合液30mL（西甲硅油乳剂10mL和糜蛋白酶4 000U溶于30mL蒸馏水中）溶解胃黏膜表面黏液消除泡沫。在可疑病变处喷洒AIM液40mL。

正常胃黏膜组织喷洒AIM后黏膜呈现均匀的淡蓝色（图7-25A）；慢性胃炎组织喷洒AIM后病变区域和周围正常区域黏膜均呈现蓝色，

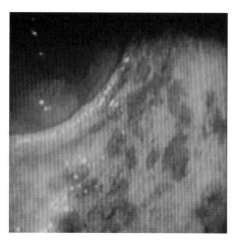

图7-24　肠上皮化生亚甲蓝着色

充血糜烂部位颜色逐渐变淡，但不变色，肿胀的胃小凹轮廓清晰（图7-25B）；肠上皮化生组织喷洒AIM后病变区域黏膜首先变白，非异常区域黏膜呈蓝色，呈现出一种在蓝色背景下的白色岛状图像，这种状态能持续10~20s，最后白色消退与周围蓝色背景融合（图7-25C）；异型增生和早期胃癌组织喷洒AIM后病变区域和周围黏膜都呈现蓝色，肿瘤区域内的蓝色逐渐减退变成红色或黄色，而周围区域仍保持蓝色，呈现出一种存蓝色背景下的红色或黄色图像，异型增生和癌灶的边界能清晰显现出来（图7-25D、E）；进展期胃癌喷洒AIM后肿瘤组织及周围癌变黏膜上的蓝色逐渐减退变成红色或黄色，周围非癌变区域黏膜仍保持蓝色，肿瘤表面的坏死组织也保持蓝色，呈现出一种在蓝色背景下的红色或黄色和蓝色相间的图像，能清晰显现肿块周围的黏膜癌变区域（图7-25F）。

（三）十二指肠

1. 亚甲蓝染色

（1）发现胃上皮化生灶　正常十二指肠黏膜染蓝色，胃上皮化生灶不染色，可见1mm至数毫米的圆形、境界明显的多发性不染区（图7-26）。

（2）区别胃和十二指肠分界　有时十二指肠溃疡致幽门高度变形，使判别胃、十二指肠分界发生困难，以至将十二指肠溃疡误诊为幽门溃疡。用亚甲蓝染色幽门近旁，如无肠上皮化生就不着色，而正常球部黏膜染色，由此区分胃、十二指肠界限。

（3）判断十二指肠溃疡是否治愈　溃疡由

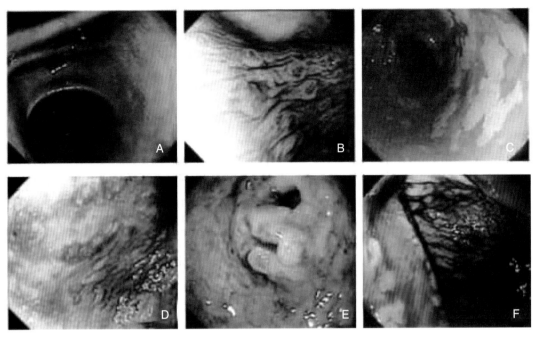

图 7-25 醋酸联合靛胭脂染色

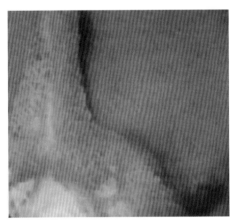

A. 普通胃镜所见胃上皮化生

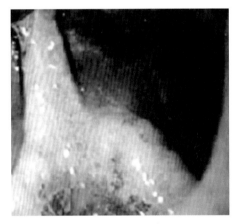

B. 亚甲蓝染色不着色

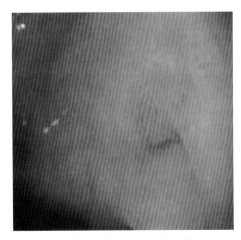

C. 普通胃镜所见胃上皮化生

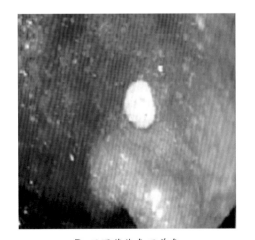

D. 亚甲蓝染色不着色

图 7-26 十二指肠胃上皮化生

H₂ 期到 S₁ 期，有时普通内镜判断微小白苔是否消失有一定困难；用亚甲蓝染色，微小白苔被染色，而无苔的白色小凹陷不染色。此外，瘢痕部及其外周黏膜（常为胃上皮化生区）对亚甲蓝的吸收能力低下而不着色，使瘢痕易于发现。

2. 靛胭脂染色

溃疡 H₂ 期白苔也可以被靛胭脂染色，且可发现小凹陷。有人用本法染色后将溃疡瘢痕期分为 Sa、Sb、Sc。Sa 为瘢痕中心残留凹陷（图 7-27）；Sb 为瘢痕中心有粗大颗粒状再生绒毛；Sc 为瘢痕中心绒毛形态基本正常（图 7-28）。观察 1 年后，67.6% 的 Sa 复发，12.5% 的 Sb 复发，而 Sc 无复发。

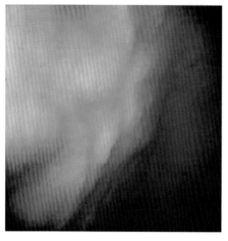

A. 染色前

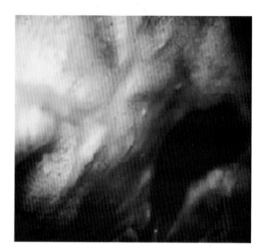

B. 染色后

图 7-27　Sa 瘢痕

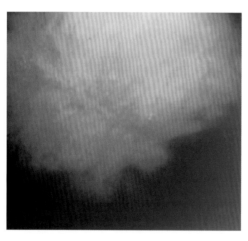

A. 染色前

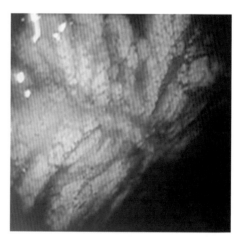

B. 染色后

图 7-28　Sc 瘢痕

参考文献

[1] 多賀須幸男. パンエンドスコピ—上部消化管の検査诊断治療. 東京：医学書院，1994.

[2] 赖少清，贺舜，张月明，等. 醋酸靛胭脂混合液染色判别早期胃癌及癌前病变组织效果的临床研究. 中华消化内镜患者，2011，28(7)：388-390.

（龚　均　赵菊辉）

第二节 放大胃镜检查

放大胃镜是一种胃镜诊断的新设备，它的结构与普通胃镜相似，只是在物镜周围装有放大镜头，把物镜靠近黏膜表面时，通过调节镜头，可以将黏膜放大20~170倍，用于观察胃黏膜的微细改变，根据黏膜的表面形态、颜色、腺体开口特点、血管的走形等，发现普通胃镜难以发现的微小病变，尤其是早期恶性肿瘤。研究表明，80倍左右的放大胃镜可清晰显示胃黏膜的腺管开口和微细血管等结构的变化，结合黏膜色素染色，可以比较准确地反映病变组织的病理学背景，区分良恶性病变，提高早期肿瘤的诊断率。

一、操作方法

目前临床上应用的多为带有变焦功能的放大胃镜，其前端与普通胃镜完全相同，检查前需在镜头前端安装专用的软帽，以使镜头与被检黏膜保持相对固定距离（约2mm），可以根据需要进行常规观察或放大细微观察，插镜方法与普通胃镜相同。用放大胃镜进行检查时，一般先进行全面观察，发现可疑病变后，将局部冲洗干净，然后持镜身的右手将物镜靠近所选择的黏膜或病变表面，左手在内镜的操作部轻微调节焦距（放大倍数）至最适合的焦点进行详细观察，以便能清楚显示其形态与结构。

二、正常食管和胃黏膜的放大观察

正常食管黏膜为复层鳞状上皮，没有类似胃肠黏膜柱状上皮所拥有的腺口形态。普通内镜可以观察到数条较粗大的黏膜下层大静脉，以及由此分支出来的相对较细的小静脉即树枝状血管网（图7-29）。从树枝状血管网再分支出更细的血管网就是上皮乳头状毛细血管网（intra-epithelial papillary capillary loop，IPCL）。

IPCL用普通内镜难以发现，由于食管黏膜的透光性，在放大内镜下可以清晰地显示IPCL的形态，根据其形态分为4种类型：I型IPCL为规则排列的细圆环状；II型IPCL形态排列尚规则，但可见管径扩大和（或）延长；III型IPCL的微血管网大多已破坏，管径大小不一，排列不规则，可出现蛇状弯曲；IV型IPCL均被破坏，微血管呈复层及交织分布，出现新生血管且有不规则分支（图7-30~7-33）。一般认为，正常食管黏膜多为I型；食管炎症常为II型；食管黏膜不典型增生（上皮内瘤变）和早癌符合III、IV型；其中上皮内瘤变和食管黏膜癌多为III型，食管黏膜下癌多为IV型。因此根据IPCL的形态变化对区分食管良、恶性病变以及判断癌灶浸润深度有重要价值。

正常胃黏膜由表面上皮、黏膜固有层和黏膜肌层组成。胃黏膜表面的许多浅沟将黏膜分为许多胃小区。黏膜内腔面覆盖着分泌黏液的单层柱状上皮，凹凸有序，凹陷部为胃腺开口部，即胃小凹。胃小凹在放大内镜下表现为凹陷的小白点，由于胃腺体结构的复杂性和个体差异，胃小凹的具体分型比较复杂，而且至今还未完全规范。参考日本学者Sakaki的分类方法，国内学者将胃小凹分为6种形态：①A型，圆点型小凹；②B型，短棒状小凹；③C型，稀疏而粗大的线状小凹；④D型，斑块状小凹；⑤E型，绒毛状小凹；⑥F型，小凹结

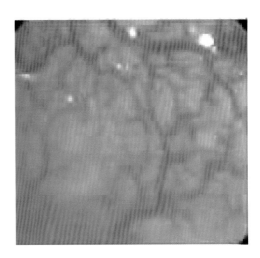

图7-29 普通胃镜见到的食管黏膜树枝状血管网

构模糊不清，排列紊乱，极度不规则的小凹，可见异常血管（图7-34~7-39）。A型主要见于正常的胃体部黏膜和轻度慢性浅表性胃炎的胃体及胃底黏膜；B型主要见于正常的胃窦部黏膜和浅表性胃炎的胃窦黏膜；C型主要存在于轻度或中度萎缩性胃炎的胃黏膜以及部分伴有轻度肠上皮化生的胃黏膜；D型主要分布于中重度萎缩性胃炎以及伴有中重度肠上皮化生的

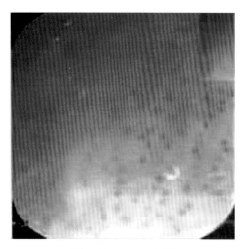

图7-30　IPCL Ⅰ型

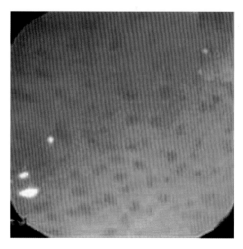

图7-31　IPCL Ⅱ型

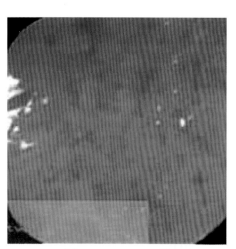

图7-32　IPCL Ⅲ型

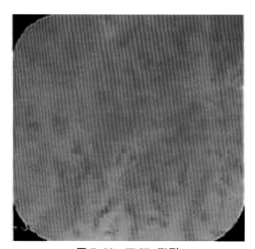

图7-33　IPCL Ⅳ型

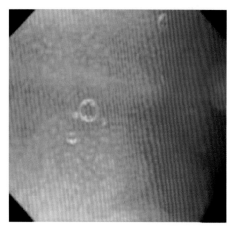

图7-34　A型胃小凹

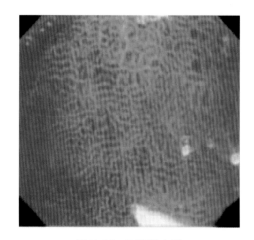

图7-35　B型胃小凹

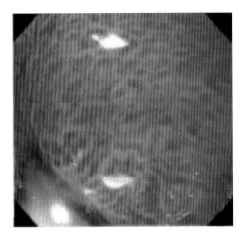

图 7-36 C 型胃小凹

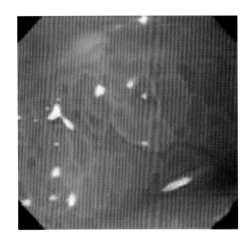

图 7-37 D 型胃小凹

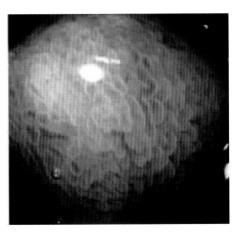

图 7-38 E 型胃小凹

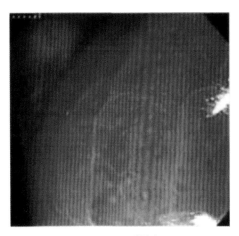

图 7-39 F 型胃小凹

胃黏膜；E 型主要分布于重度萎缩性胃炎伴有重度肠上皮化生的胃黏膜；F 型为癌组织的小凹形态。

三、临床应用

1. Barrett 食管

Barrett 食管是指远端食管正常复层鳞状上皮被胃黏膜柱状上皮取代的病理现象。Barrett 食管的上皮在普通内镜表现为橘红色的黏膜，其色泽同胃黏膜，但在放大胃镜下可见管状和绒毛状的上皮小凹。BE 的分型与胃小凹的分型基本相似，根据放大胃镜下观察 BE 黏膜的腺口形态，将其分为 5 型。①Ⅰ型，大小和形态均匀的圆形小点状腺口；②Ⅱ型，长条直线

形腺口；③Ⅲ型，绒毛形腺口；④Ⅳ型，回旋状或脑回状的管状腺口；⑤Ⅴ型，不规则形腺口（图 7-40）。BE 的Ⅰ~Ⅱ型微细腺管形态被认为是未发生特殊肠上皮化生，而Ⅲ~Ⅳ型常伴肠上皮化生或低级别不典型增生，Ⅴ型微细腺管形态则合并有高度不典型增生。放大胃镜对于判断 Barrett 食管的转归及指导活检有重要意义。

2. 早期食管癌

放大胃镜对早期食管癌的发现，主要依赖于在普通胃镜下发现的黏膜表面凹凸不平（隆起或凹陷）、颜色异常（发红或退色），局部进行染色和放大观察。目前研究较多和比较认可的是根据病变部位染色的情况结合 IPCL 的变化，对黏膜的细微形态进行分类。病灶食管的

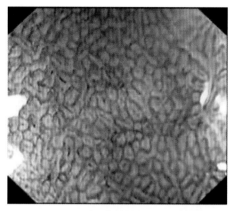

A. Ⅰ型圆形

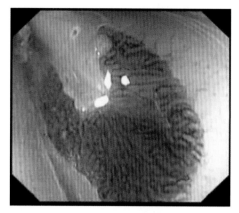

B. Ⅱ型长条形

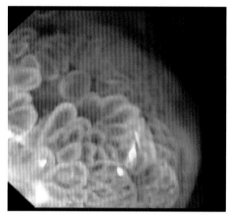

C. Ⅲ型绒毛形

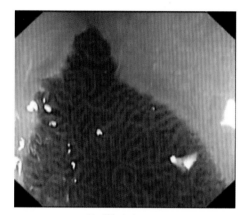

D. Ⅳ型脑回形

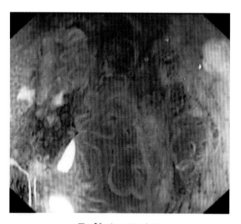

E. Ⅴ型不规则形

图 7-40　Barrett 分型

IPCL 可以表现为分叉、扩张、口径不等、形态不一，分布不均；IPCL 延长；IPCL 破坏、斜行血管延长；IPCL 消失，出现形态不一、走行紊乱的新生肿瘤血管。不同的 IPCL 形态反映不同的浸润深度：异型增生及 m1 癌表现为 IPCL 分叉、扩张分布不均（图 7-41）；而 sm2 以下及进展期癌可出现形态不一、走行紊乱的新生肿瘤血管。

3. 胃炎及消化性溃疡

由于慢性胃炎常伴有幽门螺杆菌（Hp）感染和一定程度的黏膜腺体萎缩，因此放大内镜的图像变化多端，随着部位的不同、感染阶段和除菌阶段的差别以及萎缩程度的差异，而有不同形态。放大胃镜不仅能显示胃小凹的形态，而且可以清晰地看到小凹周围毛细血管网的结构是否规则。HP感染时，放大内镜下可表现出胃小凹的形态发生改变，如小凹不均匀发红、集合静脉的混乱或消失。轻度胃底体炎症时小凹的形态仍为A型。胃窦部慢性浅表性炎症，小凹的形态为B型，由于炎症、水肿的存在，小凹变得迂曲、延长，小凹分支弯曲可以增多。萎缩性胃炎由于腺体萎缩和肠化生的出现使胃小凹增宽、迂曲、分布稀疏，小凹的

形态多为C型和D型（图7-42、7-43）。重度萎缩性胃炎伴有重度肠上皮化生的胃黏膜为E型。

放大内镜对消化性溃疡的应用主要在于对于良恶性溃疡的鉴别和瘢痕期的判断。胃良性溃疡周边黏膜胃小凹分型主要以C型和D型为主。而胃恶性溃疡周边黏膜胃小凹分型主要以E型为主，胃小凹模糊不清，明显减少，分布错乱（图7-44）。D型胃小凹多为肠化的表现，但应警惕恶性变。良性溃疡边缘可见规则微血管网（图7-45A），恶性溃疡边缘可见不

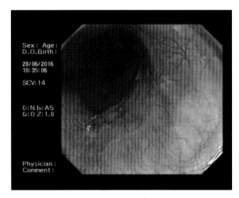

A.普通胃镜可见食管平坦病灶

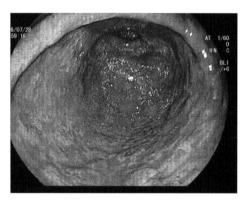

B.放大胃镜可见病变区域的IPCL扩张、口径不等、形态不一，分布不均，病理证实为早期食管癌

图 7-41 早期食管癌的放大胃镜像

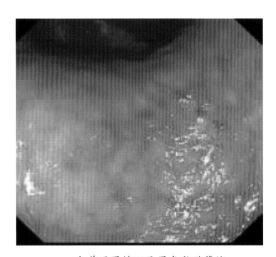

A.普通胃镜可见胃角黏膜萎缩

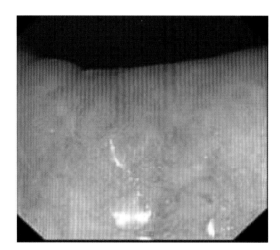

B.放大胃镜可见病变区域的胃小凹增宽、迂曲、分布稀疏，小凹的形态多为C型，毛细血管形态规则，病理证实为慢性萎缩性胃炎

图 7-42 慢性胃炎的放大胃镜图像

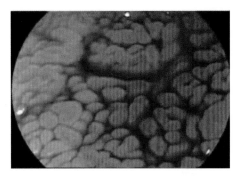

A.慢性萎缩性胃炎时胃小凹大小不等

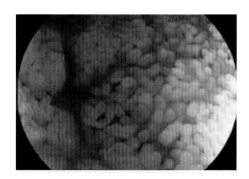

B.有的呈绒毛状（常提示伴肠化）

图 7-43　靛胭脂染色后放大胃镜观察

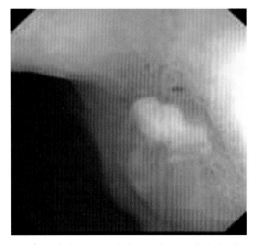

A.良性溃疡周边黏膜胃小凹分型主要为 C 型

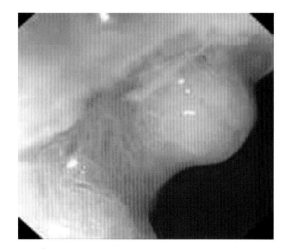

B.恶性溃疡周边黏膜胃小凹分型主要以 E 型为主，分布错乱

图 7-44　良恶性溃疡的小凹形态

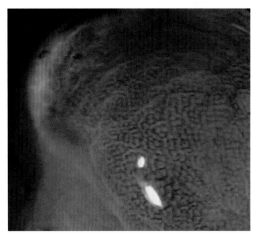

A.良性溃疡边缘的规则微血管

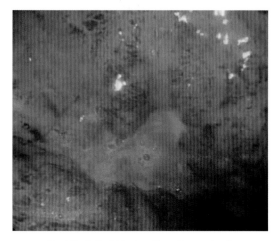

B.恶性溃疡边缘微血管迂曲、不规则

图 7-45　良恶性溃疡边缘的微血管形态

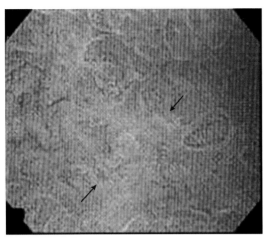

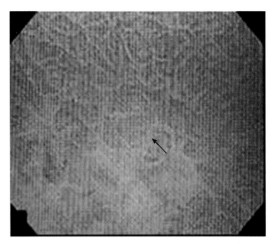

A.可见一处黏膜苍白区域，局部黏膜毛细血管网消失（白色箭头区域）

B. 观察肿瘤组织和非肿瘤组织的交界区（白色箭头区域），可见上皮下血管网逐渐减少

图 7-46　放大胃镜对早期胃癌图像的观察

规则的微血管（图 7-45B、C）。因此，放大内镜下 E 型胃小凹及异常黏膜微血管的出现对于恶性溃疡的诊断具有较高的灵敏度、特异性及符合率，胃小凹联合微血管形态观察对于恶性溃疡的诊断及早期胃癌的检出具有较高的价值。

4. 早期胃癌

放大胃镜最引人注目的是对微小病灶的发现与判断，尤其是对表现为黏膜小隆起或缺损、糜烂的早期胃癌的诊断。放大内镜主要根据黏膜颜色、小凹形态及血管密度、大小、分布与形状的改变等进行判断。一般来说，早期胃癌组织颜色充血发红或色泽变淡，与周围的正常组织有明确的分界线（图 7-46）。肿瘤周围正常组织的小凹结构及毛细血管形态规则，而肿瘤内部的小凹结构及毛细血管形态根据其病理类型的不同有很大的差异。乳头状早期胃癌常为红色病灶及不规则的 C 型小凹；高分化腺癌的特征为细条纹状，背景的萎缩胃黏膜呈 C 型，中分化管状腺癌的小凹与周围相似，不易鉴别。而印戒细胞癌和低分化腺癌不形成明显的腺管状外观，其主要部位一般为糜烂性改变，小凹消失，周围可出现各种形态的 E 型和 F 型小凹结构。小凹形态改变以及出现形状不规则的肿瘤血管为早期胃癌的特征。

参考文献

[1] 季锐,卢雪峰,付金栋,等.放大内镜下微血管改变对早期食管癌的诊断价值.中华消化内镜杂志,2007,24(6):415-418.

[2] 凌红,严山,许岸高.放大内镜及黏膜染色 516 例结果分析.中华消化内镜杂志,2006,23(6):466-467.

[3] S. Kim,K. Haruma,M.Ito,et al. Magnifying gastroendoscopy for diagnosis of histologic gastritis in the gastric antrum. Digestive and Liver Disease,2004(36):286-291.

[4] Yao K,Oish T,Matsui T,et al. Novel magnified endoscopic findings of microvascular architecture in intramucosal gastric cancer. Gastrointest Endosc,2002,56(2):279-84.

（庄　坤　秦　斌　徐俊荣　刘　冬）

第三节　窄带胃镜检查

内镜窄带成像技术（narrow band imaging,NBI）是一种全新的胃镜下成像诊断技术，通过特殊的设备使消化道黏膜表面的微血管形态更为清晰，显示出病理状态下血管的改变，从而发现一些在普通内镜下难以发现的病灶，更加精确地引导活检，提高疾病诊断的准确率，有利于提高消化道癌前病变的检出率。NBI常与放大内镜一起应用，即在放大内镜上装有NBI切换键，称窄带成像放大内镜（narrow band imaging system with magnifying endoscopy，NBI-ME）。检查时内镜头端的附件（软帽）是保证内镜和黏膜保持恒定距离（约2mm）的重要组件，不可缺少。

一、内镜窄带成像技术的原理

NBI是在普通白色光源的前面放置一个窄带滤光器，将普通光源过滤成窄带光，增加黏膜上皮和黏膜下血管结构的对比度和清晰度，将黏膜表层的毛细血管和腺管开口形态显示得更加清楚。传统的电子内镜使用氙灯作为照明光，这种被称为"白光"的宽带光谱实际上是由红、绿、蓝3种光组成的，它们的中心波长分别为600nm、540nm、415nm。经典电子内镜使用电荷耦合元件捕获到黏膜上皮的反射光并重构消化道图像。在NBI系统中采用窄带滤光器代替宽带滤光器，通过滤光器将红、绿、蓝3色光谱中的宽带光波进行过滤，突出540nm和415nm中心波长的绿、蓝色窄带光波，每一个窄带光波有30nm的波宽。由于血液的光学特性，对蓝、绿光的吸收力强，415nm的蓝光波长短，穿透力表浅，可以显现黏膜表面和浅表网状微血管的形态图像，富含血红蛋白的血管由于吸收了415nm波长的蓝色窄带光波，在镜下显现出褐色，因此与周围组织的对比度明显增强。540nm的绿光波长长，能够穿透黏膜下层的血管，且与血红蛋白的第二次吸收峰值发生作用，使得黏膜深层和黏膜下的血管显示为茶绿色。因此，NBI成像更好地显示黏膜血管和黏膜表面结构，立体感强，具有相当于黏膜染色的功效，应用时仅需按键切换无需喷洒染色剂，故被称为"电子染色胃镜"。

二、操作方法

拥有NBI功能的胃镜其外形和常规操作与普通胃镜基本一致，在操作部多了一个切换键，在操作中可随时切换至NBI模式观察病灶。对于附带NBI功能的变焦放大内镜而言，在窄带成像放大内镜模式下，能更清晰地了解病灶表面的黏膜及血管形态，方便对病灶进行定性与靶向活检。由于胆汁和血液对窄波光也有很强的吸收作用，如在食管、胃腔内存在上述物质时应冲洗干净，以免影响观察。

三、临床应用

1. 食管炎和 Barrett 食管

NBI显示正常食管呈淡青色，放大观察可清楚显示食管上皮内血管呈茶色，深层血管呈青色（图7-47）。NBI能明显增强观察到的微血管和黏膜结构的清晰度，较普通内镜更有利于食管炎的诊断。食管炎患者乳头状内毛细血管袢（IPCL）数量明显增多，扭曲和扩张更明显（图7-48）。

Barrett食管指食管下段正常的鳞状上皮被柱状上皮所取代的病变，由于存在肠化生，大多学者认为Barrett食管是一种癌前病变。NBI对胃食管黏膜交界的观察更清晰，两种黏膜的色调对比更明显，更易于发现Barrett食管的病

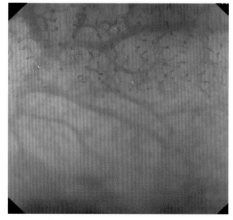

图7-47　NBI显示食管浅血管网呈茶色，黏膜下层血管呈青色

灶（图 7-49）。

通过 NBI 观察 Barrett 黏膜，可以更清晰地显示其表面的血管形态。Barrett 黏膜的形态学特征分为两种类型：微血管形态规则型和不规则型。规则形的黏膜毛细血管形状一致，分布对称，不规则形的血管表现为扭曲、分枝，或怪异的形状，分布不对称，不规律；形态不规则的微血管常提示有重度不典型增生或早癌。在 NBI+放大胃镜模式下，不仅原先在放大胃镜下所见的毛细血管网（IPCL）显示更清楚，而且能更清楚地显示腺口形态。

Goda 将 Barrett 食管的柱状上皮小凹分为 5

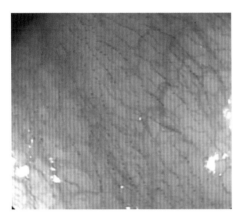

A. 正常 IPCL 图像

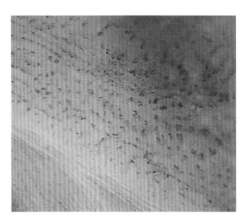

B. 食管炎患者的 IPCL 数量增加

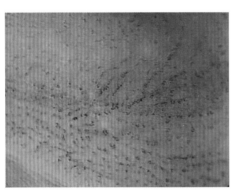

C. 食管炎患者扭曲的 IPCL

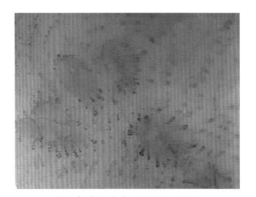

D. 食管炎患者的 IPCL 扩张

图 7-48 NBI 观察到的食管炎患者的 IPCL 图像

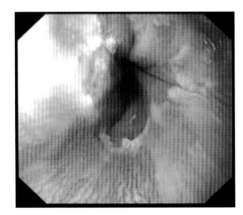

A. 普通胃镜所见

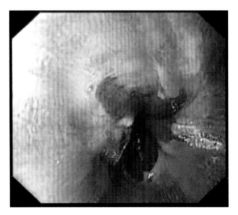

B. NBI 下所见

图 7-49 食-胃交界的齿状线

种类型：Ⅰ型为圆形或椭圆形；Ⅱ型为长线形；Ⅲ型为绒毛形；Ⅳ型为脑回形；Ⅴ型为不规则形（图7-50）。Tanaka用乙酸染色后，再用窄带成像放大内镜观察，认为所得小凹图像更清晰，他将小凹分为5种类型：Ⅰ型为大小和形状一致的小圆型；Ⅱ型为裂缝型；Ⅲ型为脑回或绒毛型；Ⅳ型为不规则型；Ⅴ型为腺管开口被破坏型（图7-51）。比较两者的分型大致相似，Ⅰ型小凹都为圆形，Ⅱ型小凹为长线形或称裂缝型，都是长条形状，Tanaka将Goda的Ⅲ型和Ⅳ型合并成一种类型，又将Goda的Ⅴ型细分为两种类型。从临床意义看，两位作者都认为绒毛型和脑回型与Barrett食管存在的特殊肠化生有关，而不规则形已属早癌。Tanaka更进一步认为小凹不规则形为分化型癌，腺口被破坏型为未分化型癌的表现。

2. 早期食管癌

NBI显示正常食管呈淡青色，放大胃镜下观察可清楚显示食管上皮内血管呈茶色，深层血管呈青色。由于食管癌的毛细血管异常丰富，食管癌及异型增生病灶NBI观察呈茶褐色改变，与周围正常组织形成鲜明的对比，从而易于发现早期肿瘤病变（图7-52、7-53）。

进一步利用窄带成像放大内镜系统观察，可以清楚地发现早期食管癌的微血管形态改变，并判断肿瘤侵犯的层次，而这些功能主要基于对IPCL的评价。以往常使用的IPCL分型包括井上分型和有马分型，但这两种评价系统较为复杂，2011年日本食管学会（JES）的分型更容易掌握。JES将改变的IPCL分为两型：A型为血管形态无或轻微变化（图7-54），常见于交界性病变。B型为鳞癌中形成的血管。IPCL的特点包括：扩张，扭曲，管径不均一和形态多样性（图7-55）。

B型又可细分为3型（图7-56）：B1型可见扩张、弯曲、口径不等、形态不一的异常IPCL，提示病变侵犯m1、m2层，为内镜切除（EMR、ESD）的绝对适应证；B2型IPCL明显异常，难形成环状，提示病变侵犯m3；sm1，为内镜切除术（EMR、ESD）的相对适应证；

B3型可见高度扩张的异常血管，提示病变侵犯sm2及更深，淋巴结转移风险明显增高，为内镜切除的禁忌证。

3. 胃部疾病

对于黏膜浅表微血管的观察是NBI的突出优势，它改善了图像的对比度，使胃小凹和集合小静脉显示的更加清晰。使用NBI技术可以清晰地显示胃黏膜表面的微血管，这些微血管可以是正常的毛细血管和集合静脉，也可以是肿瘤区域的新生血管。NBI胃镜可以观察到3种微血管形态：①规则形，黏膜毛细血管形状一致，分布对称。②不规则形，血管形状不同，出现扭曲、分枝，或怪异的形状，分布不对称，不规律。③缺失，由于黏膜表面的不透光物质的存在，使上皮表面的微血管模糊，无法观察（图7-57）。正常胃黏膜和浅表性胃炎、轻度萎缩性胃炎均表现为规则形毛细血管，而不规则形毛细血管及微血管结构的缺失为重度萎缩性胃炎和胃癌的表现。有放大功能的NBI胃镜不仅可以更清楚地显示微血管形态，还可以清晰地显示胃黏膜的小凹形态。

NBI胃镜下，幽门螺杆菌感染的胃黏膜表现为胃体下部集合小静脉模糊、混乱或消失，大多数浅表性胃炎和萎缩性胃炎的微血管形态为规则形（图7-58），早期胃癌的微血管形态则为不规则形甚至出现微血管缺失，与周围正常组织规则的微血管及胃小凹有明确的分界线（图7-59、7-60）。在诊断胃部疾病方面放大胃镜结合NBI不仅能较好地显示黏膜血管，提高对微血管模式的分类，还可以清晰地显示病变部位胃小凹形态，有助于早期胃癌的诊断（图7-61）。由于NBI可以清晰地显示微血管形态，对于怀疑为进展期胃癌的病灶，应用NBI胃镜也有优势，可以根据NBI图像在高度怀疑为肿瘤的区域进行活检，例如微血管形态不规则形甚至缺失的部位取活检，活检阳性率更高（图7-62）。因此，NBI胃镜有指导活检，提高活检准确率的作用。

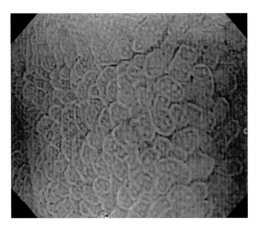

A. Ⅰ型圆形或椭圆形

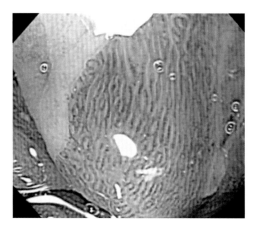

B. Ⅱ型长线型

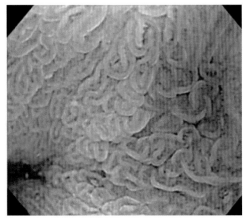

C. Ⅲ型绒毛形

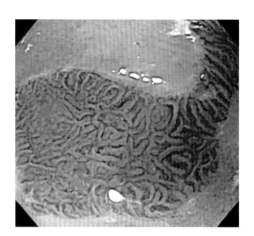

D. Ⅳ型脑回形

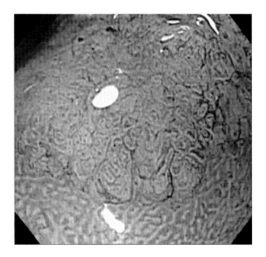

E. Ⅴ型不规则形

图 7-50　Barrett 食管的 Goda 分型

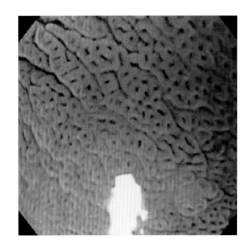

A. Ⅰ型小圆型

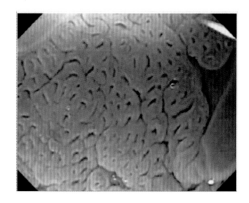

B. Ⅱ型裂缝型

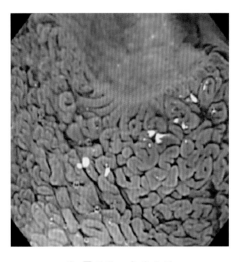

C. Ⅲ型脑回或绒毛型

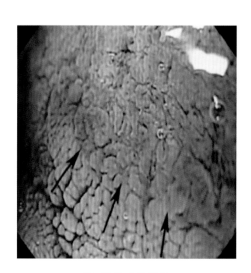

D. Ⅳ型不规则型

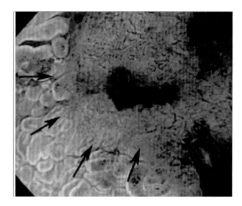

E. Ⅴ型腺管开口破坏型

图 7-51 Barrett 食管的 Tanaka 分型

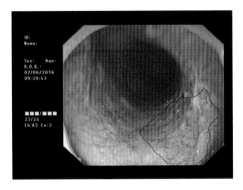

A. 普通内镜所见

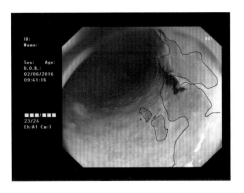

B. NBI 所见

图 7-52　NBI 显示食管早癌部位丰富的血管呈褐色

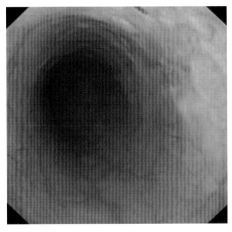

A. 普通胃镜可见食管后壁黏膜高低不平

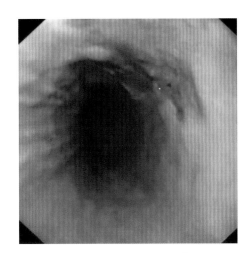

B. NBI 可见病变处呈褐色

图 7-53　隆起型早期食管癌的 NBI 图像

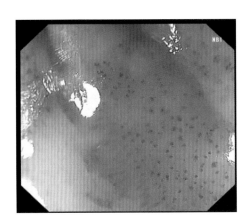

A. NBI+放大见 IPCL 轻度扩张

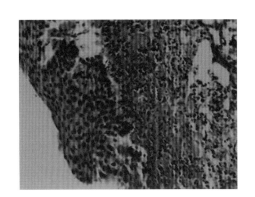

B. 病理检查为中度不典型增生

图 7-54　交界性病变的 IPCL 形态

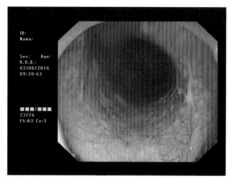
A. 普通胃镜下见红色平坦病变

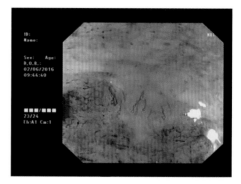
B. NBI+放大见 IPCL 增粗、扭曲、形态多样

图 7-55　早期食管癌 NBI-ME 图像一例

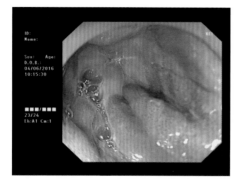
A. NBI 下见褐色环周病变

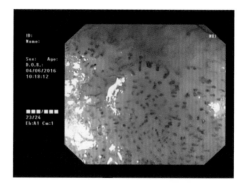
B. NBI+放大见 B1 型血管

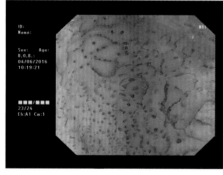
C. NBI+放大见 B2 型血管

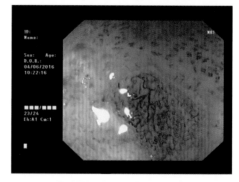
D. NBI+放大见 B3 型血管

图 7-56　早期食管癌 IPCL 多种形态一例

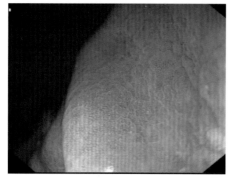
A. 规则形

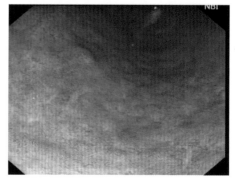
B. 不规则形

图 7-57　NBI 胃镜可以观察到 3 种胃黏膜微血管形态

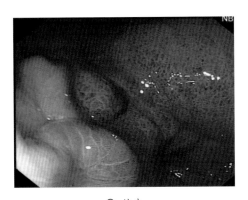

C. 缺失

(续) 图 7-57 　NBI 胃镜可以观察到 3 种胃黏膜微血管形态

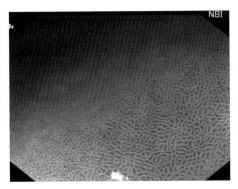

A. 可见胃窦部黏膜毛细血管规则，小凹结构为 B 型，病理证实为浅表性胃炎

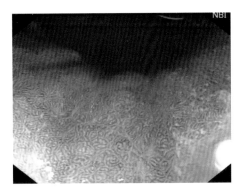

B. 可见胃角部黏膜毛细血管规则，小凹结构为 B 型，病理证实为萎缩性胃炎

图 7-58 　NBI+放大胃镜模式下观察到的胃炎

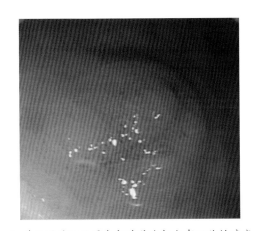

A. 普通胃镜可见胃窦部前壁隆起上有凹陷性病变

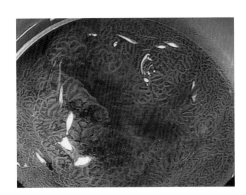

B. NBI 观察可见病变区域内的微血管形态不规则，术后证实为早期胃癌

图 7-59 　早期胃癌的 NBI 图像

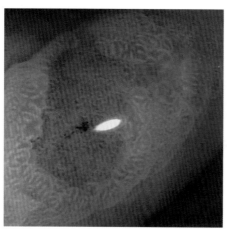

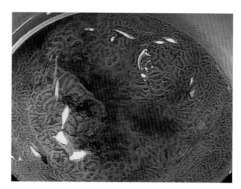

A. 胃体部局灶性胃炎的 NBI 图像：可见病变区和周围黏膜有明显的分界线，分界线内的微血管形态规则，小凹形态均为 A 型

B. 胃窦部早期胃癌的 NBI 图像：可见病变区和周围黏膜的分界线不规则，肿瘤区域内的微血管形态不规则，黏膜表面结构消失，小凹形态 F 型

图 7-60　NBI 放大胃镜图像下胃炎和早期胃癌的区别

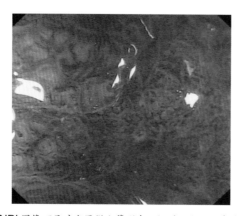

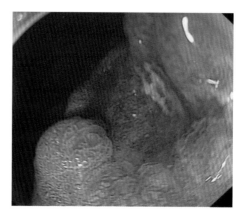

A. NBI 图像可见病变区微血管形态不规则，小凹形态为 D 型

B. NBI 图像可见微血管形态不规则，小凹形态为 E 型

图 7-61　NBI 放大胃镜观察到的早期胃癌图像

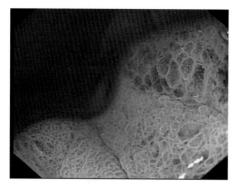

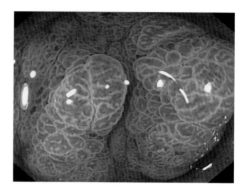

A. NBI 观察可见病变区域的胃小凹为 D 型，微血管形态不规则，部分区域微血管缺失

B. NBI 观察可见病变区域的胃小凹为 E 型，微血管增粗扭曲，形态不规则

图 7-62　NBI 放大胃镜观察到的进展期胃癌图像

参考文献

[1] Sharma P,Wani s,Bansal A,et al. A feasibility trial of narrow band imaging endoscopy in patients with gastroesophageal reflux disease. Gastroenterology,2007,133（2）：454-464.

[2] Goda K,Tajiri H,Ikegami M,et al. Usefulness of magnifying endoscopy with narrow band imaging for the detection of specialized intestinal metaplasia in columnar-lined esophagus and Barrett's adenocarcinoma. Gastrointestinal Endosc. 2007,65（1）：36-46.

[3] Tanaka K,Toyoda H,Jaramillo,E,et al. Magnifying Endoscopy in Combination with Narrow-Band Imaging and Acetic Acid Instillation in the Diagnosis of Barrett's Esophagus. New Challenges in Gastrointestinal Endoscopy,2008, 153-160.

（庄　坤　秦　斌　徐俊荣）

第四节　其他电子染色内镜检查

电子染色内镜相对于普通的色素胃镜，是指内镜检查时不依靠靛胭脂、卢戈碘等化学染料，而是应用各种电子光学手段增加病变部位与正常组织的对比度，以提高对病变的检出率以及病变性质与病变范围判断的准确率，目前已广泛应用于临床。电子染色内镜包括Olympus公司的窄带成像技术（narrow band image，NBI）、Pantax公司（PANTAX，Japan）的I-scan技术以及富士胶片株式会社（fujifilm，Japan）推出的蓝激光成像技术（blue laser image，BLI）及智能分光内镜（fuji intelligent chromoendoscopy，FICE）等，NBI已于第三节介绍，本节介绍其他几种电子染色技术。

一、I-scan 内镜

（一）成像原理

与NBI采用特定波长的蓝绿光作为光源不同，I-scan以白光作为光源，通过对图像的后期加工提供黏膜表层和血管的图像，包括3种增强模式：对比增强（contrast enhancement，CE）、表层增强（surface enhancement，SE）和色调增强（tone enhancement，TE）。CE和SE为基本功能，TE最具特色，包括适用于不同部位的食管模式（TE：e）、胃模式（TE：g）、肠模式（TE：c）、和血管模式（TE：v）、黏膜模式（TE：p），Barrett食管模式（TE：b）。CE、SE不改变病变的色泽和亮度，TE则通过适用不同部位的各种色调，达到病变部位黏膜及血管结构与正常组织的对比。

（二）操作方法

CE、SE和TE可以组合使用，也可以分开使用，以达到最好的观察效果。三种强调模式均可通过内镜手柄上的按钮与主机上的键盘，实现切换。

（三）典型病例

1. 食管黏膜异型增生

白光表面增强（SE+2）观察食管下段前壁可见片状黏膜发红，中间多个白色颗粒样，通过按压内镜手柄上的调节按钮至TE：e模式，可清楚看到病变黏膜的范围，活检提示鳞状上皮中度异型增生（图7-63）。

2. 食管早癌

白光观察食管下段后壁可见条索状糜烂，上覆黏液有白苔；采用TE：p模式可以清楚看到病变轮廓（图7-64）。

3. 隆起糜烂性胃炎

TE：g模式下隆起糜烂的轮廓更清楚，且可观察到腺管结构基本规则，呈短棒状，黏膜稍充血（图7-65）。

4. 胃窦良性溃疡

白光下观察见萎缩背景下前壁小弯侧大小约0.4cm×0.8cm的溃疡面，上覆白苔，周围黏膜发红，TE：g模式下观察可以清楚地看到溃疡周围黏膜腺管结构规则，箭头所指位置有红色新生上皮，因此溃疡为H_1期（图7-66）。

5. 胃窦早癌

白光下观察，胃窦在黏膜萎缩背景下前壁大弯侧有一隆起糜烂性病变，I-scan的TE：g及TE：v模式可见凹陷部分黏膜微结构及微血管紊乱，活检证实为胃窦高级别上皮内瘤变（图7-67）。

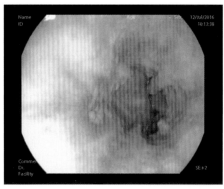

A. SE：+2，白光

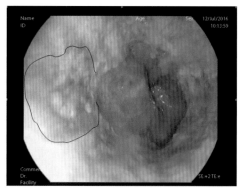

B. SE：+2，TE：e

图 7-63 食管中度异型增生

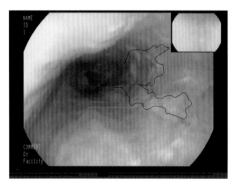

A. 普通白光

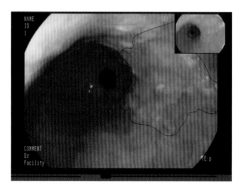

B. TE：p

图 7-64 食管早癌

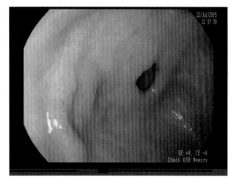

A. SE：+4，CE：+6，白光

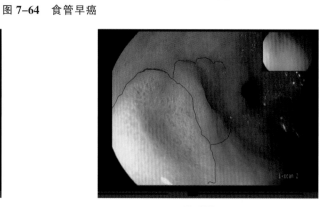

B. TE：g

图 7-65 疣状胃炎

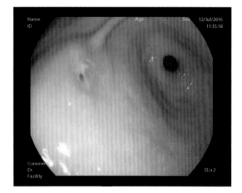

A. SE：+2，白光

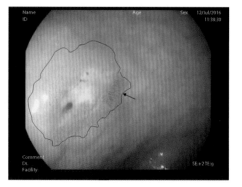

B. SE：+2，TE：g

图 7-66 胃窦溃疡

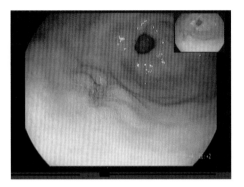

A. SE+4，CE+2，白光

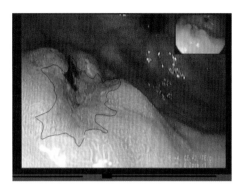

B. SE+4，CE+2，TE：g

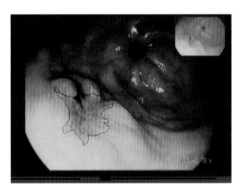

C. CSE：+4，CE：+2，TE：v

图 7-67 胃窦大弯侧早癌

二、激光染色内镜

（一）成像原理

1. FICE

FICE 是计算机对普通光学内镜图像进行再处理，采用任意波长的红、蓝、黄三种光组合，以得到黏膜微结构与微血管增强效果的成像方法，有研究表明 FICE 可以增加各种黏膜病变的检出率，其 2005 年应用于临床，2011年 BLI 系统出现，逐渐将其取代。

2. BLI

BLI 即蓝激光成像，使用 410nm 和 450nm两种波长的激光作为光源，不仅具有白光观察的功能，还具有清晰的窄带成像功能（蓝光成像），其中蓝光成像具有两种 BLI 模式，BLI 和 BLI-bri 两种模式，后者采用激光波长为450nm，更加明亮和适合观察较远视野的病变。BLI 与 NBI 相比均有窄带成像功能，前者因为采用激光作为光源，因而图像更为明亮，成像

更加清晰。

3. LCI

除 BLI 与 BLI-bri 外，FUJIFILM 的激光内镜还有联动成像模式（linked color image，LCI）。LCI 的原理为窄带成像与白光成像同时作用，从而产生一种白色更白、红色更红的增强染色效果，可以提高萎缩性胃炎、胃底腺息肉、幽门腺息肉等存在色泽变化的病变的观察效果。

（二）操作方法

部分激光内镜有放大功能，部分内镜不具备该项功能。一般仍建议采用先用白光观察，然后再应用内镜手柄上的按钮或者主机面板上的按键，切换为 FICE 或 LCI，BLI-bri 观察较远距离的可疑病灶，然后再应用 BLI 加放大近距离观察表面微结构与微血管。对于没有放大功能的内镜，也先进行白光观察，然后再调整为 LCI，BLI-bri 或 BLI 获得最佳的成像效果。

但是，随着 Olympus 290 内镜的出现，图

像较以往老的机型如 260 内镜，光源明显改善，窄带成像图像更为明亮，有学者认为从内镜检查的起点——口腔即可开始采用 NBI 观察，也许对于成像较明亮的电子染色内镜，白光与染色模式的切换（只是手柄上按钮的按压即可完成）已没有定式，可根据术者的需要，随时进行。

（三）典型病例

1. 反流性食管炎、Barrett 食管及贲门炎症性息肉

白光下食管下段前壁、左侧壁及右侧壁可见橘红色舌状黏膜，后壁可见纵行糜烂，糜烂下方可见隆起性病变，表面呈分叶状，颜色发红。BLI-bri 可见前壁及右侧壁可见黏膜下栅状血管，后壁隆起表面结构规则，血管稍增粗，活检证实为息肉（图 7-68）。

2. 红色溃疡瘢痕、白光下胃窦黏膜呈萎缩性改变

前壁可见黏膜发红，小弯侧病变不明显；LCI 可见黏膜明显的红白相间的效果，萎缩性胃炎可以较容易诊断，并且可见红色溃疡瘢痕，BLI 下可见前壁及小弯侧溃疡瘢痕；BLI-bri 下观察梳齿状新生上皮结构更加清楚（图 7-69）。

3. 胃角愈合期（H_2）溃疡

白光下可见萎缩背景下的胃角溃疡面，上覆白苔，周围红色呈梳齿状的红色新生上皮，LCI 及 BLI 下溃疡面周围黏膜结构清晰，边界清楚，BLI-bri 图像过于明亮，该例中成像效果不及 BLI（图 7-70）。

4. 胃窦肠化

白光下胃窦可见黄色胆汁浸渍，还可见多发的半透明扁平隆起；BLI 下观察，胆汁呈红色，可见多发的白色斑片样隆起，类似 NBI 下的亮蓝脊（light blue crest），部分中央凹陷，类似隆起糜烂，隆起处活检示肠化++（图 7-71）。

5. 胃底腺息肉

白光下可见大小为 0.1~0.2cm 的白色扁平隆起，为胃底腺息肉，病变与正常黏膜对比不明显；FICE 下正常黏膜呈黄褐色，胃底腺息肉颜色发白；LCI 下正常黏膜呈粉红色，息肉呈白色，对比效果较好；BLI-bri 及 BLI 黏膜呈绿褐色，息肉呈白色，对比较明显（图 7-72）。

6. 正常齿状线及胃窦条形充血的 FICE 表现

FICE 下食管黏膜与胃黏膜颜色对比明显（图 7-73）。胃窦可见轴辐充血，FICE 下充血更为明显（图 7-74）。

7. 萎缩性胃炎伴白色溃疡瘢痕

白光下胃窦黏膜不平，红白相间，可见点状糜烂，似可见白色溃疡瘢痕（箭头所示），LCI 下红白对比更加明显；BLI-bri 下溃疡瘢痕显示更加清楚（图 7-75）。

8. 食管糖原棘皮症

食管可见多发白色扁平隆起，BLI-bri 下绿色食管黏膜与白色隆起对比更为明显，BLI 下隆起病变观察更加清楚，活检证实为鳞状上皮增生（图 7-76）。

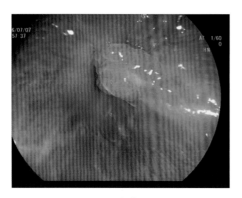

A. 白光

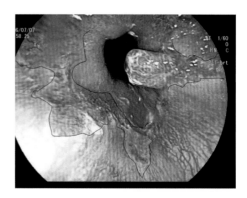

B. BLI-bri

图 7-68　反流性食管炎

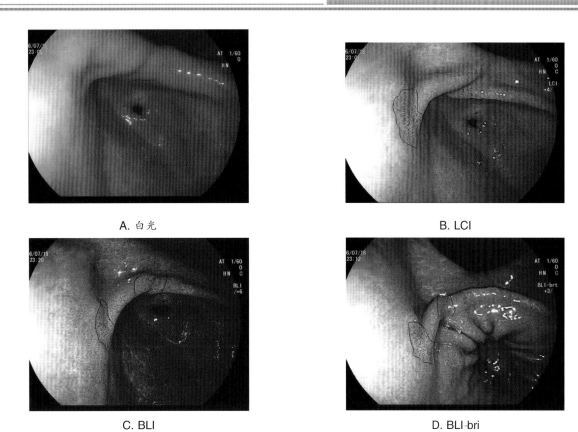

A. 白光　　　　B. LCI

C. BLI　　　　D. BLI-bri

图 7-69　溃疡红色瘢痕

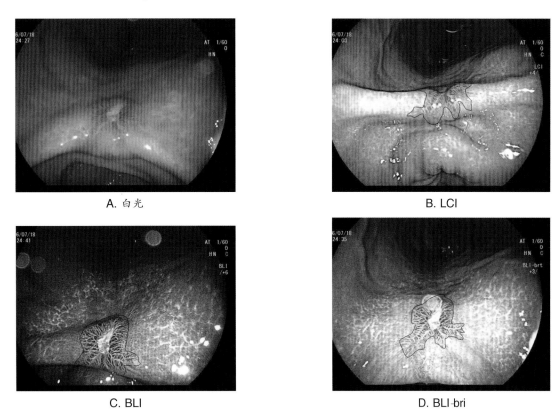

A. 白光　　　　B. LCI

C. BLI　　　　D. BLI-bri

图 7-70　胃角溃疡 H_2 期

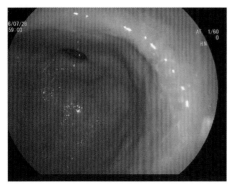

A. BLI

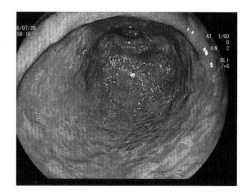

B. BLI

图 7-71　胃窦肠化

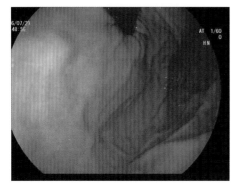

A. 白光

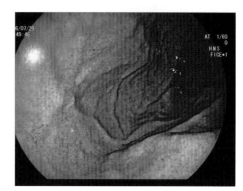

B. FICE

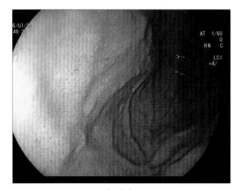

C. LCI

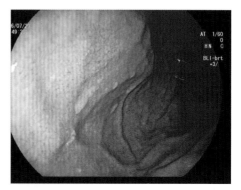

D. BLI-bri

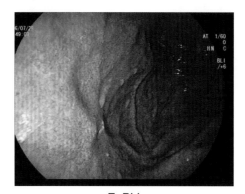

E. BLI

图 7-72　胃底腺息肉

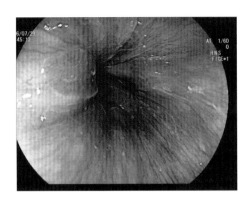

图 7-73　齿状线 FICE

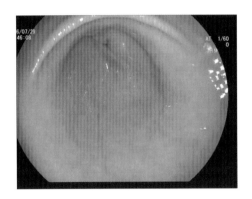

A. 白光胃窦

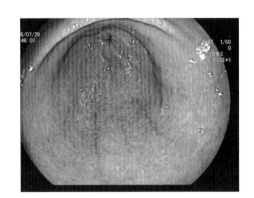

B. FICE 胃窦

图 7-74　胃窦 FICE

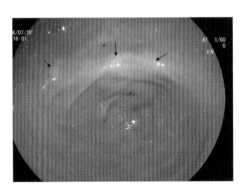

A. 白光

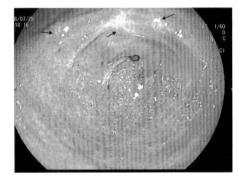

B. LCI

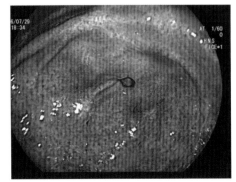

C. FICE

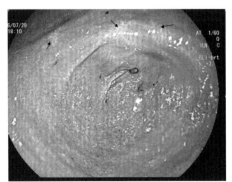

D. BLI-bri

图 7-75　溃疡的白色瘢痕

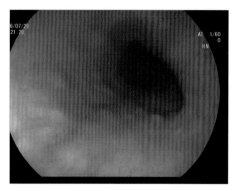

A. 白光

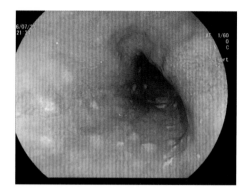

B. BLI-bri

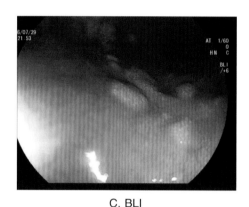

C. BLI

图 7-76　食管糖原棘皮症

三、电子染色对早癌诊断的意义

消化道肿瘤二级预防的重点在于早期发现与早期治疗，早期肿瘤的 5 年生存率显著高于进展期肿瘤。内镜下黏膜切除术（EMR）及内镜下黏膜剥离术（ESD）的出现使消化道早期浅表肿瘤可以通过内镜治疗达到治愈性切除。各种电子染色内镜有助于提高消化道早癌的检出率及病变范围与深度判断的准确性，有利于消化道肿瘤的微创治疗和早期治疗，减少消化道肿瘤的病死率。

（张　莉）

第五节　超声内镜检查

超声内镜（endoscopic ultrasonography，EUS）是通过安装在内镜先端或经由内镜插入的超声探头进行实时扫描，可以在内镜观察消化道腔内形态的同时获得消化管壁层次以及周围邻近脏器的声学特征。目前广泛应用于消化道及胆胰疾病、纵隔与腹盆腔疾病的诊断及治疗。

超声内镜在上消化道主要应用于食管、胃、十二指肠黏膜下病变的诊断，目前在超声内镜检查中可以应用的附加技术包括：彩色多普勒功能、精细血流显像、三维超声扫查、弹性成像功能、谐波成像技术、造影增强功能等，大大提高了诊断的准确率。

一、超声内镜诊断的原理

超声波是一种机械波，与电磁波相比同样具有反射、折射、衍射、干涉等波的运动特性，具有能量传播的作用。频率是超声波的最常用参数，通常人耳所能分辨的声音频率为 20Hz 至 20kHz，高于 20kHz 即属于超声，人耳无法听到，目前常用的超声频率为 2~20MHz，一般高频小探头可以达到 20MHz，而常用的线阵、环扫超声镜频率为 5~12MHz。

人体内不同器官或组织的阻抗不同，因此存在界面，超声波通过界面时即会发生反射、折射现象，会产生散射、衍射现象，而在组织中会出现衰减现象，这些都与最后的成像有关。在成像过程中负责发射与接收超声波的元件是超声换能器，俗称超声探头，它通过压电原理将电信号与超声振动相互转换完成检查。不同的探头成像清晰范围不同，一般常用的 20MHz 探头在 1cm 以内成像细腻清晰，12MHz 探头范围约在 2cm 内，10MHz 探头为 3~4cm，7.5MHz 在 5~6cm 内，5MHz 可深达 7cm 内，但距离越远能量衰减越多，清晰度越差。

二、超声内镜的种类

根据探头种类的不同，临床常用的超声内镜可分为机械环形内镜、线阵扇形内镜与微型超声探头等 3 种类型（图 7-77）。

1. 微型超声探头

最早应用于消化道超声检查的探头是微型超声探头，起初用于心血管、泌尿生殖系统检查，后来扩大应用于消化道及胆管、胰管，它操作简便，可以经由活检孔道插入，因此胃肠镜所能到达之处均可以进行扫查，在十二指肠镜及导丝辅助下，扫查胆管、胰管也具有重要的临床价值。

2. 环扫型超声内镜

环扫型超声内镜可进行 360°扫描，即扫查面是完全垂直于镜头镜身的一个薄薄的切面，从而获得如同 CT 的消化道管壁及周围器官、结构的横或斜切面的环周影像。

3. 线阵型超声内镜

线阵型超声内镜可进行与探头平行的扇形扫查，能够提供 100°~180°的扇形扫描图像，由于可以实时监视穿刺针、导丝、切开刀等器械的操作，并且可以附带彩色血流信号、多普勒技术与弹性成像技术，因此除常规扫查外还

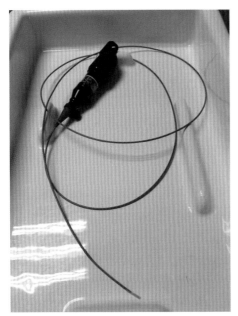

A. Olympus 公司 12MHz 高频小探头

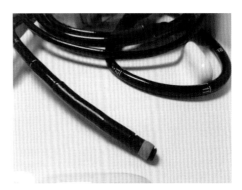

B. Pantex 公司环扫型超声内镜

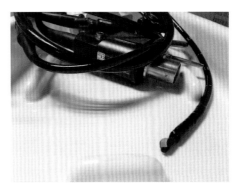

C. Pantex 公司线陈型超声内镜

图 7-77 不同种类的超声内镜

是进行介入操作的最佳选择。

4. 注意事项

在超声内镜检查时，应注意尽量排除干扰因素，例如超声伪像的干扰、气体与黏液的干扰、扫查时应注意超声探头扫描的方向是否垂直于病灶、超声聚集的深度等，对于初学者需要引起注意。环扫型超声内镜可以得到与 CT 扫描类似的图像，因此熟悉消化道正常 CT 下表现是熟练运用超声内镜的基础，而线阵型超声内镜不易理解，且极易受探头位置的影响，因此需要十分熟悉消化道各部位的标志性结构与脏器的相对关系，纵隔与盆腔的解剖，肝门、胰腺周围的解剖等才能进行完美的超声检查。

三、超声内镜检查的术前准备

（一）患者准备

（1）需空腹 4~6h 以上。

（2）需签署知情同意书。

（3）术前 15~20min 可予祛泡剂口服，肌内注射解痉灵 20mg，精神紧张者可注射安定 5~10mg。

（4）穿刺活检的患者，术前应进行血常规及凝血功能检查，如口服阿司匹林等抗凝作用药物的患者，宜停药 1 周。

（5）部分患者可使用异丙酚静脉麻醉，需在心电监护及麻醉医生的配合下进行，患者通常取左侧卧位，因检查需要也可改变为平卧位或者俯卧位。

（二）仪器准备

1. 内镜系统

超声内镜调试、连接同普通内镜。

2. 水囊的安装和调试

如果使用水囊，应先检查水囊有无破损或老化，将水囊置于专用推送器中，使其大孔径一端橡皮圈翻折于推送器边缘，卡在其凹槽内；将水囊推送器套在超声内镜前端，使翻折橡皮圈套在超声内镜前端的大凹槽内；拔出推送器，将水囊小孔径一端的橡皮

圈卡到超声内镜前端的小凹槽内；安装完毕，按压注水阀门，向囊内注无气水，水囊直径以 3cm 为限度，反复吸引注水使气囊内气泡吸尽。

3. 超声系统

开启超声发生器及超声监视器电源，调整超声画面清晰度。

4. 超声微探头连接与调试

微探头须用活检管道 2.8mm 以上的内镜。活检管道口安装微探头专用注水接口及阀门，注意避免微探头顶端朝上。如其顶端有气体致图像无法显示，可将探头顶端向下，捏住探头下段轻轻甩动，可排除故障。

（三）术者准备

（1）检查前要仔细了解患者的病史、实验室检查结果及内镜或其他影像学资料，然后决定患者是否有检查的指征，排除超声内镜检查禁忌证，根据病灶的具体情况选用各种不同类型的超声内镜，以取得最好的结果。

（2）EUS 检查时一般需要 2~4 人，其中负责操作的术者 1 人，其他人员协助键盘操作及打印图像、照料患者、注水及活检等。

四、适应证与禁忌证

（一）适应证

（1）食管、胃及十二指肠及结肠内隆起性病变诊断及鉴别诊断。

（2）食管癌、胃癌、结肠癌侵犯深度及周围淋巴结转移情况的判断，进行术前 TNM 分期或可切除性判断。

（3）食管胃底静脉曲张及孤立性静脉瘤的诊断，以及静脉曲张内镜治疗的疗效判断。

（4）食管壁、胃壁外压迫的起源和性质。

（5）贲门失弛缓症的诊断和鉴别诊断。

（6）胃溃疡的良恶性鉴别。

（7）胃壁僵硬者，进行病因诊断。

（8）纵隔、盆腔占位性病变的诊断与鉴别诊断。

（9）胰腺占位的诊断、术前分期和鉴别诊断。

（10）胰腺神经内分泌瘤的定位诊断。

（11）慢性胰腺炎的诊断和鉴别诊断。

（12）胆管结石的诊断。

（13）胆囊、胆管占位、胆管狭窄的病因诊断。

（14）十二指肠壶腹部肿瘤的诊断与鉴别诊断。

（15）腹腔、腹膜后不明原因包块的诊断与鉴别诊断。

（二）禁忌证

1. 绝对禁忌证

（1）严重心肺疾病。

（2）食管腐蚀性烧伤的急性期。

（3）严重精神疾病。

2. 相对禁忌证

（1）一般心肺疾病。

（2）急性上呼吸道感染。

（3）严重的食管静脉曲张。

五、超声内镜在上消化道疾病中的应用

（一）食管疾病

1. 正常食管图像

正常食管壁（由内向外）有黏膜层、黏膜肌层、黏膜下层、固有肌层、外膜层。在超声内镜下消化管壁组织结构分5层：黏膜层（高回声）、黏膜肌层（低回声）、黏膜下层（高回声）、固有肌层（低回声）和外膜层（高回声），见图7-78。

2. 食管病变的诊断

（1）食管平滑肌瘤

①普通胃镜下特点：食管壁局限性隆起，表面黏膜光滑，色泽同周围黏膜，大小从直径数毫米至数厘米不等，常呈类圆形，大者可呈腊肠状。

②超声内镜下特点：来源于黏膜肌层或固有肌层的均匀低回声病灶，边界规则，可为类

圆形、长形、哑铃型、马蹄形等不同形状（图7-79A、7-80B）。图7-79B可见隆起来源于黏膜肌层，呈低回声椭圆形改变，内部回声均匀。图7-80B可见隆起来源于固有肌层，呈低回声哑铃形改变，内部回声均匀。

③鉴别诊断：平滑肌瘤与间质瘤均可来源于黏膜肌层或固有肌层，表现为低回声团块，但大部分间质瘤起源于固有肌层，食管以平滑肌瘤多见，胃肠以间质瘤多见，仅仅通过EUS图像尚不能完全明确诊断，通过免疫组化染色可进一步明确是平滑肌瘤、GIST，后者CD34（+）、CD117（+）。

（2）食管囊肿

①普通胃镜下特点：多为类圆形，表面黏膜光滑，色泽正常，血管纹理清晰。

②超声内镜下特点：表现为来源于黏膜下层的无回声病灶，囊肿后方壁回声增强（图7-81）。图超7-81B可见隆起起源于黏膜下层，呈椭圆形无回声改变，后方声影增强。

③鉴别诊断：囊肿有时容易误诊为食管平滑肌瘤，关键鉴别点是看起源层次。前者来源于第三层黏膜下层，为无回声结构；后者则来源于第二或第四层，为低回声结构，且囊肿后方声影常增强。鉴别困难时亦可用活检钳触压病变，囊肿压迫易变形。

（3）食管脂肪瘤

①普通胃镜下特点：常为局部隆起性病变，表面黏膜形态正常、色泽苍白或偏黄。

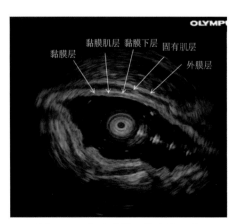

图7-78 超声内镜下的食管层次

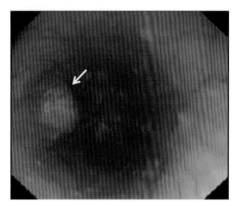
A. 普通胃镜像

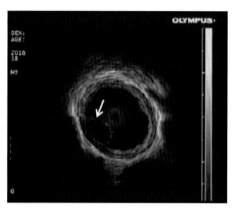
B. 超声内镜像

图 7-79　食管平滑肌瘤（来自黏膜肌层）

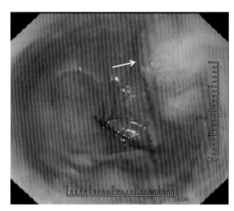
A. 普通胃镜像

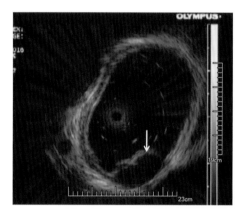
B. 超声内镜像

图 7-80　食管平滑肌瘤（来自固有肌层）

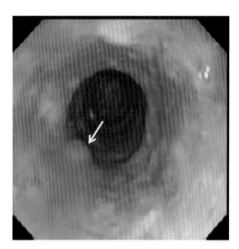
A. 普通胃镜像

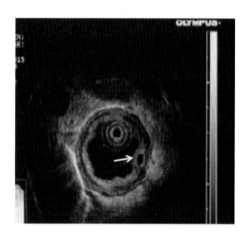
B. 超声内镜像

图 7-81　食管囊肿

②超声内镜下特点：可见边界清晰、起源于黏膜下层的均匀高回声团块，大的脂肪瘤，后方回声衰减（图7-82）。图7-82B可见隆起来源于黏膜下层，呈高回声改变，后方回声衰减。

③鉴别诊断：脂肪瘤起源于第三层黏膜下层，呈高回声均质病变，边界清晰，后方回声衰减。通常注意与息肉鉴别，息肉来源于黏膜层，可呈高回声改变，层次的判断是鉴别点之一，此外脂肪瘤后方回声衰减。

（4）食管早癌

①普通胃镜下特点：食管黏膜粗糙不平，微隆起，病理活检提示癌。

②超声内镜下特点：黏膜层局限性增厚或低回声占位局限于黏膜层，或累及黏膜下层（图7-83、7-84）。图7-83B可见病变局限于黏膜层，局部黏膜层呈低回声增厚，黏膜下层完整。图7-84B可见病变处整个黏膜层增厚，层次不清，呈低回声改变，黏膜下层完整。

③鉴别诊断：早癌指肿瘤局限于黏膜层或黏膜下层，不超过黏膜下层，不管有无淋巴结转移。鉴别的关键点在于病变是否超过黏膜下层。Tis为原位癌，局限于黏膜层。T1期指肿瘤侵及黏膜层或黏膜下层。

（5）食管进展期癌

①普通胃镜下特点：表现为结节样隆起不平，糜烂，质脆易出血，表面不规则溃疡，向周围浸润。

②超声内镜下特点：黏膜隆起表面糜烂，低回声不规则团块，伴局部或全部食管壁结构层次消失（图7-85）。图7-85B超声内镜图可见病变处的5层结构消失，病变浸润至外膜层，尚未突破外膜层。进展期癌深度超过黏膜下层，已浸润肌层或侵及纤维外膜层或突破外膜层侵犯周围血管。超声内镜下表现为病变层次结构消失，呈低回声改变，侵及固有肌层为T_2期，侵及纤维膜为T_3期，侵及食管周围结构为T_4期。

③鉴别诊断：多数食管癌内镜+活检即可明确诊断。部分以食管溃疡为表现的需与食管结核或炎性病变鉴别。食管结核超声内镜可表现为食管壁内低回声占位，有时可穿透食管壁外，其低回声病变内常可见高回声钙化影。确诊尚需病理进一步明确诊断，必要时可以选择FNA辅助鉴别。

（6）食管外压迫性改变

①普通胃镜下特点：黏膜呈球形、半球形隆起，多无桥形皱襞，边界清楚，隆起处表面黏膜色泽与周围一致。

②超声内镜下特点：食管壁的5层结构完整，可见病变系壁外的组织器官压迫所致（图7-86）。图7-86B可见病变处的5层结构完整，可见无回声的主动脉弓外压所致。

③鉴别诊断：外压性病变与内生性病变鉴别的关键点在于前者病变处的5层结构完整，同时可看到外压器官的形态和回声特点。后者起源于黏膜5层中的某一层。外压来源于脊柱（特别是颈胸椎的赘生物）、主动脉、奇静脉、气管、心脏等结构。

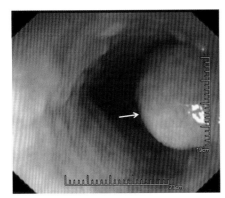

A. 普通胃镜像

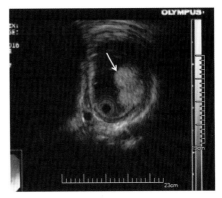

B. 超声内镜像

图 7-82 食管脂肪瘤

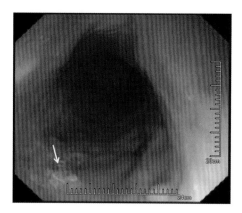

A. 普通胃镜像

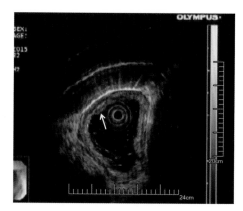

B. 超声内镜像

图 7-83　食管早癌（Tis 期）

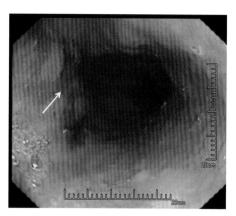

A. 普通胃镜像

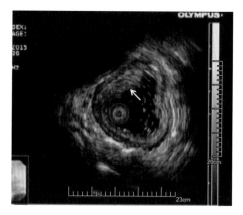

B. 超声内镜像

图 7-84　食管早癌（T1 期）

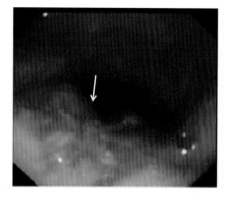

A. 普通胃镜像

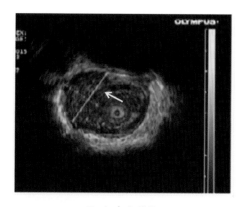

B. 超声内镜像

图 7-85　食管进展期癌

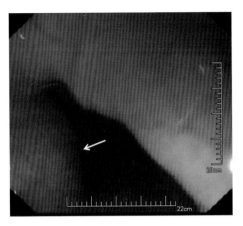

A. 普通胃镜像

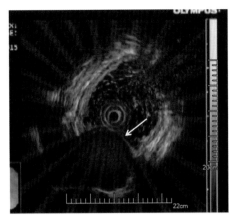

B. 超声内镜像

图 7-86　食管外在压迫性改变

（二）胃疾病

1. 正常胃壁图像

胃壁通常可以呈现 5 层结构，回声显示高—低—高—低—高的表现，分别对应组织学上的浅层黏膜层、深层黏膜及固有层、黏膜下层、固有肌层、浆（外）膜层，高频探头下胃壁分为典型的 5 层结构，细节显示往往优于环扫或线阵超声镜图像（图 7-87）。

2. 胃病的诊断

（1）胃息肉

①普通胃镜下特点：胃镜下可见黏膜隆起增生性病变。

②超声内镜下特点：通常情况下，胃壁息肉会表现为稍高回声或等回声病灶，在超声内镜下观察多数息肉起源于浅或深的黏膜层，炎性纤维息肉也可见与黏膜下层关系密切，带蒂

息肉可以看到黏膜下层部分反折，应注意区分层次，息肉较大时可以见到其中的滋养血管。当回声明显减低时应警惕细胞有恶变的风险。

图 7-88A 显示胃窦后壁近大弯广基隆起，图 7-88B 显示高频探头扫查病变位于黏膜层，呈中等偏低回声考虑黏膜层增生，图 7-88C 显示一例胃体带蒂息肉在环扫超声内镜视野中呈低回声改变，在精细血流模式下显示出息肉中央滋养血管的血流信号。

③鉴别诊断：超声内镜下最重要的观察内容是该病变的起源层次，息肉多表现为黏膜层高回声病变，但当超声图像不典型时较难与平滑肌瘤、异位胰腺、神经内分泌肿瘤等鉴别，此时需要参考最终的病理结果。

（2）脂肪瘤

①普通胃镜下特点：内镜下常可见光滑广基黏膜隆起，色泽发黄，质地软。

②超声内镜下特点：胃壁脂肪瘤会表现为高回声或偏高回声病灶，起源于黏膜下层，其实质内中没有血管性结构，如果使用弹性成像时可见病变质地软。图 7-89A 胃镜显示胃窦近幽门广基隆起。图 7-88B 为环扫超声内镜显示黏膜下层起源的均匀高回声占位，考虑脂肪瘤。

③鉴别诊断：超声内镜下通过回声特点易于与起源于黏膜下层的血管瘤、淋巴管瘤、异位胰腺等鉴别。

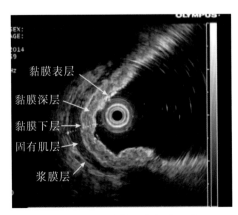

黏膜表层

黏膜深层

黏膜下层

固有肌层

浆膜层

图 7-87　胃壁的正常超声层次

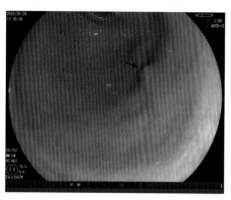

A. 普通胃镜像

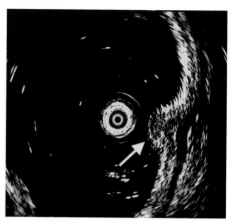

B. 超声内镜像（高频探头）

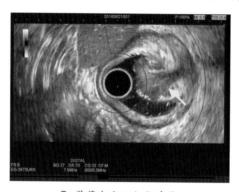

C. 带蒂息肉环扫超声像

图 7-88　胃息肉

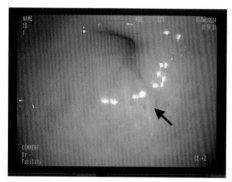

A. 普通胃镜像

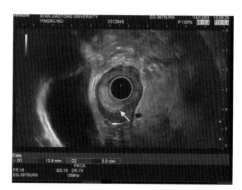

B. 超声内镜像

图 7-89　胃脂肪瘤

（3）囊　肿

①普通胃镜下特点：内镜下常可见光滑有透明感的黏膜隆起，触之质软易变形。

②超声内镜下特点：胃壁囊肿表现为黏膜下层起源的无回声占位，实质内没有血管性结构或者血流回声，质地软，扫描时探头轻压即会明显变形，较小的囊肿可能会因为变形而无法观察全貌。图 7-90A 显示胃体大弯半球形隆起，图 7-90B 为环扫超声内镜显示无回声占位形态受探头压迫而改变，考虑胃囊肿。

③鉴别诊断：因囊肿多位于黏膜下层，因此应与脉络膜起源的血管瘤相鉴别，通常血管瘤无回声腔较小，呈网格状，而囊肿多呈分叶大腔。

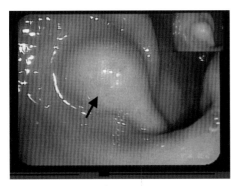

A. 普通胃镜像

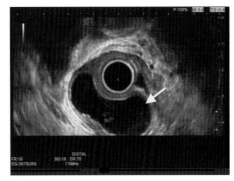

B.超声内镜像

图 7-90　胃囊肿

（4）异位胰腺

①普通胃镜下特点：异位胰腺又称为迷走胰腺，内镜下常可见到脐样凹陷，多位于胃窦或十二指肠，广基隆起，表面光滑。

②超声内镜下特点：病变多位于胃壁的黏膜下层，但有时分界不清楚，可能与固有肌层或黏膜层紧密粘连，超声内镜下表现为不均匀高回声病灶（多为夹杂其间的脂肪组织），有时可以见到腺管样结构。图 7-91A 显示胃体窦交界大弯侧表现光滑的广基隆起，图 7-91B 为环扫超声内镜显示黏膜下层混杂高回声占位考虑异位胰腺。

③鉴别诊断：异位胰腺的超声图像变化较大，不典型时与脂肪瘤、纤维瘤、神经鞘瘤等不易鉴别，甚至有时病变累及固有肌层时可能与间质瘤混淆。

（5）平滑肌瘤

①普通胃镜下特点：内镜下多为广基光滑黏膜隆起，质地硬。

②超声内镜下特点：平滑肌瘤与间质瘤较难区分，超声内镜下表现为起源于固有肌层或黏膜肌层的低回声占位，边界清楚光滑，病变较大时内部偶见回声不均匀。图 7-92A 显示贲门下方小弯侧表面光滑广基隆起，图 7-92B 为高频探头显示固有肌层起源的均匀低回声占位考虑平滑肌瘤。

③鉴别诊断：因病变起源于黏膜肌层或固有肌层，与黏膜下层起源的肿瘤较易区分，但与间质瘤无法鉴别，在胃内平滑肌瘤发生比例较小，多数为间质瘤。

（6）间质瘤

①普通胃镜下特点：内镜下可见球形、半球形或广基光滑黏膜隆起，质地硬，病变生长迅速时多有溃疡形成。

②超声内镜下特点：胃壁间质瘤是起源于胃肠 cajal 细胞的特殊类型肿瘤，免疫组化染

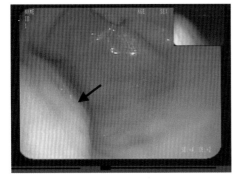

A. 普通胃镜像

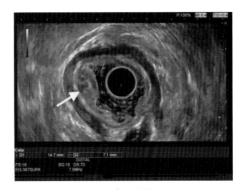

B.超声内镜像

图 7-91　胃异位胰腺

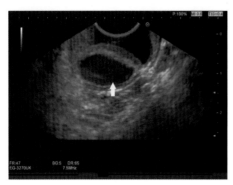

A. 普通胃镜像

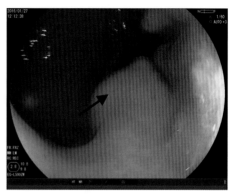

B. 超声内镜像

图 7-92 胃平滑肌瘤

色以 CD117、CD34 阳性为特征，需要通过 FNA 穿刺病理结果与平滑肌瘤或者神经鞘瘤相鉴别。超声内镜下表现为固有肌层起源的低回声占位，图 7-93A 显示胃体后壁隆起性病变，图 7-93B 为环扫超声内镜显示起源于固有肌层均匀低回声占位，同样病变在高频探头下表现为位于固有肌层的均匀低回声占位（图 7-93C），术后病理证实为间质瘤。

③鉴别诊断：病变起源于固有肌层，较小的间质瘤与平滑肌瘤不易鉴别，有时与神经鞘瘤也难以鉴别，但快速生长的间质瘤内部多形成无回声坏死区，并且向周围组织侵犯或转移，超声扫查时应注意这些特点，细针穿刺有助于进一步判断肿瘤性质。

提示恶性度高的表现包括：直径>3cm，边界不规则有浸润性生成的表现，内部有无回声坏死区且血供丰富，周边有肿大淋巴结或者发现转移灶。当出现上述报警征象时应注意全面扫查肝脏、腹膜后区域以判断有无转移灶。

（7）脉管瘤

①普通胃镜下特点：内镜下可见起源于黏膜层下的肿瘤，质地通常中等偏软，表面光滑。

②超声内镜下特点：脉管炎包括血管瘤与淋巴管瘤，在超声内镜下于黏膜下层可见低回声或者无回声病灶，内部无血流信号。往往需要通过 ESD 切除后才能鉴别。图 7-94A 显示贲门左前壁广基隆起性病变，图 7-94B 为环扫超声内镜显示起源于第三层低回声占位，考虑脉管瘤。

③鉴别诊断：脉管瘤的表现多不典型，因此需要注意与囊肿、纤维瘤、胃平滑肌瘤或间质瘤相鉴别。

（8）神经内分泌肿瘤

①普通胃镜下特点：多为较浅且质地偏硬的肿瘤，可单发或多发。

②超声内镜下特点：胃内较少发现神经内分泌肿瘤，超声内镜下多为起源于黏膜深层的低回声占位，可侵及黏膜下层。图 7-95 高频探头显示胃底起源于第二层的均匀低回声占位，术后病理证实为胃神经内分泌肿瘤。

③鉴别诊断：神经内分泌肿瘤的特点为均匀低回声占位，因此应注意与平滑肌瘤、异位胰腺相鉴别。

（9）胃 癌

①普通胃镜下特点：早期胃癌内镜下多表现为黏膜表面微构造与微血管的异常并且存在明确的分界线。

②超声内镜下特点：早期胃癌病变较浅，多表现为黏膜层局部的低回声增厚，如图 7-96 所示，病变局部黏膜层与周边正常胃壁相比略增厚。

进展期胃恶性肿瘤通常于超声内镜下可见胃壁正常层次结构紊乱，多数为低回声融合性病变，依据病变侵犯的程度进行 T 分期，并且在超声镜下往往能够进一步对于胃周的淋巴结进行观察，结合细针穿刺活检术提高 N 分期的准确性。图 7-97A 显示胃体上段后壁溃疡型隆起，覆污苔，图 7-97B 为环扫超声内镜显示胃

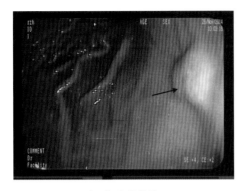

A. 普通胃镜像

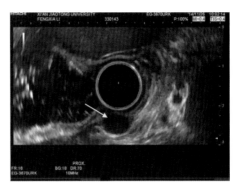

B. 超声内镜像

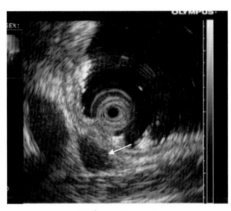

C. 高频探头所见

图 7-93　胃间质瘤

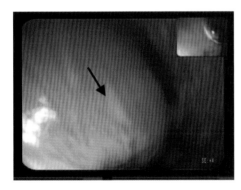

A. 普通胃镜像

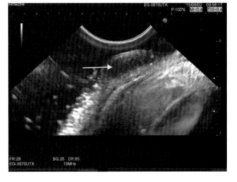

B. 超声内镜像

超 7-94　胃脉管瘤

壁各层融合为低回声占位侵犯脏层腹膜，胃壁外可见淋巴结回声。

胃癌 TNM 分期标准 Tis：原位癌，肿瘤位于上皮内，未侵犯黏膜固有层；T1a：肿瘤侵犯黏膜固有层或黏膜肌层；T1b：肿瘤侵犯黏膜下层；T2：肿瘤侵犯固有肌层；T3：肿瘤穿透浆膜下层结缔组织，未侵犯脏层腹膜或邻近结构；T4a：肿瘤侵犯浆膜（脏层腹膜）；T4b：

肿瘤侵犯邻近组织结构。超声内镜用于 T2 与 T3 期胃癌鉴别时较为困难，需要更加细致耐心的扫查与谨慎的判断。

③鉴别诊断：早期胃癌的鉴别需注意黏膜层息肉或炎症增生也可能表现为类似的超声图像，进展期胃癌如果局限生长时与淋巴瘤通过累及层次不同易于鉴别，但浸润性生长时两者往往不易鉴别，也需要注意与黏膜肥厚性胃炎

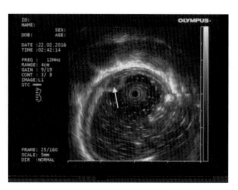

图 7-95　胃神经内分泌肿瘤的超声内镜像

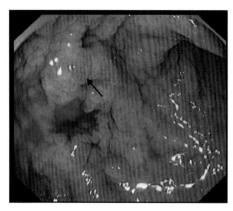

A. 普通胃镜像

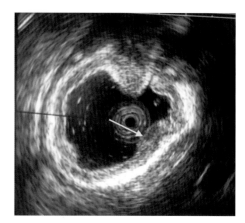

B. 超声内镜像

图 7-96　早期胃癌

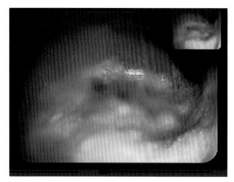

A. 普通胃镜像

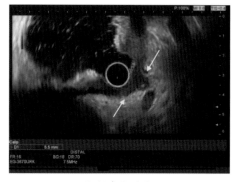

B. 超声内镜像

图 7-97　进展期胃癌

相鉴别。

（10）胃淋巴瘤

①普通胃镜下特点：胃黏膜弥漫性增粗糜烂僵硬。

②超声内镜下特点：显示胃壁第二层显著回声减低增厚伴（或不伴）第三层高回声显著增厚。图 7-98A 显示胃体皱襞弥漫性粗大，糜烂、僵硬，图 7-98B 为环扫超声内镜显示胃壁第二层低回声增厚，病理证实为淋巴瘤。

③鉴别诊断：超声内镜下需要与皮革胃相鉴别，后者主要累及固有肌层，当有黏膜深层浸润时，深挖活检是必要的鉴别手段。

（11）胃溃疡

①普通胃镜下特点：参考前面章节。

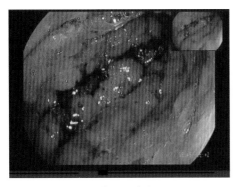

A. 普通胃镜像

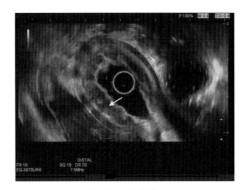

B. 超声内镜像

图 7-98　胃淋巴瘤

②超声内镜下特点：多显示为局部胃壁黏膜层、黏膜深层缺失，代之以高回声纤维坏死物回声，同时黏膜下层中断，固有肌层增厚。图 7-99A 显示胃体上部溃疡灶，图 7-99B 为环扫超声内镜下隐约观察黏膜皱襞集中，固有肌层低回声增厚，黏膜下层中断。

③鉴别诊断：超声内镜下与胃癌不易鉴别，但超声内镜对于溃疡的侵犯深度观察更准确，对胃壁外淋巴的观察更敏感。

（12）胃底静脉曲张

①普通胃镜下特点：在胃底可见到曲张的蓝色静脉团块或者仅见广基发红的黏膜隆起。

②超声内镜下特点：多显示为黏膜下层血管样结构迂曲成团，内部血流丰富，有时可见交通支延伸至胃壁外的静脉曲张，同时追踪扫查脾静脉或门静脉均明显增宽（图 7-100）。图7-100B 为线阵超声内镜显示胃底低回声条索状迂曲血管，图 7-100C 为彩色多普勒证实内

部有血流信号。

③鉴别诊断：超声内镜下因血流信号丰富，因此易于与黏膜下层囊肿、血管瘤等相鉴别。

（三）十二指肠疾病

1. 十二指肠正常声像图

正常十二指肠壁的结构与食管、胃壁大体相同，超声声像图亦为高—低—高—低—高 5 个回声环（图 7-101）。

2. 十二指肠疾病诊断

（1）平滑肌瘤

①普通胃镜下特点：十二指肠壁局限性隆起，表面黏膜光滑，大小从直径数毫米至数厘米不等，常呈类圆形，大者可呈腊肠状。

②超声内镜下特点：来源于黏膜肌层或固有肌层的均匀低回声病灶，边界规则，可为圆形、椭圆形等不同形状（图 7-102）。图 7-102B 可见病变来源于黏膜肌层，呈低回声改

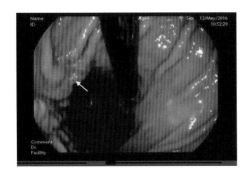

A. 普通胃镜像

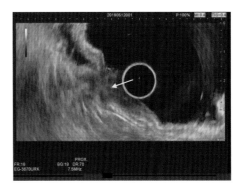

B. 超声内镜像

图 7-99　胃溃疡（图中环扫超声内镜探头方向为水平扫描，Pantex-3670URK）

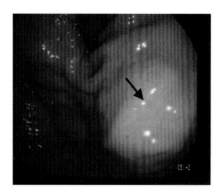

A. 普通胃镜像

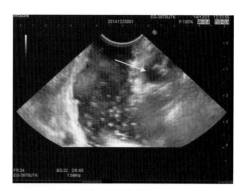

B. 线阵超声内镜像

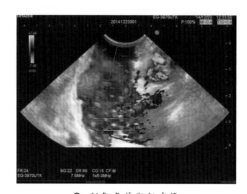

C. 彩色多普勒超声像

图 7-100　胃底静脉曲张

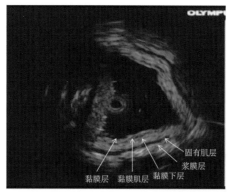

固有肌层
浆膜层
黏膜层　黏膜肌层　黏膜下层

图 7-101　十二指肠壁正常结构超声像

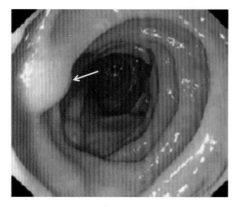

A. 普通胃镜像

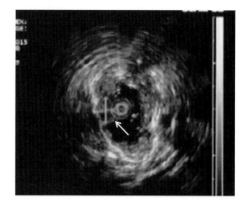

B. 超声内镜像

图 7-102　十二指肠平滑肌瘤

变，内部回声均匀，判断为来源于黏膜肌层的平滑肌瘤。

③鉴别诊断：平滑肌瘤与间质瘤均可来源于黏膜肌层或固有肌层，表现为低回声团块，仅仅通过 EUS 图像尚不能完全明确诊断，通过免疫组化染色可进一步明确是平滑肌瘤、间质瘤，后者 CD34、CD117 为阳性。

（2）脂肪瘤

①普通胃镜下特点：常为局部隆起性病变，表面黏膜色泽苍白或偏黄。

②超声内镜下特点：可见边界清晰、起源于黏膜下层的均匀高回声团块，大的脂肪瘤，后方回声衰减（图 7-103）。图 7-103B 为病变位于黏膜下层，呈均匀高回声改变，后方回声衰减，诊断为脂肪瘤。

③鉴别诊断：脂肪瘤起源于第三层黏膜下层，呈高回声均质病变，边界清晰，后方回声衰减。通常注意与息肉相鉴别，息肉来源于黏膜层，可呈高回声改变，层次的判断是鉴别点之一，此外脂肪瘤后方回声衰减。

（3）息　肉

①普通胃镜下特点：表现为黏膜的局部隆起，表面常伴糜烂、充血等炎症表现。

②超声内镜下特点：表现为源自黏膜层，边界清晰，突向腔内的中等偏高均匀回声团块（图 7-104）。图 7-104B 可见隆起呈稍高回声改变，内部回声均匀，来源于黏膜层。

③鉴别诊断：与黏膜下病变不同，息肉在超声内镜下表现为起源于黏膜层，回声可从低回声到中高回声，一般回声均匀，较大者也可不均匀，边界清楚，黏膜下层完整。

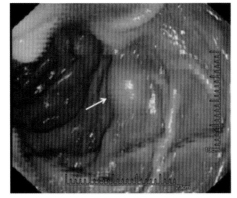

A. 普通胃镜像

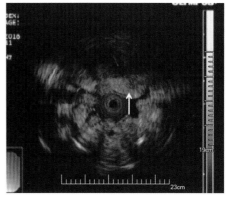

B. 超声内镜像

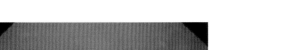

图 7-103　十二指肠脂肪瘤

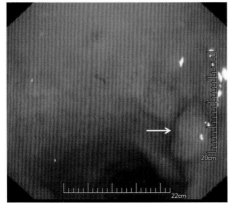

A. 普通胃镜像

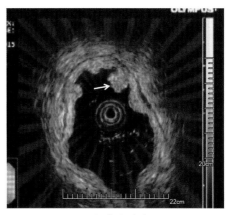

B. 超声内镜像

图 7-104　十二指肠息肉

（4）十二指肠囊肿

①普通胃镜下特点：多为类圆形，表面黏膜光滑，色泽正常，血管纹理清晰。

②超声内镜下特点：表现为来源于黏膜下层的无回声病灶，囊肿后方壁回声增强。图7-105B可见病变来源于第三层黏膜下层，呈无回声改变，后方壁回声增强。

③鉴别诊断：囊肿注意不要误诊为平滑肌瘤，关键鉴别点是看起源层次。前者来源第三层黏膜下层，为无回声结构；后者则来源于第二或第四层，为低回声结构。且囊肿后方声影常增强。鉴别困难时亦可用活检钳触压病变，囊肿压迫易变形。

（5）十二指肠 Brunner 腺腺瘤

①普通胃镜下特点：表现为类圆形或分叶的黏膜下肿物，表面可见正常小肠绒毛结构。

②超声内镜下特点：为类圆形中高回声团块，边界较清楚，多回声均匀，可见到腺管样结构，大多来源于黏膜下层。图7-106B可见病变呈分叶状，来源于黏膜下层，内部可见腺管样结构。

③鉴别诊断：此病变需与异位胰腺相鉴别，两者均可来源于黏膜下层，内部可见腺管样结构。后者在内镜下可见到中央有脐样凹陷，触之不可活动，病变通常与周围组织分界不清。

（6）十二指肠息肉样潴留性囊肿

①普通胃镜下特点：表现为柱状的黏膜下肿物，表面光滑，色泽与周围黏膜一致。

②超声内镜下特点：可见病变来源于黏膜层，内部可见多个囊状无回声改变。图7-107B可见病变来源于黏膜层，病变以高回声

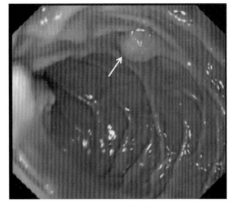
A. 普通胃镜像

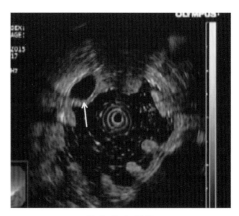
B. 超声内镜像

图 7-105　十二指肠囊肿

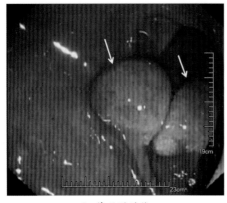
A. 普通胃镜像

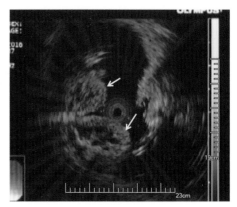
B. 超声内镜像

图 7-106　十二指肠 Brunner 腺腺瘤

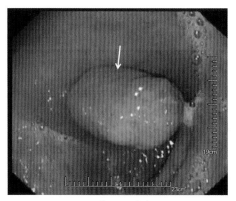

A. 普通胃镜像

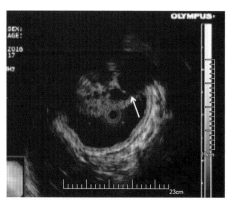

B. 超声内镜像

图 7-107　十二指肠息肉样潴留性囊肿

为主，内可见大小不等多个囊，囊内呈无回声改变。

③鉴别诊断：该病变通过 EMR 完整切除后，病理诊断确诊。

（四）超声内镜引导下的活检诊断和治疗应用

超声内镜引导下细针穿刺术（fine needle aspiration，FNA）是超声内镜领域划时代的技术，在线阵式超声内镜下可以实时观察穿刺针的轨迹，保证了穿刺过程的安全性与准确性，目前广泛应用于纵隔占位、盆腔占位、胰腺及腹腔与腹膜后占位、胃肠道黏膜下肿瘤、肝胆占位、肾上腺占位（左）等的穿刺病理诊断。

1. 细针穿刺消化管壁病变

EUS 通常在区分胃肠道黏膜下病变的起源上具有无可比拟的优势，但在确定其病理性质时准确性较低，例如间质瘤与平滑肌瘤无法有效的鉴别，例如纤维瘤、神经鞘瘤、脉管瘤等因缺少准确的诊断标准往往难以给出确定的诊断，因此 FNA 可以用于这类病变的进一步病理确诊。

图 7-108 为一例胃体上段后壁广基、隆起性占位，超声内镜表现为固有肌层的不均匀低回声占位，边界清晰，用线阵超声内镜做穿刺，显示 FNA 过程中穿刺针于病变内部抽取细胞及组织，穿刺病理结果证实为间质瘤。

2. 细针穿刺纵隔病变

纵隔内常见肿大的淋巴结和不明原因包块，甚至可能有肺部占位侵及纵隔的情况发生，超声内镜引导下通过食管壁行 FNA 是这类疾病鉴别诊断或肿瘤分期的重要工具，在超声引导下可以避开纵隔内的大血管或者气管、心脏等重要结构获得病理标本。

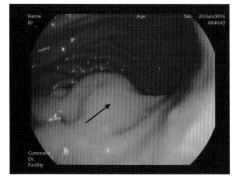

A. 普通胃镜像

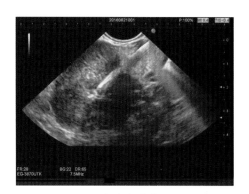

B. 超声内镜像

图 7-108　细针穿刺的超声像

图 7-109A 为胸部 CT 显示上纵隔内占位性肿物，图 7-109B 为线阵超声内镜引导下进行 FNA，C 为细胞涂片提示鳞状细胞癌。

3. 细针穿刺治疗胃底静脉曲张病变

胃底静脉曲张多继发于门静脉压力升高，食管或胃底静脉曲张的套扎与硬化剂治疗可参考有关章节，超声内镜引导下硬化剂注射联合钢丝圈栓塞是另外一种可供选择的方案，其优点在于超声实时引导下可以精确地选择曲张血管，并且可以在一次操作中或者分次操作闭塞全部可见的血管，预后更好。

图 7-110 为一例超声内镜引导下穿刺治疗胃底静脉曲张的过程，图 7-110A 为胃镜下显示的胃底静脉曲张；图 7-110B 为线阵超声内镜引导下植入钢丝圈并注射硬化剂栓塞治疗；图 7-110C 为 X 线下观察钢丝圈位置；图 7-110D 为栓塞治疗 1 周后复查胃镜显示静脉曲张消失。

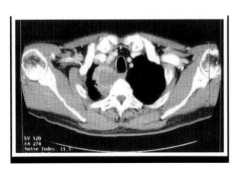

A. 胸部 CT

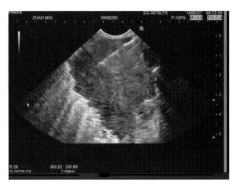

B. 超声内镜引导下穿刺

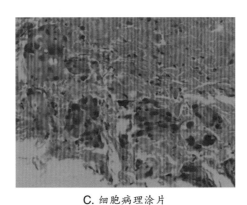

C. 细胞病理涂片

图 7-109 一例纵膈穿刺超声像

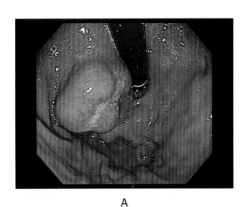

A

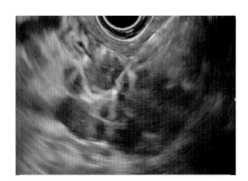

B

图 7-110 超声内镜引导下穿刺治疗胃底静脉曲张的过程一例

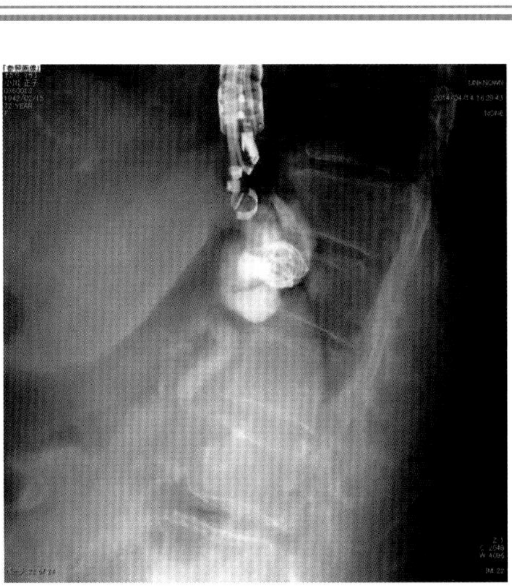

C

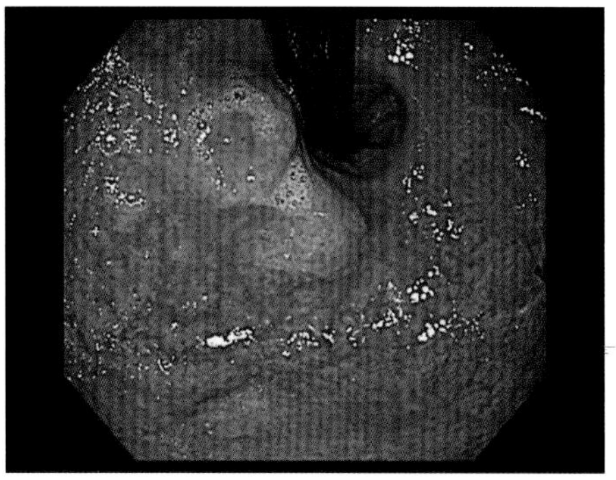

D

（续）图 7-110

（马师洋　贾　皑）

第六节　磁控胶囊胃镜检查

一、磁控胶囊胃镜介绍

磁控胶囊胃镜是目前世界上最先进的具有完全中国自主知识产权的胶囊内镜系统。以GIVEN为代表的第一代胶囊内镜极大地方便了小肠疾病的检查，而磁控胶囊胃镜作为第二代胶囊内镜，则带来了胃部疾病筛查的技术革命和产品创新，对于扩大消化道检查人群范围，提高消化道疾病尤其是早期癌症的检出率具有重大现实意义。

二、产品原理

磁控胶囊胃镜的原理主要是在第一代胶囊内镜的基础上，内植永久性微型磁极，依靠体外磁场，精确控制进入人体内的胶囊胃镜的运动、姿态和方向，实现主动控制、精准拍摄的功能，主要用于胃部疾病的诊断，也可用于小肠等消化道疾病的诊断。该系统共由5个部分组成：定位胶囊胃镜、磁控胶囊内镜控制系统、ESNavi软件、便携记录器和胶囊定位器。

三、系统组成

（一）定位胶囊胃镜

磁控胶囊胃镜为胶囊形状的内镜，长27mm，直径11.8mm，视角140°±10%，图像原始分辨率480×480，拍摄帧率每秒2张，拍摄时长10h，照明为5个LED照明闪光灯。外壳为符合生物相容性的高分子材料，内置有微型图像采集单元，专用图像处理模块，无线收发单元、自动打光模块，磁感应单元和运动参数传感模块等共200余个电子、光学和机械结构部件，从而实现自动拍摄人体消化道内部影像，并实时将影像和运动参数无线传输到体外的功能。磁控胶囊胃镜可以在体外磁场的控制下实现5个维度（前后、左右、上下、水平旋转、垂直旋转）的运动，从而实现对胃部腔体的全方位观察（图7-111）。

（二）磁控胶囊胃镜控制系统

磁控胶囊胃镜控制系统由平移旋转台和操作控制台构成（图7-112）。主要功能：①平移旋转台：包括检查床、磁球和控制系统。检查床在受检者检查时使用，可通过控制系统实现导出或导入，方便受检者上下床。磁球为永磁体，产生的磁场用于控制胶囊的运动。控制系

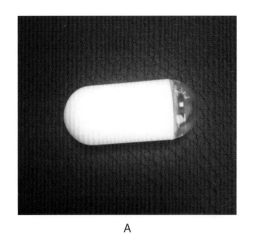

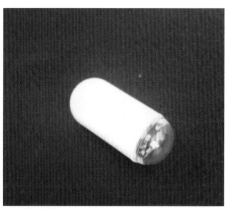

A

B

图 7-111 胶囊胃镜外形

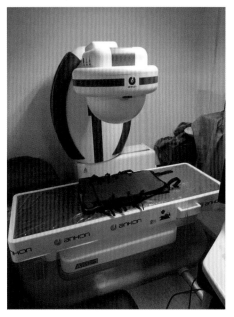

A. 检查床和磁球

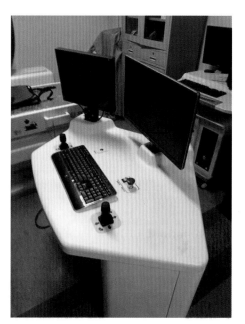

B. 操作控制台

图 7-112 磁控胶囊胃镜控制系统

统可驱动检查床的导入和导出，可实现磁球三轴直线运动和两轴旋转运动。②操作控制台：由相应控制面板、计算机、医学专用显示器及专用打印机组成。设备操作人员通过在控制面板上的操作即可在显示器上实时进行人机交互，精确控制胶囊的运动。

（三）ESNavi 软件

ESNavi 软件安装并运行在控制和影像工作站上，可以实时控制胶囊在胃内的运动并显示拍摄到的消化道中的影像。软件会自动保存所有检查信息，方便检查后医生阅片和生成检查报告。软件还包括有患者病例管理系统。所有影像和患者信息由数据库管理，安全可靠（图7-113）。

（四）便携记录仪和检查服

受检者在整个胶囊胃镜检查过程中均必须穿着马甲式检查服，分大小两个型号，穿戴便捷，活动卡扣可调整适用于不同身材的受检者（图7-114）。

（1）主要参数 总重量<1kg，存储介质

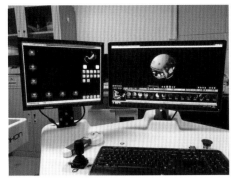

A. 实时监控界面

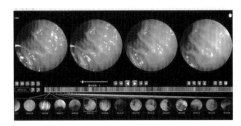

B. 阅片界面

图 7-113　实时控制界面

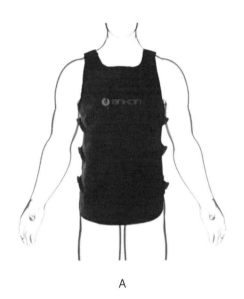

A

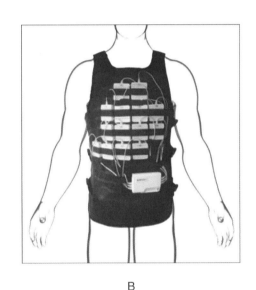

B

图 7-114　马甲式检查服

4GB SD 卡（内置），电源可充电锂电池，充电时间 2~4h，连续工作时间≥10h，数据线接口 USB 2.0。

（2）主要功能　内置便携式数据接收装置和可充电锂电池，在检查过程中用来接收和存储胶囊无线传输出来的图像数据，可通过数据线与操作台的专用计算机连接，实现图像数据的实时观看和导出。

（五）胶囊定位器

独创磁感应技术，无辐射。无论胶囊是否处于开启状态，都能随时检测出胶囊是否还在体内，以及在体内的大概位置。而其他胶囊内

镜产品如需确认胶囊是否还在体内，需要去医院接受腹部 X 线检查（图 7-115）。主要功能：胶囊定位器主要有两个功能，即"开启胶囊"和"探测胶囊"。

四、检查方法

1. 预检并签署知情同意书

通过询问病史等手段确认受检者是否适合接受磁控胶囊胃镜检查，并签署知情同意书。胃肠道准备：服用祛泡剂和祛黏液剂，适量饮水（500~1 000mL）以充盈胃腔。

2. 穿戴检查服

（1）穿戴检查服之前嘱受检者除去身上所

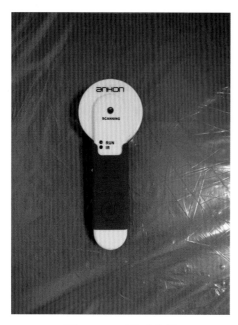

图 7-115 胶囊定位器

有金属和磁性物品，如皮带、手机、手表等。

（2）穿戴检查服，以便接收和存储胶囊无线传输的图像数据。

（3）受检者平卧于检查床上后，通过数据线连接主机与检查服。

（4）录入信息　录入受检者及本次检查的相关信息，包括受检者姓名、证件号、病史、联系电话、检查编号及胶囊编号等。

3. 吞服胶囊

卧位，用少量清水吞服胶囊。

4. 实施检查

（1）食管　胶囊经过食管的过程中，拍摄食管。

（2）胃　整个胃部检查时间 15~20min，不同胃部病变情况、不同胃肠道准备质量，可能会导致检查时间延长。

①左侧卧位：控制胶囊移至胃底上壁处，拍摄胃底以及贲门。

②平卧位：控制胶囊移至胃体和胃底交界处，拍摄胃体。

③平卧位：控制胶囊移至胃窦处，拍摄胃角以及胃窦。

④右侧卧位：控制胶囊移至幽门处，拍摄胃窦以及幽门。

注：通过上述步骤，可以完成对胃部重点解剖部位的观察，依次包括贲门、胃底、胃体、胃角、胃窦和幽门，在每个部位的观察过程，操作人员可通过操作杆的控制，以及 360° 旋转、倾斜 45°、垂直向上、垂直向下等快捷键的配合，对相应部位的观察位置、观察角度进行调整，从而实现对胃黏膜的全方位 360° 的观察（图 7-116）。

5. 阅片及图像分析

医生利用 ESNavi 阅片软件，对获取的图像进行分析，写出诊断报告。

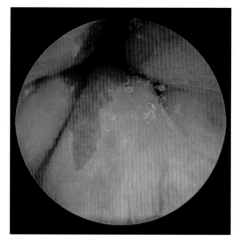

A. 食管　　　　　　　　　B. 贲门（正面）

图 7-116 胶囊胃镜下各部位所见

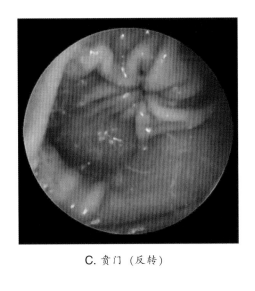

C.贲门（反转）

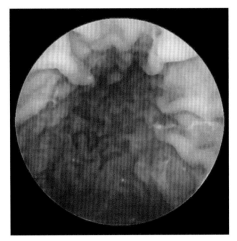

D.胃底

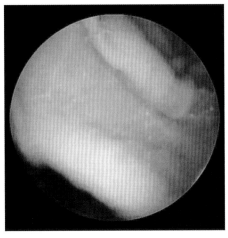

E.胃角

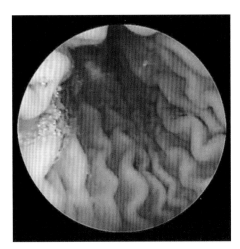

F.胃体

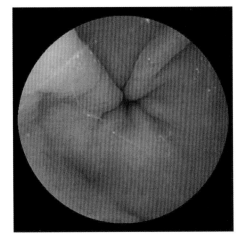

G.幽门

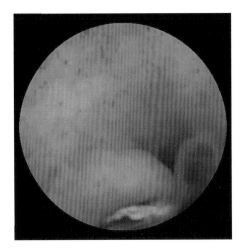

H.十二指肠球部

（续）图 7-116　胶囊胃镜下各部位所见

五、适应证和禁忌证

（一）食管检查主要适应证

（1）疑似 Barrett 食管。

（2）疑似食管炎。

（3）疑似食管静脉曲张。

（4）需要食管内镜检查，但不愿接受或不能耐受普通或麻醉胃食管镜检查者。

（二）胃部检查主要适应证

（1）疑似胃炎。

（2）疑似食管胃底静脉曲张，或监测并指导其治疗。

（3）监测非甾体类消炎药相关性胃黏膜损害。

（4）需要胃镜检查，但不愿接受或不能耐受普通或麻醉胃镜检查者。

（5）普通人群的胃部疾病筛查。

（6）高危人群的胃部疾病筛查。

（7）临床上需要排除胃部疾病者。

（三）禁忌证

见知情同意书。

六、胃病举例

（一）幽门前壁可见片状充血糜烂，表面有渗出，诊断为胃炎（图 7-117）。

（二）胃体上段后壁可见一分叶状隆起，有蒂，诊断为息肉（图 7-118）。

（三）胃角部处可见一深凹陷上覆白苔，周边黏膜充血、水肿，诊断为溃疡（图 7-119）。

（四）于胃体上后壁处可见凹陷上覆污苔，周边黏膜不规则、呈结节状，诊断为胃癌（图 7-120）。

附：磁控胶囊胃镜检查知情同意书（包括术前准备、注意事项、禁忌证等内容）。

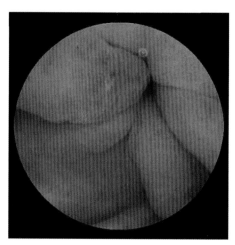

图 7-117　胃炎

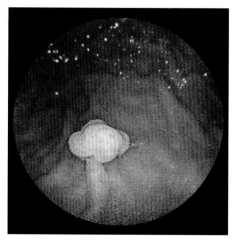

A　　　　　　　　　　　　　　B

图 7-118　胃息肉

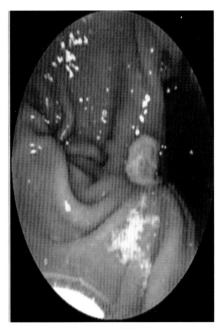

图7-119　胃溃疡

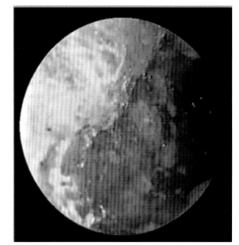

图7-120　胃癌

磁控胶囊胃镜检查知情同意书

为使磁控胶囊胃镜检查更加顺利，并使您的检查更加清晰有效，请仔细阅读以下内容并充分理解，不理解相关内容的受检者可询问工作人员。

磁控胶囊胃镜检查的时间：为了详细观察各部位并减少漏诊，检查过程至少需要15min或更多时间，所花时间均为保证检查效果，所以请充分理解并配合。

1. 正确的胃清洁准备过程

（1）检查前胃清洁准备　检查前一天晚8点开始禁食及禁有色、含气饮料或茶水，检查当日早上需喝清水至少 300~500mL。

（2）受检者检查前 45min 开始饮用碳酸氢钠 1g+1g 链霉蛋白酶 20 000U 配 100mL 40℃温水溶液进行去胃黏液准备。

（3）受检者检查前 30min 开始饮用 5~10mL 西甲硅油兑 300~500mL 40℃温水溶液进行胃内消泡准备。

（4）检查当天穿宽松服装，尽量勿携带金属物品。

2. 磁控胶囊胃镜检查禁忌证

如有以下任意一种情况者，不建议行此项检查，请在检查前务必将患者自己有关的情况主动告知操作医生：

（1）已知或怀疑消化道梗阻、狭窄、瘘管或憩室。

（2）吞咽障碍性疾病。

（3）孕妇以及婴幼儿。

（4）各种急性肠炎、严重的缺血性疾病及放射性结肠炎，细菌性痢疾活动期、溃疡性结肠炎急性期，尤其是爆发期；

（5）有充血性心力衰竭或有重度通气功能障碍。

（6）对高分子材料过敏或对检查中需要用的药物过敏。

（7）病情危重，难以保证检查过程安全性者。

（8）精神疾病患者。

（9）将要在吞服胶囊的 7d 内接受核磁共振检查。

（10）体内已安装心脏起搏器、除颤器或其他植入性设备或材料者。

（11）既往有消化道手术史。

（12）医生认为存在不适合此种检查的任何其他原因。

3. 磁控胶囊胃镜检查注意事项

（1）检查前一天晚 8 点之后禁食、禁有色、含气饮料及茶水，曾有消化道梗阻者须向医生说明，检查当日保持空腹。

（2）检查结束后可进食软、温冷、易消化食物、特殊情况遵循医嘱。

（3）磁控胶囊胃镜检查对胃清洁要求较高，受检者在接受检查前必须严格做好准备工作，原有急慢性疾病史者检查前应先主动向医护人员说明；检查时尽量放松，配合医生顺利完成检查。

（4）磁控胶囊胃镜检查的并发症虽低，但极少数受检者仍可能发生，包括消化道穿孔、胶囊胃镜潴留及轻微腹部不适等。

检查者需对上述注意事项仔细阅读并签字。

检查者或家属签字：＿＿＿＿＿＿＿＿＿＿

检查者或家属联系电话：＿＿＿＿＿＿＿＿

检查日期：＿＿＿年＿＿＿月＿＿＿日

（郭晓燕　姜　炅）

下篇

胃镜下治疗

Gastroscope Therapeutics

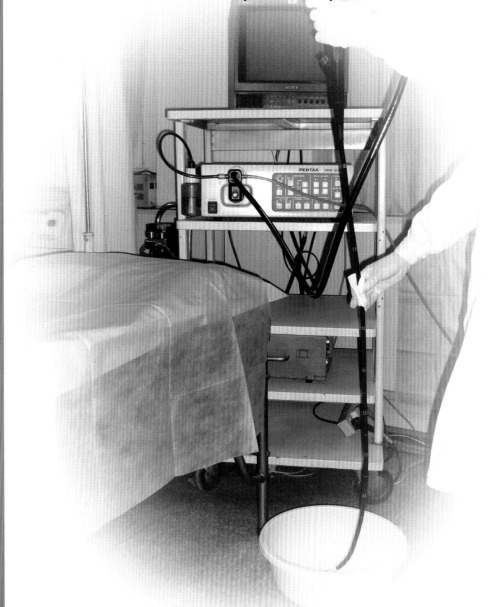

第 **8** 章 常用内镜治疗仪器介绍

第一节 高频电治疗仪

电流通过人体可产生两种效应，即神经效应和热效应。通常家庭用的交流电为低频电流，频率为 50~60Hz，若作用于人体可使肌肉收缩，如通过心脏可引起心室颤动，有致死危险；高频电也为交流电，但电流频率在 100kHz 以上，临床常用 300~1 000kHz 高频电流，也称无线电频率，此种电流已无神经效应，仅有热效应被用于临床。

1. 作用原理

高频电刺激组织，由于频率快，第二次刺激落到组织的绝对不应期，不论第二次刺激多强，也不会引起组织兴奋，故无神经肌肉反应。但高频电可使组织细胞离子兴奋，并碰撞其他细胞微粒，使细胞温度升高，组织凝固坏死。高频电的产热与通电时间、波形种类、电极大小等有关。如电流强度相等，则作用电极面积越小，局部电流密度越高，产生温度越高；相反电极面积越大，电流密度低，产热就低（图 8-1）。

2. 设备简介

高频电治疗仪由高频电源、波形及功率控制键、作用电极、肢体电极等组成。作用电极可分单极和双极两种，以单极最常用，双极电极头端分阳极和阴极，用特殊材料绝缘，不用装肢体电极，因其价格昂贵且耐久性差，因而限制了使用。仪器还带有报警装置，如仪器故

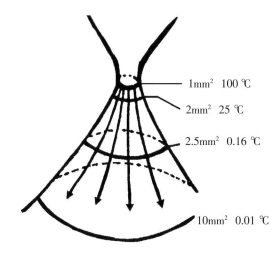

图 8-1 作用电极面积与局部温度关系的示意图

1mm² 100 ℃

2mm² 25 ℃

2.5mm² 0.16 ℃

10mm² 0.01 ℃

障或电极接触不良，会发出报警信号，以便操作者查验（图 8-2）。

高频电源可发出 3 种波形，即切开波（cutting wave）、凝固波（coagulation wave）、混合波（blend wave），此 3 种波形可由仪器控制。切开波为一连续正弦波，凝固波为非连续衰减波，混合波为切开波与凝固波的混合波

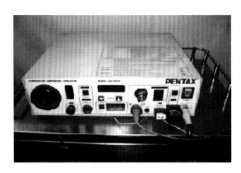

图 8-2 高频电治疗仪

形，兼有切开和凝固作用（图8-3）。一般凝固波的功率比切开波电流少1/3。

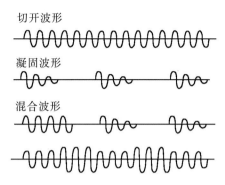

切开波形

凝固波形

混合波形

图8-3 高频电流的波形

但并非意味着所有情况下切开波仅有切开作用，凝固波只有凝固作用。如功率小的切开波也有凝固作用，功率大的凝固波也有切开作用（图8-4、8-5）。

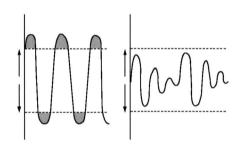

图8-4 正常功率下的切开、凝固

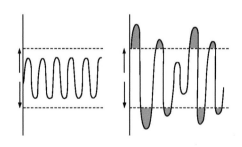

图8-5 功率过小的切开波和功率过大的凝固波

3. 高频电治疗注意事项

（1）使用前注意事项

1）患者准备同普通内镜，但不得用甘露醇准备肠道，因其可使结肠内积存危险易爆气体。装心脏起搏器及脑内埋电极者禁忌。骨骼装有金属物（钢板、金属钉等）、消化道及心血管有放置金属支架的患者要慎用。

2）向患者及家属充分说明实施治疗的意义和方法，特别告知有出血、穿孔等并发症，如发生需紧急输血或手术，并在知情同意书上签字。

3）检查高频电治疗仪，注意地线、报警装置及功率调节钮的位置。

4）电刀性能、连线是否牢靠、是否绝缘，特别注意电刀头端有无组织黏附，因组织黏附可影响导电性能，必须擦洗干净。

5）测量电力强度：具体方法为在与患者相连的肢体电极板上放置一小块湿肥皂，将电凝器（圈套器）头端轻触肥皂并通电，如引起电火花发生，此时的电力强度为最低电力强度，若将圈套器伸出，使圈套环直径与欲切息肉蒂部直径相同，再轻触肥皂通电，引起电火花，为切除息肉的最大电力强度。

6）将肢体电极在患者下肢贴牢，检查台的金属露出部须用包布覆盖，勿使患者皮肤与金属直接接触。

（2）使用中注意事项

1）根据临床情况不同及个人经验选择凝固波、切开波或混合波。笔者单位习惯使用混合波，通过降低或升高电流强度，可分别产生凝固或切开效果，在切开的同时也有适当的凝固层形成，同时有止血作用，使用较方便。

2）使用圈套器时注意勒紧后再通电，如出现白色凝固层，说明起到了凝固效果。若凝固层出现冒烟现象，说明产生电火花，出现了切割效果。切勿用机械力量切割，以免引起出血。

3）通电时注意患者反应，如诉说疼痛应立即中止通电，此为伤及消化管肌层的信号，如不停止有可能引起穿孔。

4）正常功率下，如息肉仍不能顺利切除，应考虑有电流分流的情况存在，不应盲目增大功率，待分流解除后再通电，可避免烫伤、穿孔、出血等并发症（图8-6）。

4. 高频电治疗的副作用

主要有出血、穿孔，其次为烧伤、结肠

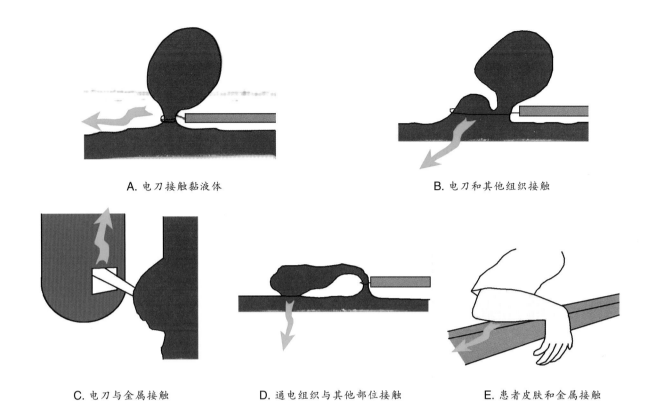

A. 电刀接触黏液体

B. 电刀和其他组织接触

C. 电刀与金属接触

D. 通电组织与其他部位接触

E. 患者皮肤和金属接触

图 8-6　电流分流的多种情况

爆炸。

5. 临床应用

主要用于息肉切除、内镜黏膜切除术等（具体见相关章节），也可用于小息肉的活检和切除，即热活检法，具体方法如图 8-7 所示。

热活检法适合于小的宽基底息肉，既可取少量组织送病理检查，又可使残存部分脱落。用热活检钳钳住息肉后，牵拉钳体使息肉基底部呈天幕状或哑铃状，通电后因狭窄部电流密

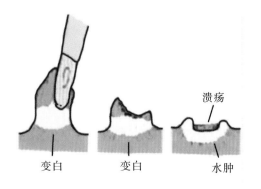

变白　　　变白　　　水肿

溃疡

图 8-7　热活检法

度大，故该部温度高，组织会发生凝固坏死，而钳杯咬下的息肉因温度不高而保持完好，可送病理学检查。

第二节　氩等离子体凝固治疗仪

氩等离子体凝固（argon plasma coagulation，APC）是一种特殊治疗措施。氩气经电离后形成具有导电性的氩等离子体，可将传导高频电凝电流所产生的热效应来达到凝固组织和止血的目的（图8-8）。

1. 氩等离子体凝固的作用原理

氩气在高频电和组织之间产生的电场作用下被离子化，形成氩等离子体。此氩等离子体在电极和靶组织表面之间形成微弱电火花，它能引导高频电流到达组织表面，氩等离子体凝固不会炭化或气化组织，氩等离子体凝固的热效应仅限于组织失活、凝固、干燥及干燥后所产生的组织固缩（图8-9）。

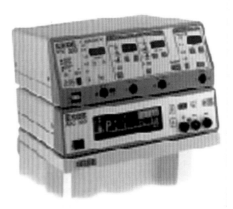

A

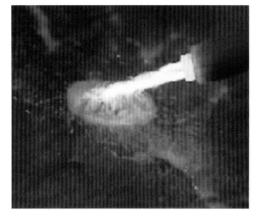

B

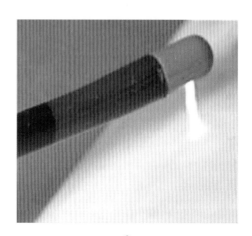

C

图 8-8　氩等离子体凝固治疗仪和作用电极

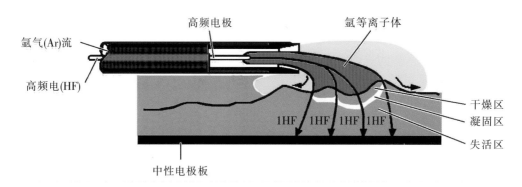

图 8-9　氩等离子体凝固作用原理示意图

氩等离子体凝固的物理特性是氩等离子体沿着电极和组织间的电场方向流动，离子流从电极到达最近的导电组织，组织一旦干燥，就会失去导电性，离子流会自动从干燥组织流到湿润组织，直到相近组织表面被烧灼干燥。所以氩等离子体凝固作用的深度仅限制在一个很小范围，一般在 3mm。

2. 仪器简介

氩等离子体凝固治疗仪由氩气源和高频电源及氩等离子体凝固探头组成，氩气源由氩气瓶、减压阀和控制器组成，可以自动调节氩气流量和压力（图 8-10）。

一般设定氩气流量为 1.2~2.0L/min，功率

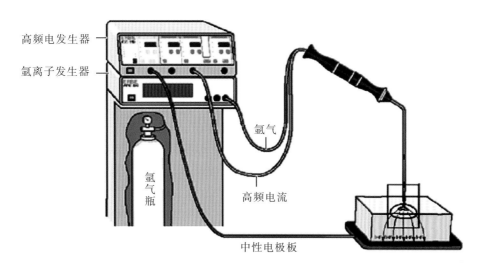

高频电发生器

氩离子发生器

氩气

氩气瓶

高频电流

中性电极板

图 8-10 氩等离子体凝固治疗仪构造示意图

在 35~80W。将氩等离子体凝固探头通过内镜活检钳孔插入至胃肠道，探头离镜头需伸出至少 1cm，以免损伤镜头。探头电极头部标有黑色线状标记，在直视下应可见到探头电极头端远侧第一个黑色环 (图 8-11)，探头离作用部位 2~3mm，不要接触组织，也不能离得太远，以保证氩气的有效电离。

3. 仪器特点

本仪器将氩气和高频电结合使用，高频电使流经电极末端 2~10mm 处的氩气离子化，氩离子束可以导电，故使其流向组织而发生产热作用。探头无须接触组织，故不会产生组织粘连，氩离子束自动流向出血部位，可连续止血，电凝深度限于 3mm 以内，可防止薄壁器官穿孔。使用氩等离子体凝固时无冒烟、气化、炭化现象。应采用短时多次启动，而不是长时少次启动。本仪器也可单独应用高频电功

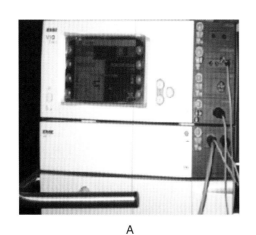

A

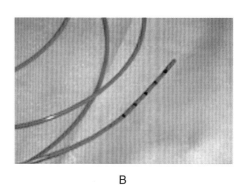

B

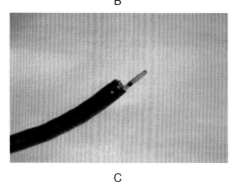

C

图 8-11 氩等离子体凝固治疗仪和探头电极黑色标记

能，为混合波形，已设定电切和电凝交替工作的自动程序。

4. 氩等离子体凝固的副作用

（1）氩气流量过大可引起腹胀，为避免大量氩气进入胃肠道，应不断负压抽吸排出气体。

（2）不要将已启动的氩等离子体凝固的电极紧贴组织或器官，有可能造成气肿或器官壁损伤。

（3）在置入支架的食管等部位操作时不要将氩等离子体凝固电极直接接触金属，以免金属传热，造成非治疗部位的损伤。

5. 临床应用

主要用于凝血及使组织失活，故可用于除静脉曲张外的各种消化道出血的止血、小隆起病变及肿瘤的姑息治疗。

第三节　微波治疗仪

微波（microwave）是电磁波中的一个特定频段，微波能使介质或物体的阴、阳离子的极性分子发生振动而产生热能。在生物细胞内的各种离子也是由于这种电场作用而产生热效应，称之为"微波热能"。

1. 作用原理

微波的波长由 0.1mm 至 100cm，频率在 300MHz 至 300GHz，可分为 4 种波：分米波（10~100cm），厘米波（1~10cm），毫米波（1~10mm）和亚毫米波（0.1~1mm）。目前所用内镜微波治疗仪的频率为 2 450MHz± 50MHz，波长 12cm 的分米波，以每秒 $2450×10^6$ 次振动，使组织中水分子迅速振动（水分子中氧为负电荷、氢为正电荷），产生类似摩擦的效应，使组织温度上升，水分蒸发，组织凝固，但不会炭化（微波产热一般不超过100℃；图 8-12）。

2. 设备简介

内镜微波治疗仪由微波发生器、同轴导线及辐射器组成，导线为金属导丝，外有隔热材料包裹，可通过内镜活检钳孔道插入消化道，顶端为辐射器，由特种金属组成，要求不易融化、不易变形、不易黏附组织，可制成针形、球形等不同形状（图 8-13、8-14）。一般导线插入内镜，头端离内镜头2cm为宜，离得太近有可能损伤镜头。仪器有功率控制键及定时装置，可调节功率及作用时间，用脚踏开关控

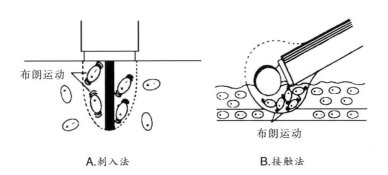

A.刺入法　　　　B.接触法

图 8-12　微波作用原理

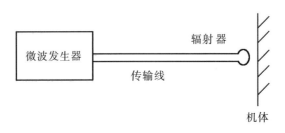

图 8-13　微波发生系统示意图

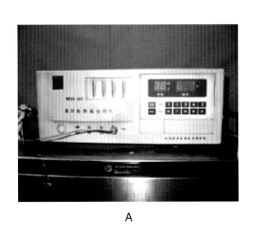
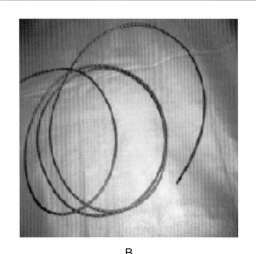

A

B

图 8-14　微波治疗仪和辐射器

制，功率以"mA"或"W"为单位，时间以"s"为单位，一般一次定时4s或5s，可根据情况使用多次。

3. 微波特点

（1）由于微波产热不如高频电高，因此组织凝固适度，引起出血、穿孔的危险性小。动物实验表明，功率在 40~80mA、作用时间为10~30s 时，胃黏膜损伤仍局限于黏膜层，延长作用时间也不增加深度，但凝固范围有所增大。人体观察，一直径 2cm 范围的凝固组织，24h 后仅表层上皮脱落，大部分凝固组织仍存在；3d 后凝固组织大部脱落形成溃疡；7d 后黏膜再生，肉芽组织增生，溃疡缩小；1 个月后瘢痕形成。

（2）不用肢体电极，装置简单。

（3）本法简单易学。

4. 微波凝固治疗的副作用

（1）烧灼食管病变时患者有胸骨后疼痛。

（2）导线辐射头与组织接触有时可能粘连，撕脱组织易造成出血。

（3）电火花也可导致肠中易燃气体爆炸。

（4）植入心脏起搏器患者不能使用微波治疗。

5. 临床应用

可用于胃肠黏膜出血的止血治疗、息肉治疗、胃肠道狭窄治疗等。常用功率为 50~80mA，通电 5~10s（图 8-15、8-16）。

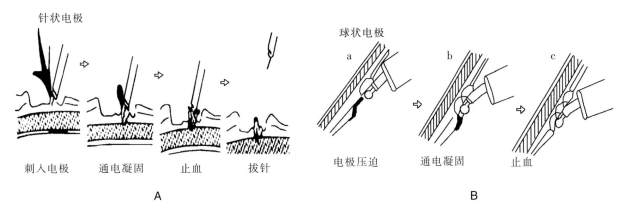

针状电极

刺入电极　　通电凝固　　止血　　拔针

A

球状电极

a　　　　　b　　　　　c

电极压迫　　通电凝固　　止血

B

图 8-15　上消化道出血微波止血治疗示意图

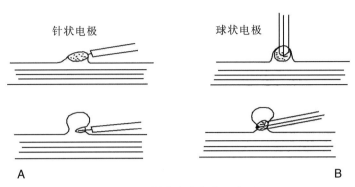

针状电极　　　　　　球状电极

A　　　　　　　　　　B

图 8-16　微波治疗息肉示意图

第四节　消化内镜电外科工作站

消化内镜电外科工作站是电外科工作站智能化、模块化及人性化发展趋势下的一个分支，目前市场上的代表性产品是德国 ERBE 公司的 VIO 200D 与氩等离子体凝固器 APC2 组成的整合设备（含其他附件；图 8-17）。由于具备良好的人机交互功能、模块化设计理念以及随时可更新软件及硬件组合等优势成了内镜医生日常工作中不可或缺的帮手。

ERBE VIO 200D 型氩气刀是适合内镜下使用的消化内镜工作站，具有器械自动识别（即插即用）功能，电极末端气体压力自动恒定，可配多种可重复使用 APC 电极，专利技术的电极末端色环标记，最主要的是它具有独特的消化内镜专用模式 ENDO CUT IQ（内镜电切）功能。在胃肠道息肉切除过程中可良好控制切割速度，息肉切除时具有良好的止血功能；初始切割时通过 PPS 功率补偿系统给出高功率混凝波形，使初始阶段就能顺利切开组织。另外，该系统还配备了独立程序应用于十二指肠乳头切开术（EST）。

CUT CONTROL 系统检测阻抗变化，自动调节功率，使得后续切割顺利，收放自如；可控电凝深度，防止组织穿孔，可控深度为 1~4mm。在使用新型环形 APC 电极时，气流向四周喷射，无须旋转电极尤其适用于狭窄部位再通，亦适宜于较难定位部位病变的治疗，全面

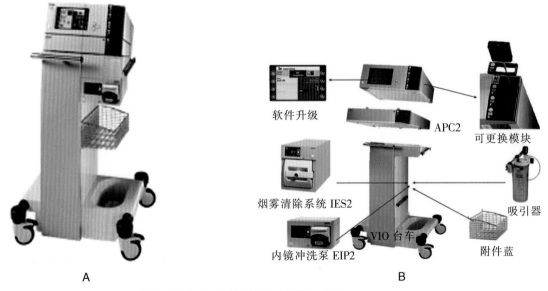

软件升级　　　　　APC2　　　可更换模块

烟雾清除系统 IES2　　　　　　　　吸引器

内镜冲洗泵 EIP2　　　VIO 台车　　　附件蓝

A　　　　　　　　　　B

图 8-17　ERBE VIO200D+APC2 工作站

替代侧喷 APC 电极，使治疗更为快速、灵活，氩气电凝可自动搜索病变组织，为内镜医生的操作和使用提供了便利。

一、APC 操作模式

（一）强力 APC

恒定氩等离子束，用于弥散性出血的标准止血和灭活。

（二）脉冲 APC

脉冲 1——每秒 1 次脉冲，用于精确电凝，使大肿瘤或增生组织失活；脉冲 2——每秒 16 次脉冲，用于较大创面的电凝，使小肿瘤或静脉曲张食管局部组织失活。

（三）精细 APC

低能量输出，具有浅表电凝效果，且穿透深度保持不变，适用于薄壁区域的治疗，如十二指肠或右半结肠止血等内镜下治疗。

二、APC 治疗的适应证

1. 止血
良恶性溃疡止血、糜烂性胃炎、血管畸形、放射性结直肠炎出血、息肉切除术、ESD 术后止血等。

2. 组织灭活
晚期肿瘤恶性狭窄、支架内狭窄、Barrett 食管、Zeker 憩室、良恶性肿瘤、小息肉及疣状胃炎等。

三、APC 的工作特点

APC 主机配合专用导管（图 8-18）进行内镜下治疗具有如下特点：①低电压设计，保证最大的安全性；②器械自动识别、自动搜索病变组织；③电极末端气体压力自动恒定；④新型氩等离子起弧距离更长、功率更低；⑤直喷、侧喷、360°环喷电极可选；⑥部分配件可反复使用，高温高压消毒。

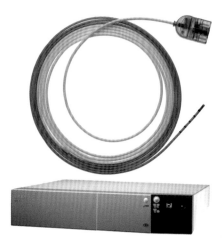

图 8-18　ERBE APC2 主机及专用导管

参考文献

[1] 竜田正晴,飯石浩康,中泉明彦,他.消化器内視鏡テクニックマニュアル.東京:南江堂,1995.

[2] 藤田力也,比企能樹.消化器内視鏡治療あマニュアル.東京:南江堂,1998.

[3] 丹羽寛文編著.消化器内視鏡治療の実際.東京:日本メデイカルセンタ,1992.

（龚　均　李　红　赵　刚）

第9章 上消化道息肉摘除术

息肉有癌变可能，息肉越大癌变率越高。如有报道称<1cm者癌变率为0，1~2cm者癌变率为0.9%，2cm以上者癌变率达8.2%，因此有作者推荐1cm以上者宜积极做息肉切除。有一种胃底腺息肉，为发生在无萎缩的胃底腺范围内（以胃体部和穹隆部为中心的前后壁）的息肉，由胃底腺的过形成和囊状扩张形成，多见于中年女性，常为多发性，呈半球状或球状，数毫米大小，息肉表面光滑，可无色调变化，有的在短期内增加或消失，此种胃底腺息肉很少癌变。其他尚可见一些多发性息肉如家族性息肉病、Peutz-Jeghers综合征等。

治疗方法：行内镜下息肉切除术，常用方法有高频电切除、微波切除、氩气刀切除法等，现将高频电切除法介绍如下。

1. 基本方法

用圈套器套住息肉蒂部，用高频电切除，如图9-1所示。

2. 圈套器的部位

一般以息肉蒂部近息肉处为佳（图9-2），有蒂息肉、亚蒂息肉、无蒂息肉的切除见图9-3~9-5。

（1）正确的圈套方法如图9-6所示。

（2）不正确的圈套方法如图9-7所示。

3. 无蒂息肉切除法

（1）电灼凝固法 用高频电、氩气探头直接电灼凝固（图9-8）。该方法简单易掌握，但在治疗过程中无法获得组织标本，应在治疗前进行活检和病理学检查（见DVD）。

（2）注射法切除 于息肉下方黏膜下注入生理盐水，使之上浮，再予圈套器电切（图9-9、9-10；见DVD）。

（3）热活检钳切除 将息肉用热活检钳拉成天幕状或哑铃状，通电后在狭窄部电流密度大，故该部温度高，组织凝固坏死，而钳杯中的息肉因温度不高而保持完好，可送病理学检

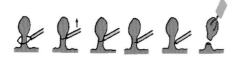

图9-1 高频电息肉切除基本方法

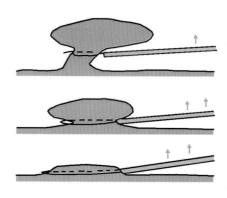

图9-2 息肉圈套部位示意图

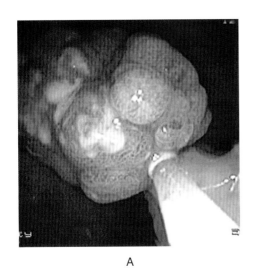

A

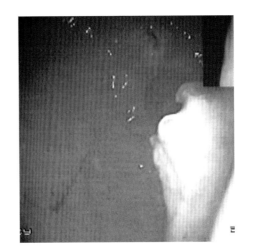

B

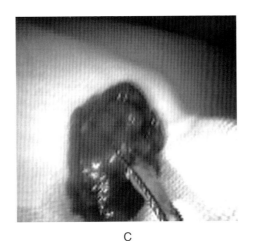

C

图 9-3　带蒂息肉的切除

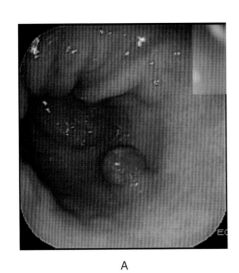

A

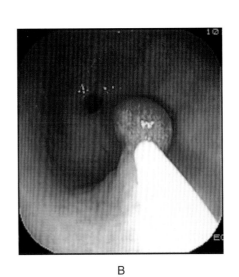

B

图 9-4　亚蒂息肉的切除

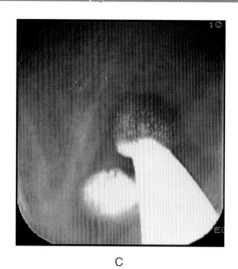

C

（续）图 **9-4**　亚蒂息肉的切除

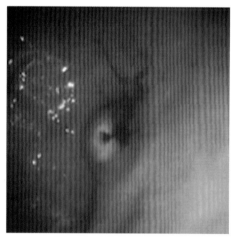

A

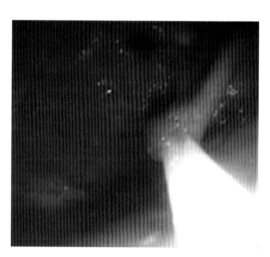

B

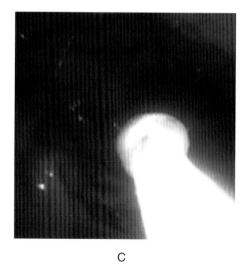

C

图 **9-5**　无蒂息肉的切除

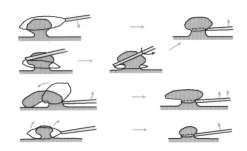

图 9-6 正确的圈套方法

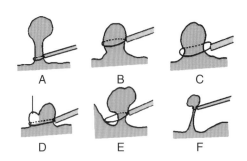

图 9-7 不正确的圈套方法

A.圈套器圈套部位过低；B.圈套器未套到息肉蒂部；C.圈套器未收紧；D.圈套器将正常组织和息肉一起套住；E.圈套器接触对侧黏膜组织；F.圈套器牵拉过度

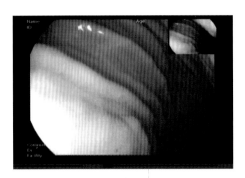

A. 无蒂息肉

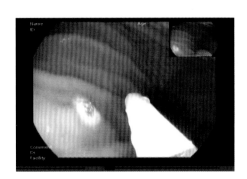

B. 探头电灼

图 9-8 电灼法切除

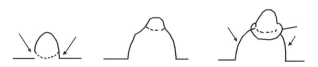

图 9-9 注射法示意图

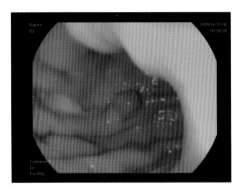

A. 亚蒂息肉

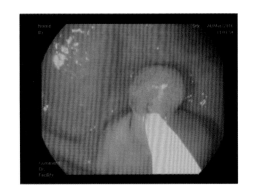

B. 注射生理盐水后电切

图 9-10 注射法切除

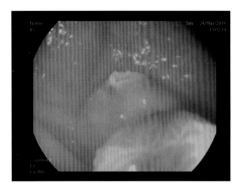

C. 切除后所见

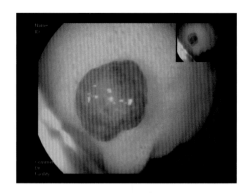

D. 切除标本

(续) **图 9-10** 注射法切除

查（图 9-11；见 DVD）。

4. 粗蒂息肉切除法

（1）留置圈套器法　使用一种可以留置的尼龙圈套器，先将息肉蒂部用尼龙圈套扎住，再在其上方将息肉切除，以防出血（图 9-12、9-13）。

（2）金属夹夹蒂法　使用金属夹将粗蒂夹住后再在其上方将息肉切除（图 9-14）。

5. 巨大息肉分次切除法（图 9-15）。

6. 息肉位置不良时的处理（图 9-16）。

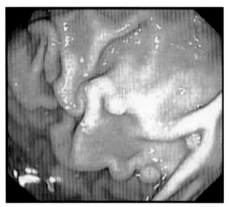

A. 治疗前小息肉

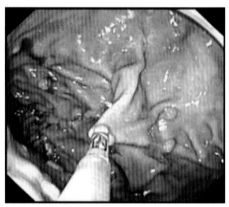

B. 钳咬息肉头部呈天幕状

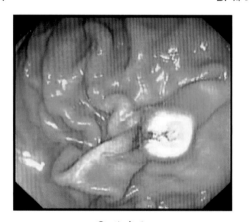

C. 治疗后

图 9-11 热活检钳切除

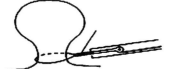
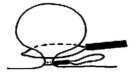

图 9-12　留置圈套器法示意图

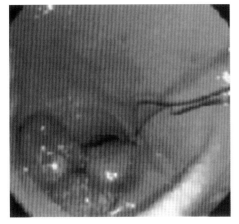

A. 息肉根部留置尼龙圈套

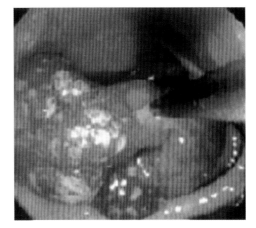

B. 将息肉电切

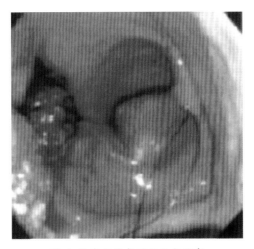

C. 切除息肉根部可见尼龙圈套

图 9-13　留置圈套器法息肉切除

7. 治疗中的注意事项

（1）根据临床情况不同及个人经验和习惯，选择凝固波、切开波或混合波。凝固波使组织凝固，可避免出血，但如通电时间过长，电流会越过凝固层达组织深部和周围，使凝固范围扩大。切开波切割作用强，通电时间短，对周围组织损伤小，但血管凝固不充分，有可能引起出血。混合波通过降低或升高电流强度，可分别产生凝固或切开效果，在切开的同时也有适当的凝固层形成，同时有止血作用，

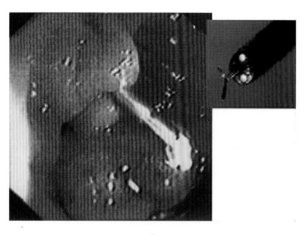
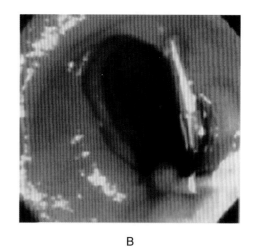

A   B

图 9-14 金属夹夹蒂切除

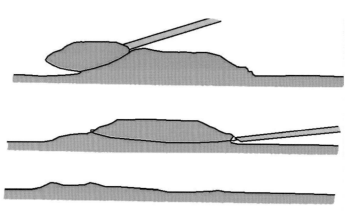

图 9-15 巨大息肉分次切除法

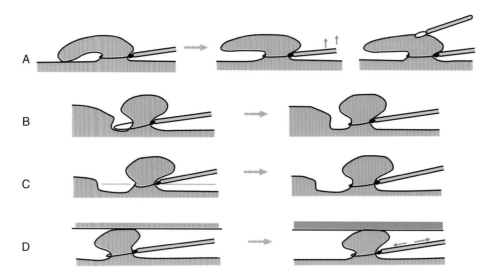

图 9-16 息肉位置不良时的处理

A.如息肉头部接触周边组织，可上抬圈套器使之离开或使用双腔道治疗镜；B.如圈套器接触息肉周边黏膜有可能引起周边黏膜灼伤，可移动圈套器位置充分收紧圈套器；C.息肉蒂部周围有潴留液，会影响通电时间，应将液体充分吸引或变换体位；D.如息肉头部与对侧黏膜组织接触，应注入空气或变换体位使之脱离接触；如不能避免接触，应在通电中移动圈套器使息肉不要固定接触同一点

使用较方便。笔者习惯使用混合波。

（2）使用圈套器时需注意勒紧蒂部后再通电，如出现白色凝固层，说明起到了凝固效果。在凝固层出现冒烟现象，说明产生电火花，出现了切割效果。切忌用机械力量切割，以免引起出血。

（3）通电时注意患者的反应，如诉说疼痛应立即终止通电，此为伤及消化管肌层的信号，如不停止有可能引起穿孔。

（4）正常功率下，如息肉仍不能顺利切除，应考虑有电流分流的情况存在，应仔细寻找其原因。

参考文献

[1] 藤田力也，比企能樹. 消化器内視鏡治療ぁマニュアル.東京：南江堂，1998.

[2] 竜田正晴，飯石浩康，中泉明彦，他.消化器内視鏡テクニックマニュアル.東京：南江堂，1995.

（龚　均　姜　炅）

第10章 上消化道出血的止血治疗

上消化道出血大致可分为食管胃底静脉曲张破裂所致出血和非静脉曲张出血两类,其中非静脉曲张出血以消化性溃疡出血多见,以下介绍的是非静脉曲张出血的治疗。

1. 紧急内镜检查前的处置

上消化道出血时做胃镜检查往往因胃内有血液或血凝块而影响观察,因此检查前是否洗胃意见不一。主张插胃管用冰水洗胃者认为可去除血块,检查时易于观察,冰水尚有收缩血管的作用,对止血有利,但洗胃水回收困难,插管时机械刺激有时可加重出血。不主张洗胃者认为通过局部冲洗及变换体位、上半身抬高等方法一般都能明确出血灶,予以局部止血。笔者认为出血量不大时可以不必洗胃;如持续大量出血时,为保有良好视野,应洗胃。

2. 出血病灶的判断

内镜下的出血病变,可分以下几种情况,其中活动性出血需紧急处理。内镜下判断出血灶,常采用 Forrest 法及其改良法:

Forrest Ⅰ:活动性出血灶(图 10-1)。

Ⅰa:喷射状活动出血(动脉性)。

Ⅰb:渗出性活动出血(静脉或微小动脉)。

Forrest Ⅱ:近期出血病灶(黑色基底、血块附着、突起血管残端;图 10-2)。

Ⅱa:有"可见血管残端"。

Ⅱb:无"可见血管残端"。

Forrest Ⅲ:单发病灶,但无近期出血迹

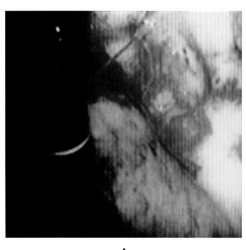

A

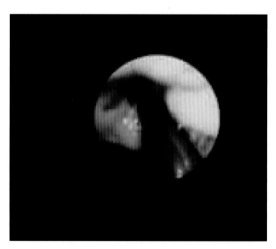

B

图 10-1 活动性出血灶可见喷血和渗血

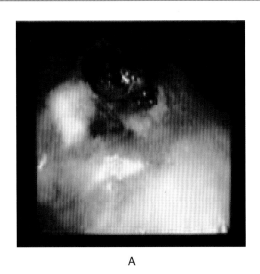
A

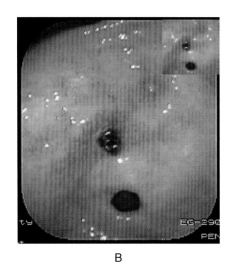
B

图 10-2　近期出血灶可见凝血块或隆起小血管

象（图 10-3）。

3. 内镜下止血法及作用机制

（1）药物局部注射法（图 10-4）

1）高渗盐水－肾上腺素法（hypertonic saline epinephrine，HSE）：肾上腺素具有血管收缩作用，高渗盐水可使出血点周围组织膨胀而压迫止血，并继发血管壁类纤维蛋白变性，诱发血管腔内血栓形成。HSE 液配制方法见表 10-1。

在确认出血血管后尽量靠近其旁注入，每个点注入量 1~4mL，共注 3~4 个点。止血处置后 24~48h，再行内镜检查，如有血管显露，为预防再出血，可追加局部注射。本法比无水酒精注射组织侵袭性小，局部注射量稍多亦无穿孔危险，比较安全。对高血压和重度心脏病患者，需注意用量（见 DVD）。

2）无水酒精局部注射法：无水酒精有很强的脱水、固定作用，使出血血管收缩，血管内径缩小，内皮细胞代谢障碍致血栓形成。由于无水酒精固定的组织很难脱落，因此止血部位环境较稳定，修复快。为正确掌握用量需用

表 10-1　HSE 液配制方法

HSE^1：3.7%NaCl 20mL+肾上腺素 1mg
HSE^2：7.5%NaCl 20mL+肾上腺素 1mg
或
HSE^1：5%NaCl 20mL+肾上腺素 1mg
HSE^2：10%NaCl 20mL+肾上腺素 1mg

注：动脉性出血时使用 HSE^2

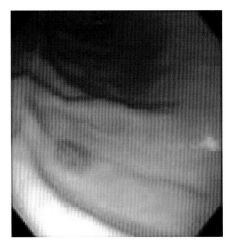

图 10-3　单发病灶但无近期出血迹象

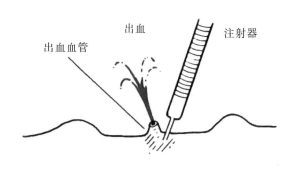

图 10-4　药物局部注射示意图

1mL 注射器，在出血血管周围分 3~4 处局部注射，每处 0.1~0.2mL。需浅部注射，不宜深部注射，以免引起穿孔。出血血管完全固定时，血管断端变成白色或茶褐色（图 10-5、10-6）。在剧烈的活动性出血时，宜用注射针筒头端边压迫边间歇注射；在针刺入后，边退针边注射，切记注射宜浅不宜深；注射总量 1.5mL 左右。

3）乙氧硬化醇法：本法的止血作用为早期注射局部间质水肿，压迫血管；后期由于血管炎症致血栓形成，而有止血作用。将本药注射于出血血管周围黏膜下 4 处，每处注入 1mL。也可与无水酒精并用：先将乙氧硬化醇 1.5~2.0mL 在离显露血管约 5mm 处注射 3~4 个点，再用无水酒精 0.1~0.2mL 在显露血管旁 1~2mm 处注射 2~4 个点。

（2）热凝固法　有高频电凝法、微波法、氩气（APC）法等，使组织凝固，达到止血目的（图 10-7；见 DVD）。

（3）机械闭锁法

1）金属夹法：用金属小夹直接结扎显露的血管而止血，但病灶必需有一定弹性，且为金属夹容易夹的部位。最适用于 Mallory-Weiss 综合征、消化性溃疡、内镜下黏膜病灶切除等引起的出血（图 10-8；见 DVD），有些病变广泛的出血灶，也可采用金属夹和热凝固联合治疗方法（图 10-9）。

2）皮圈结扎法：由 Stiegmann 等开发的内镜下静脉套扎术（参见第 14 章），也可用于静脉以外的消化道出血。Dieulafoy 溃疡等显露血管周围有可吸引的正常黏膜时也可用本方法（图 10-10）。

（4）药物散布法　多用于弥漫性出血、小出血或与其他止血法并用，常用药物有血管收缩剂（如去甲肾上腺素）、血液凝固因子（如凝血酶）、黏膜被覆剂（如海藻酸钠等）。

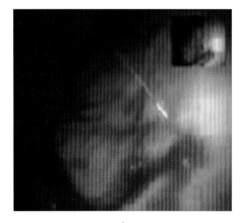

A

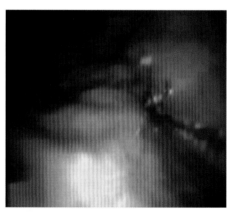

B

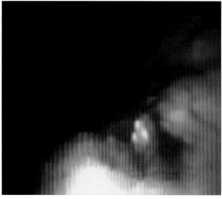

C

图 10-5　血管出血注射无水酒精后局部变为白色（例 1）

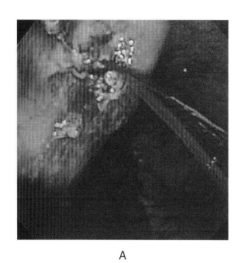
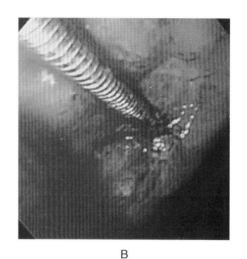

A

B

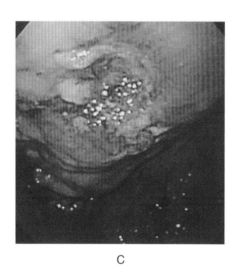

C

图 10-6 血管出血注射无水酒精后局部变为白色（例 2）

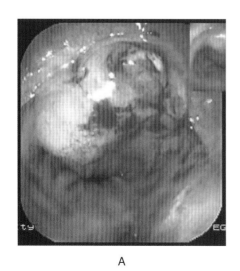
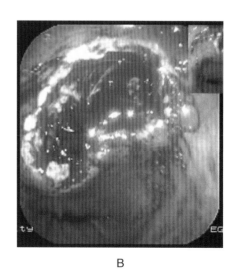

A

B

图 10-7 热凝固止血法

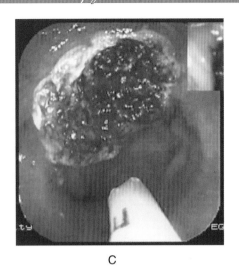

C

（续）图 10-7 热凝固止血法

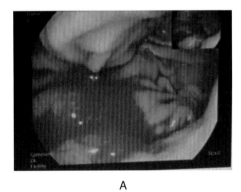

A

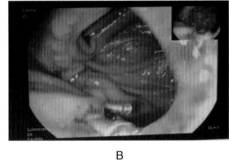

B

图 10-8 金属夹止血法

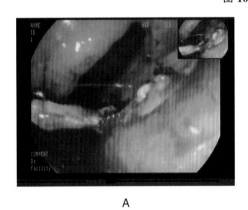

A

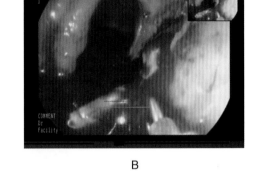

B

C

图 10-9 金属夹+热凝固止血法

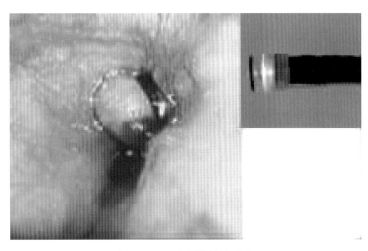

图 10-10　皮圈结扎法止血

参考文献

[1] 竜田正晴,飯石浩康,中泉明彦,他.消化器内視鏡テクニックマニュアル.東京:南江堂,1995.

[2] 食管·胃の治療内視鏡.東京:メジカルビュー社,2002.

（龚　均　姜　炅）

第11章 内镜下黏膜切除术

内镜下黏膜切除（EMR），是指于病灶的黏膜下层内注射药物形成液体垫后切取大块黏膜组织的方法。EMR避免了常规活检方法摘取黏膜组织标本太小，导致许多病例未能做出正确诊断的缺陷，它也是治疗癌前期病变及早期癌有效而可靠的方法，已成为早期癌和临界病变的首选诊疗方法之一。EMR的优点是能增加切除面积和深度，达到根治的目的，主要适用于部分无蒂息肉、平坦或浅凹陷型病变、平滑肌瘤、早期癌（包括食管、胃、结肠早期癌）的切除，安全可靠，并发症少，使早期胃肠肿瘤患者非手术治愈成为可能。

1. 操作方法

（1）患者准备　同胃镜检查。服用抗凝药（如华法林）及抗血小板聚集药（如阿司匹林）等的患者应停药1周以上。查凝血功能。术前注射山莨菪碱（654-2）10mg或丁溴东莨菪碱20mg，以抑制胃肠蠕动。

（2）术中用药　胃镜检查常用药：胃镜胶如利多卡因胶浆、奥布卡因胶浆等，去泡剂如二甲硅油。黏膜下注射药：生理盐水或葡萄糖注射液或果糖氯化钠注射液，肾上腺素。局部止血药：去甲肾上腺素、血凝酶或凝血酶。

（3）设备与器械　除内镜、高频电发生器外，需准备透明帽、注射针、圈套器、止血钳、止血夹等附件（图11-1）。

（4）常用EMR方法

1）剥脱活检法：EMR这一方法最初称黏膜剥脱活检术（strip biopsy），主要用于常规活检难以确诊的病变或对肿瘤浸润深度难以估计的病例进行大块活检时，后来逐步应用于早期消化道肿瘤的内镜下切除，改称EMR。

方法：于病变周围及底部注射生理盐水使病变隆起，用双钳道内镜分别送入抓持钳及圈套器，将圈套器置于病变周围，用抓持钳抓紧并牵拉病变，调整圈套器位置切除病变（图11-2、11-3）。

2）黏膜下注射切除术：由双通道治疗胃镜逐渐发展为普通胃镜，通过黏膜下注射，使病灶与其黏膜下层分离，尽可能缩小高频电切范围，即使平坦或凹陷性病变，也能在注射生理盐水后使其隆起，便于切除。局部注射可使黏膜下层与固有肌层机械性剥离，局部注射的生理盐水可增高高频电流阻抗，使电流作用局限于黏膜下层而不损害肌层。日本学者将此法扩大到消化道早癌的切除。

方法：黏膜下注射生理盐水，使病变基底部隆起（将平坦型病变转变为隆起型病变）；用圈套器套住病灶，收紧使之变成假蒂息肉（使宽底病变变成假蒂息肉）；然后使用高频电切（图11-4~11-6；见DVD）。

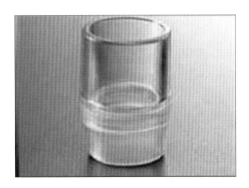

A.平口透明帽

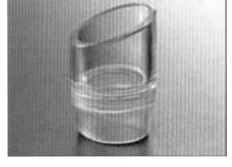

B.斜口透明帽

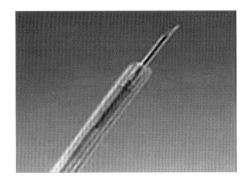

C.注射针

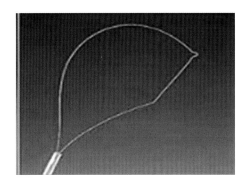

D.半月形圈套器

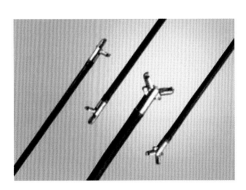

E.止血钳

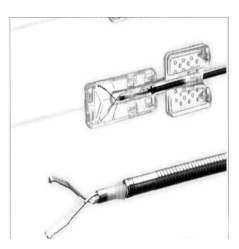

F. 止血夹

图 11-1　EMR 部分器械

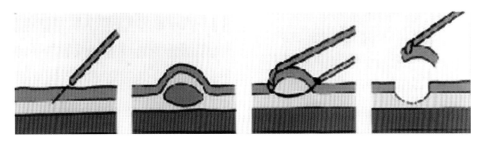

图 11-2　双通道内镜下黏膜切除术示意图

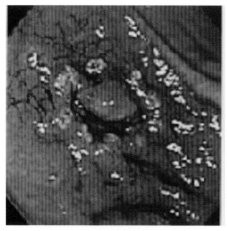

A.标记病灶

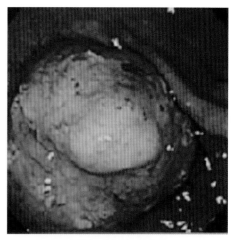

B.局部注入生理盐水

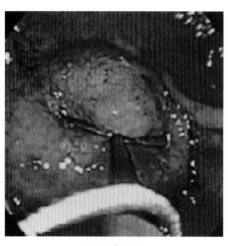

C.夹持病灶

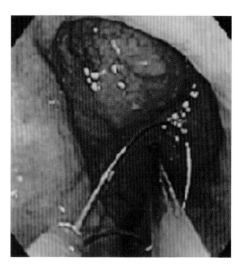

D.圈套病灶

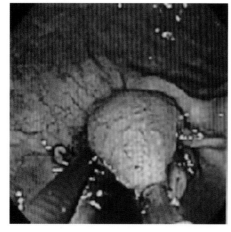

E.高频电切

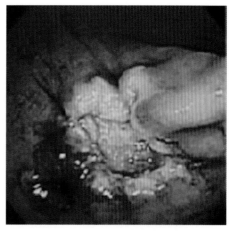

F.人工溃疡

图 11-3　双通道内镜下黏膜切除术步骤

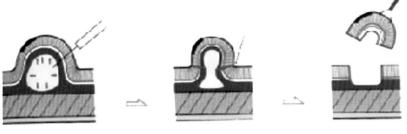

图 11-4　黏膜下注射切除示意图

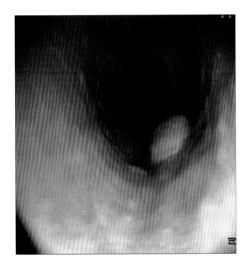

A.确定病灶

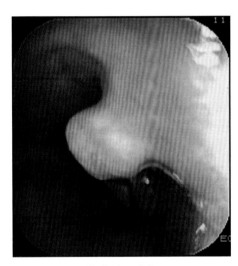

B.黏膜下注射

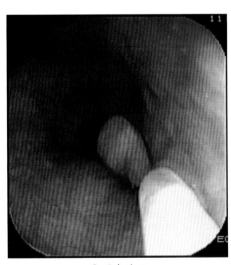

C.圈套病灶

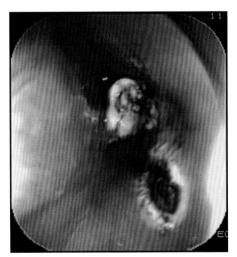

D.高频电切

图 11-5　食管病变黏膜下注射切除步骤

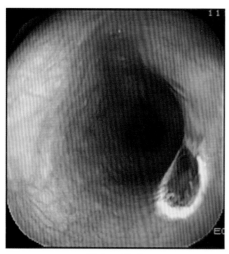

E.人工溃疡

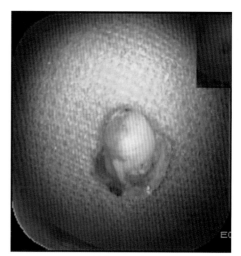

F.切除标本

(续) 图 11-5　食管病变黏膜下注射切除步骤

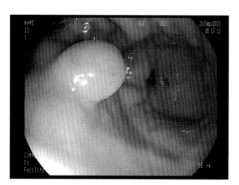

A.确定病灶

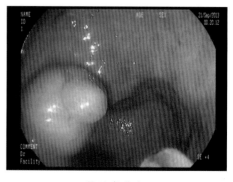

B.注射盐水

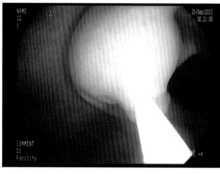

C.圈套切除

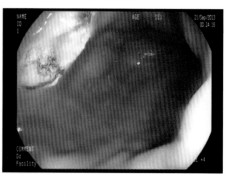

D.处理创面

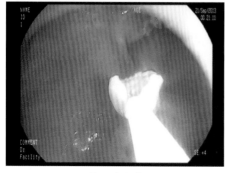

E.取出标本

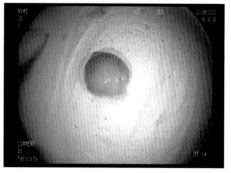

F.标本送检

图 11-6　胃窦病变黏膜下注射切除步骤

3）透明帽吸引 EMR 法（EMR-C）：用于切除平坦型病变。缺点是易切除过深，引发穿孔危险。适用于具有较厚肌层的食管、胃及直肠等部位的病变。

方法：将与内镜匹配的透明帽套于内镜端部，将高频电圈套器安装在帽槽内；将内镜插至病变附近，使用注射针进行黏膜下注射生理盐水，使黏膜隆起；使透明帽正面对着病灶，用负压将病变部黏膜吸入透明帽内；将高频电圈套器套住吸入帽内的黏膜，注意调节圈套器位置用高频电完整切下黏膜；检查创面情况，是否有出血等并发症，用 APC 处理创面的一些裸露的血管以及残留的组织（图 11-7、11-8）。

4）套扎式 EMR：同食管静脉曲张扎法，适用于病变性质确定的息肉、黏膜肌层平滑肌瘤、早期胃癌等，特别是位置较为特殊的息肉和黏膜病灶（如胃底近贲门处、十二指肠球部后壁等）。因本法组织标本不能回收，故无法送病理检查（图 11-9、11-10）。

5）黏膜分次切除法（EPMR）：适用于较大的平坦型病变，一般 EMR 无法一次切除干净，可采用 EPMR 分块切除。缺点：有肿瘤残留或再发的风险；难以评估组织学治愈性；有浸润性癌遗漏的风险。

方法：同注射法 EMR，病变黏膜下注射后，分块多次切除病变。

2. 切除标本处理

标本需用大头钉固定在软木板上，送病理检查（图 11-11）。需观察病灶是否切除干净以及病变浸润的深度。

3. 临床应用

（1）病变活组织检查　由于用普通活检钳采取组织的深度不够，往往不能取得所需组织，为此采用本法可取得包括黏膜下层的较大组织送病理学检查。

（2）广基息肉、黏膜肌层平滑肌瘤等也可采用 EMR。

（3）癌前病变　上皮瘤变，异型增生可完全切除病灶。

（4）消化道早期癌

1）食管早期癌：日本食管协会制定的"内镜黏膜切除术"治疗食管早期癌的绝对适应证为分化良好或中分化的早期食管癌，无静脉和淋巴浸润，并具备以下条件：浸润深度为 m1~m2；病变直径<3cm；浸润及食管全周的范围是 1/3~2/3；病变个数 1~3 个。相对适应证：分化良好或中分化的早期食管癌，无静脉和淋巴浸润，并具备以下条件：浸润深度为 m3~sm1；病变大小为 3~5cm；侵及食管全周的范围 3/4 周至全周；病变个数为 4~5 个。

2）胃早期癌：绝对适应证为分化良好或中分化的腺癌和（或）乳头状癌，无静脉和淋巴浸润，并具备以下条件之一：局限于黏膜层，Ⅱa 病变，直径<2cm；局限于黏膜层，Ⅱb 和Ⅱc 病变，直径<1cm，胃镜和（或）病理学检查确定无溃疡或溃疡瘢痕。相对适应证：分化良好或中分化的腺癌和（或）乳头状癌，无静脉和淋巴浸润，并具备以下条件之一：直径>2cm 的无溃疡及瘢痕形成的局限于黏膜层的病变；直径<3cm 的局限于黏膜下浅层（sm1）的病变；弥漫型分化差的直径<2cm 的无溃疡及瘢痕形成的局限于黏膜层的病变。

4. 注意事项

局部注射后如病灶不随注射隆起（所谓隆起征阴性），说明病变已超过黏膜下层，不适用套扎法和黏膜切除术（图 11-12）。

5. 术后处理

（1）禁饮食 12~24h，卧床休息，观察血压、心率、体温等生命体征及腹部体征。有胃肠减压时注意引流液的颜色及量。

（2）补液支持，给予抗生素 1~3d，并给予抑酸药，止血药。

（3）恢复饮食后进流食 2~3d，继续服用抑酸药及黏膜保护剂，按溃疡规律治疗。

6. 并发症及处理

EMR 最常见及严重的并发症为出血及穿孔。

（1）出血　分为即刻出血（术中出血）和延迟出血（术后出血）。术者必须熟练精通各

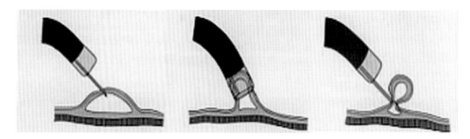

图 11-7　EMR-C 法示意图

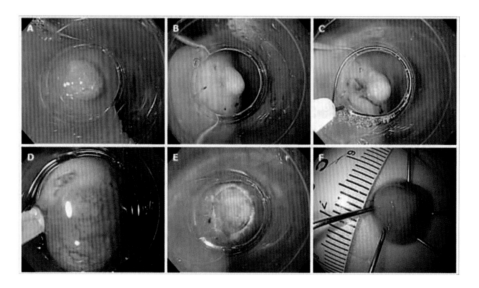

图 11-8　MR-C 手术步骤

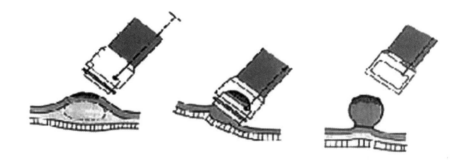

图 11-9　套扎法示意图

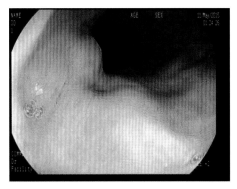

A.确定病灶

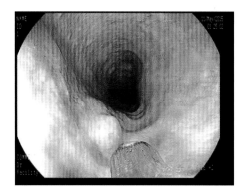

B.注射盐水

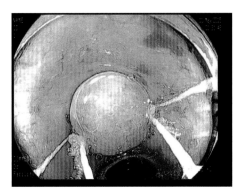

C.吸引病灶

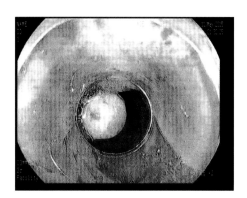

D.结扎病灶

图 11-10　套扎法步骤

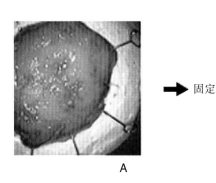

A

固定

切除标入

B

图 11-11　切除标本的处理

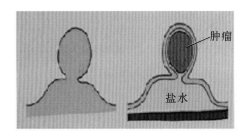

A.隆起征阳性

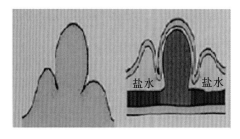

B.隆起征阴性

图 11-12　隆起征示意图

种镜下止血方法。预防及处理：①术前详细询问病史及服药史。充分评估出血风险及凝血功能。②出血发生时积极内镜下处理。药物处理包括局部喷洒去甲肾上腺素盐水，血凝酶等止血药；热凝处理包括氩气、射频及热止血钳凝固止血；局部注射肾上腺素高渗盐水；止血夹夹闭。③内镜下无法控制的出血需及时行外科手术止血或介入血管栓塞止血。

（2）穿孔　分为术中穿孔及迟发性穿孔。预防及处理：①充分充气扩张腔道，反复冲洗腔壁，使视野保持清晰。②黏膜下注射充分，使病灶抬举明显。③收紧圈套器时进行感觉判断，可重复收放，使肌层组织弹出不被圈套切除。④对较大病变应合理分配多次切除。⑤发生穿孔时，冷静应对，随着缝合器械及技术的发展，一般穿孔均可在内镜下缝合，常用缝合技术包括钛夹吸引缝合、吸引网膜缝合、尼龙圈钛夹荷包缝合及近来研发的 OTSC 缝合系统、OVER STICH 缝合系统等。⑥术后吸完胃腔内气体，胃肠减压。

参考文献

[1] 藤田力也,比企能樹.消化器内視鏡治療マニュアル.東京:南江堂,1998.

[2] 北島政樹主編.最新消化器内視鏡治療.東京:先端医療技術研究所,2002.

[3] 多田正弘.内視鏡的黏膜切除術.日本医師会雜誌,116(2):45.

[4] Park SB, Kim HW, Kang DH, et al. Advantage of endoscopic mucosal resection with a cap for rectal neuroendocrine tumors. World J Gastroenterol, 2015, 21 (31): 9387-9393.

（邹百仓　龚　均）

第**12**章 内镜黏膜下剥离术

内镜黏膜下剥离术（endoscopic submucosal dissection, ESD）是在 EMR 基础上发展而来的一项治疗技术，是指在黏膜下注射后，利用各种电刀对>2cm 的病变进行黏膜下剥离的内镜微创技术。1994 年日本学者 Takekoshi 发明了顶端带有绝缘陶瓷圆球的电刀（insulatsd-tip knife, IT 刀），首先切除了结肠>2cm 的病变。1999 年，日本专家 Gotoda 等，对直径>2cm 的消化道早癌进行了剥离。2003 年该方法被命名为 ESD，在日本成为消化道早癌的常规治疗方法。近年来 ESD 技术已在国内及世界范围内广泛开展，成为消化道早癌及癌前病变的首选治疗方法。该技术可实现较大病变的整块切除，并提供准确的病理诊断分期。

一、操作方法

1. 术前准备

（1）知情同意 术者应在术前向患者及家属详细讲解 ESD 操作过程、可能的结果及存在的风险，并签署知情同意书。知情同意书应明确说明 ESD 可能发生的并发症及后果。对于可能接受 ESD 的消化道早癌患者，应术前告知患者术后可能存在复发或转移的风险，以及追加外科手术等其他治疗的可能。

（2）患者准备 术前患者须行凝血功能检查，包括血小板计数、凝血酶原时间或国际标准化比值等，指标异常可能增加 ESD 术后出血的风险，应予纠正后再实施 ESD。服用抗凝药的患者，需要评估原发病的风险大小，并酌情停药。

（3）麻醉与监护 ESD 手术耗时较长，患者在清醒状态下难以耐受，特别是上消化道手术过程中分泌物及胃腔内血性液体、染色剂等易造成患者呛咳、误吸、窒息等，一般在全身麻醉、气管插管的状态下进行较为安全。术前应对患者的病情及全身状况进行全面评估，以便决定所采用的麻醉方式。

（4）药物准备 去泡剂：二甲硅油；去黏液剂：链蛋白酶等；染色剂：靛胭脂或亚甲蓝注射液；黏膜下注射药：0.9%氯化钠注射液、葡萄糖注射液或果糖氯化钠注射液，肾上腺素、亚甲蓝注射液。

（5）器械准备 内镜及相关设备:高频电治疗系统、送水泵，二氧化碳送气装置（图 12-1）。手术器械：透明帽、注射针、切开刀剥离刀（针状刀、Hook 刀、IT 刀系列、Flex 刀、Dual 刀、Flash 刀）、海博刀系统，止血钳、止血夹，和谐夹（图 12-2）。

2. 操作过程 （图 12-3~12-5）

（1）确定病变范围和深度 首先行常规内镜检查，了解病灶部位、大小、形态，结合染色和放大内镜检查，确定病灶范围、性质、浸润深度。

（2）标记 确定病变范围后，距病灶边缘 3~5mm 处进行电凝标记。对于上消化道病变进

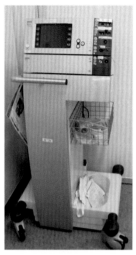

A. 爱尔博高频电治疗仪

海博刀的仪器构成

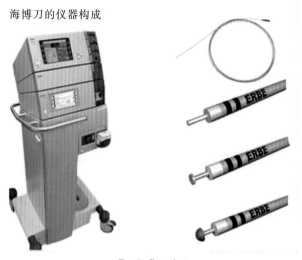

B. 海博刀系统

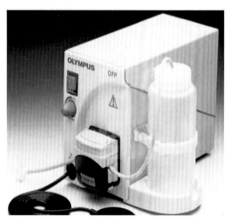

C. 内镜送水泵

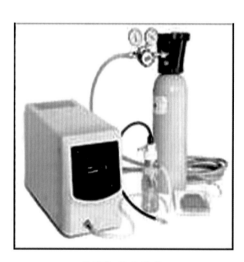

D. CO_2 送气系统

图 12-1　ESD 辅助设备

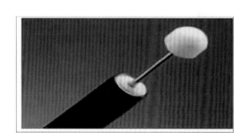

A. IT 刀

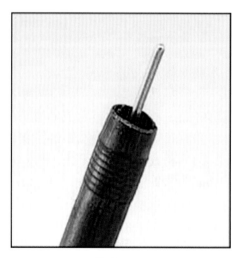

B. 针状刀

图 12-2　常用 ESD 器械

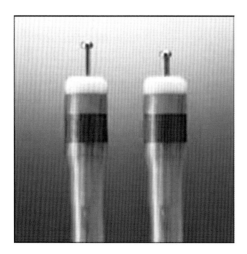

C.Dual 刀

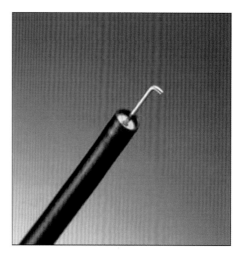

D.钩状刀

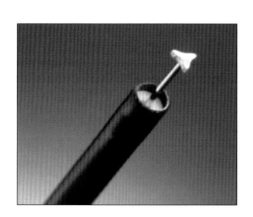

E.三角刀

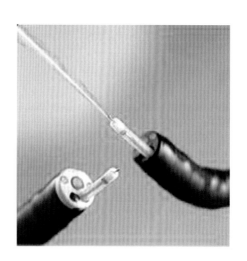

F. 注水刀

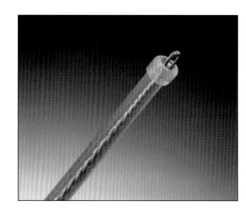

G. Flex 刀

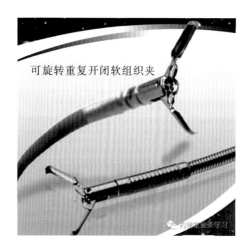

可旋转重复开闭软组织夹

H.和谐夹

(续) 图 **12-2** 常用 **ESD** 器械

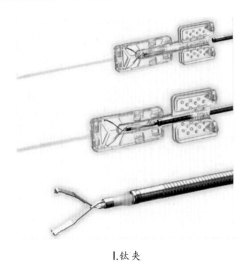

I.钛夹

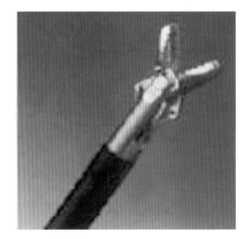

J.止血钳

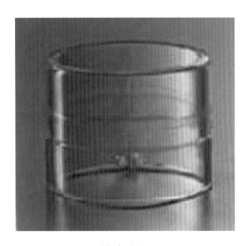

K.透明帽

(续) 图 12-2　常用 ESD 器械

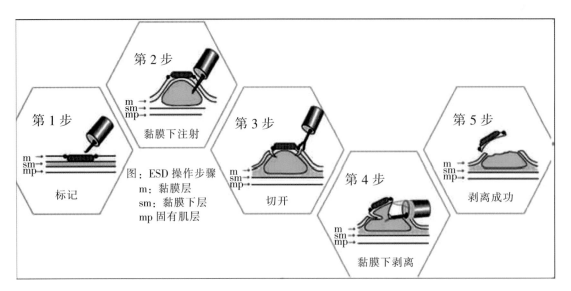

第1步　标记

第2步　黏膜下注射

第3步　切开

第4步　黏膜下剥离

第5步　剥离成功

图：ESD 操作步骤
m：黏膜层
sm：黏膜下层
mp 固有肌层

图 12-3　胃病变 ESD 术步骤示意图

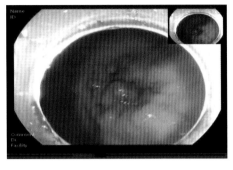

A.确定病灶

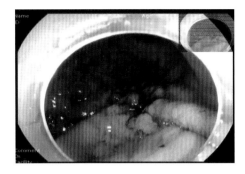

B.染色

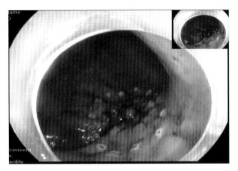

C.标记

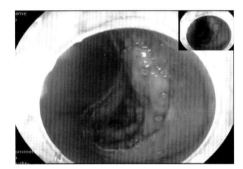

D.环周切开

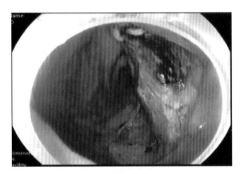

E.剥离病变

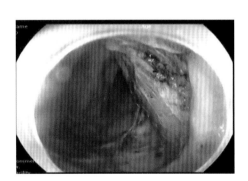

F.创面处理

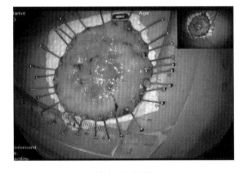

G.标本测量

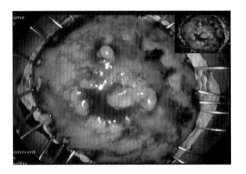

H.标本染色

图 12-4　胃病变 ESD 术步骤

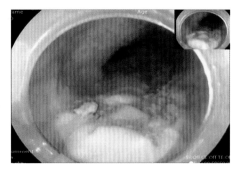

A.确定病灶

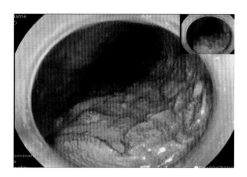

B.卢戈碘染色

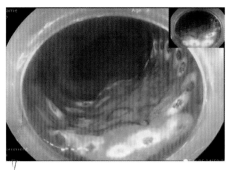

C. 环周标记

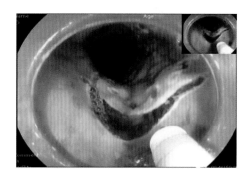

D.环周切开

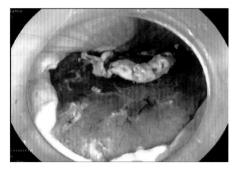

E. 剥离病变

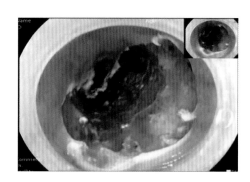

F. 创面处理

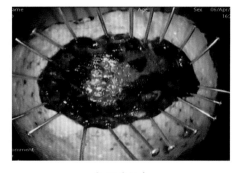

G.测量标本

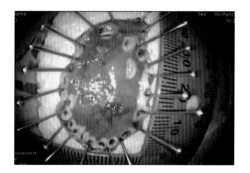

H.标本染色

图 12-5 食管 ESD 手术步骤

行常规标记；对于界限清楚的下消化道病灶，可不做标记。

（3）黏膜下注射 注射液体包括生理盐水、甘油果糖、透明质酸钠等。于病灶边缘标记点外侧行多点黏膜下注射，将病灶抬起，与肌层分离，有利于 ESD 完整地切除病灶，而不容易损伤固有肌层，减少穿孔和出血等并发症的发生。

（4）切开 沿标记点或标记点外侧缘切开病变周围部分黏膜，再深入切开黏膜下层，切开周围全部黏膜。首先切开部位一般为病变远侧端，如切除困难可用翻转内镜法。切开过程中一旦发生出血，冲洗创面明确出血点后电凝止血。

（5）黏膜下剥离 在进行剥离前，要判断病灶的抬举情况。随着时间的延长，黏膜下注射的液体会被逐渐吸收，必要时可反复进行黏膜下注射以便维持病灶的充分抬举，根据病灶的具体情况选择合适的治疗内镜和附件。

（6）创面处理 病变剥离后，对创面上所有可见血管行预防性止血处理；对可能发生渗血的部位采用止血钳、氩离子体凝固术（APC）等处理，必要时用金属夹夹闭；对局部剥离较深、肌层有裂隙者应予金属夹夹闭。

（7）标本处理 将标本浸泡于福尔马林前须展平、染色、测量大小、拍照，并用细针固定标本的四周（见 DVD）。

二、适应证

中国内镜黏膜下剥离术专家共识意见中上消化道适应证为：

（1）食管适应证 早期食管癌及癌前病变。早期食管癌定义：指病变局限于黏膜及黏膜下层，无论有无淋巴结转移。病变仅局限于黏膜层的上皮层，未破坏基底膜的，为 m1 期；病变浸润基底膜，侵入黏膜固有层，为 m2 期；病变浸润黏膜肌层，为 m3 期；癌变浸润黏膜下层的上 1/3 层、中 1/3 层和深 1/3 层，相应分期为 sm1、sm2 和 sm3。食管癌前病变

定义：指已经证实与食管癌发生密切相关的病理变化，主要包括鳞状上皮不典型增生等。内镜下切除的绝对适应证：①病变局限在上皮层或黏膜固有层（m1、m2）；②食管黏膜重度异型增生。内镜下切除的相对适应证：①病变浸润黏膜肌层或黏膜下浅层（m3、sm1），未发现淋巴结转移的临床证据；②范围>3/4 环周、切除后狭窄风险大的病变可视为内镜下切除的相对适应证，但应向患者充分告知术后狭窄等风险。

（2）胃病变适应证 早期胃癌定义：指病变局限于黏膜及黏膜下层的胃癌，而不论其大小及是否有淋巴结转移。胃癌前病变定义：指已经证实与胃癌发生密切相关的病理变化，主要包括胃黏膜上皮内瘤变、肠化生等。 绝对适应证：①病灶直径≤2cm、无合并溃疡的分化型黏膜内癌；②胃黏膜高级别上皮瘤变（HGIN）。相对适应证：①病灶直径>2cm、无溃疡的分化型黏膜内癌；②病灶直径≤3cm、有溃疡的分化型黏膜内癌；③病灶直径≤2cm、无溃疡的未分化型黏膜内癌；④病灶直径≤3cm、无溃疡的分化型浅层黏膜下癌；⑤除外以上条件的早期胃癌，伴有一般情况差、外科手术禁忌或拒绝外科手术者可视为 ESD 相对适应证。

三、禁忌证

有严重的心肺疾病、血液病、凝血功能障碍以及服用抗凝剂的患者，在凝血功能未纠正前严禁行 ESD。病变浸润深度超过 sm1 为 ESD 的相对禁忌证。 国内目前较为公认的内镜早癌切除禁忌证为：①明确淋巴结转移的早期癌；②癌症侵犯固有肌层；③患者存在凝血功能障碍。此外，ESD 的相对手术禁忌证还包括抬举征阴性，即指在病灶基底部的黏膜下层注射 0.9% NaCl 溶液后局部不能形成隆起，提示病灶基底部的黏膜下层与肌层之间已有粘连；若术前判断病变浸润至黏膜下深层，有相当比例的患者行内镜下切除无法根治，原则上应行外

科手术治疗；一般情况差、无法耐受内镜手术者。内镜下切除的相对禁忌证：①非抬举征阳性；②伴发凝血功能障碍以及服用抗凝剂的患者，在凝血功能纠正前不宜手术；③术前判断病变浸润至黏膜下深层，患者拒绝或不适合外科手术。

四、术中并发症处理

（1）术中出血　内镜治疗并发出血可分为术中急性出血和术后迟发性出血。急性少量出血是指术中创面渗血或喷射性出血持续 1min 以上，内镜能成功止血；急性大量出血是指术中活动性渗血或喷射性出血且内镜下止血困难，需中断手术和（或）输血治疗。迟发性出血为内镜治疗术后出血且需再次行内镜下止血的情况，可分为 48h 内出血和超过 48h 出血。迟发性大量出血指术后次日查血红蛋白较术前下降 20g/L 及以上，可采用切开刀、止血钳或金属夹等处理；对裸露血管进行预防性止血，预防出血比止血更重要；对较小的黏膜下层血管，可用各种切开刀或 APC 进行直接电凝；对较粗血管，用止血钳钳夹后电凝。黏膜剥离过程中一旦发生出血，可用冰生理盐水冲洗创面，明确出血点后可用 APC 或止血钳钳夹出血点电凝止血，但 APC 对动脉性出血常无效。若上述止血方法不成功，可采用金属夹夹闭出血点，但常影响后续黏膜下剥离操作。对于早期迟发性出血，溃疡面尚松软，可用止血夹或电止血钳止血。而对于晚期迟发性出血，由于溃疡面基底已纤维化，推荐使用黏膜下注射药物止血。

（2）术中穿孔　术中内镜下发现穿孔、皮下气肿、气腹，术后腹部平片或 CT 提示纵隔下有游离气体存在，术中造影见造影剂外溢或临床上可见腹膜刺激征，应考虑为穿孔。当穿孔较大时，大量气体进入腹腔，形成气腹，可引起血压、脉搏、呼吸等发生变化，出现腹腔间隙综合征。一旦腹腔内大量积气，可应用空针经皮穿刺抽气，以缓解腹腔内压力。ESD 操作中，采用 CO_2 代替空气注气可能减少胃 ESD 穿孔导致的气腹症发生率，可用金属夹缝合裂口后继续剥离病变，也可先行剥离再缝合裂口。ESD 操作时间长，消化道内积聚大量气体，压力较高，有时较小肌层裂伤也会造成穿孔，须时刻注意抽吸消化道腔内气体。

（3）其他　EMR 或 ESD 治疗后可出现短暂菌血症，但一般无感染相关症状和体征，无须特殊处理。

五、术后处理

1. **操作报告**　操作完毕后，术者应及时书写操作报告，详细描述治疗过程中的发现，全面叙述所采取的治疗方法、步骤及其初步结果；如有必要，还应介绍操作中的异常情况、可能发生的并发症及其处理建议。操作者应及时提供完整的书面报告，医疗文书应存档管理。

2. **防治并发症**　操作后第一个 24h 是最易发生并发症的时段，应密切观察症状及体征变化。手术当日应禁食、静脉补液，以后根据病情逐步恢复饮食；可给予上消化道 ESD 术后患者质子泵抑制剂；怀疑创面出血时，建议尽早内镜介入，寻找出血部位并予止血处理。术中并发穿孔时，术后应胃肠减压，予以禁食、抗炎等治疗，严密观察胸、腹部体征；对保守治疗无效者（体温升高、腹痛程度加剧等）应立即予以外科手术治疗，建议有条件者接受腹腔镜探查修补穿孔。

3. **术后抗生素与止血药的应用**　ESD 治疗后可出现短暂菌血症，但一般无感染相关症状和体征，无须特殊处理。ESD 术后应用抗生素旨在预防手术创面周围的纵隔、后腹膜或游离腹腔感染及术后可能发生的全身性感染，特别是手术范围过大、操作时间较长、反复进行黏膜下注射导致周围炎症水肿者，或可能并发消化道穿孔者。对 ESD 范围大、操作时间长、可能引起消化道穿孔者，应进行术前评估，特别是结直肠病变，可考虑预防性使用抗生素。

药物的选择可参照国家卫计委制定的抗生素使用原则：上消化道 ESD 选用第一、二代头孢菌素；结直肠 ESD 选用第二代头孢菌素、头孢曲松或头孢噻肟，可加用甲硝唑。术后用药总时间不应超过 72h，对穿孔、大量出血、高龄及免疫缺陷患者，可酌情延长治疗时间。ESD 术后可酌情使用止血药物。

4. 狭窄处理　胃腔狭窄或变形发生率较低，主要见于贲门、幽门或胃窦部面积较大的ESD 术后。ESD 术后幽门狭窄发生率为 1.9%，内镜柱状气囊扩张是一种有效的治疗方式，但存在穿孔风险。食管管腔狭窄常伴有不同程度的吞咽困难，多在术后 1 个月出现。狭窄发生率和危险因素：病变大小、浸润深度以及创面的环周比例和纵向长度对食管内镜切除术后狭窄发生率影响较大，其中切除范围>3/4 环周和浸润深度超过 m2 是发生术后狭窄的独立危险因素。大于 3/4 环周的病变行内镜切除术后狭窄发生率可达 88%~100%。

参考文献

[1] 内镜黏膜下剥离术专家协作组.消化道黏膜病变内镜黏膜下剥离术治疗专家共识.中华胃肠外科杂志，2012，15（10）：1083–1086.

（邹百仓）

第13章 食管静脉曲张的硬化治疗

食管静脉曲张破裂出血是门脉高压症引起的严重并发症，往往危及生命，因此急诊止血是挽救患者生命的重要措施。我国引起食管静脉曲张的主要原因是病毒性肝炎所致的肝硬化，由于患者往往伴有肝功能障碍，手术死亡率高，且术后易引起肝性脑病等并发症，故很少考虑急诊外科手术，除用三腔二囊管压迫止血和药物治疗等暂时措施外，内镜下止血是最有效的手段，食管静脉曲张的硬化治疗即是其中之一。食管静脉曲张的硬化治疗包括将硬化剂注入静脉曲张内（血管内法）和注入静脉曲张周围黏膜下（血管旁法）两种。硬化剂注入血管内可引起血管内膜炎→血小板、血细胞聚集→血栓形成；血管旁注射可引起间质炎症细胞浸润→纤维化→血管壁硬化，最终使静脉曲张萎缩、消失。

1. 适应证

（1）食管静脉曲张急性出血。

（2）食管静脉曲张出血停止后的择期治疗。

（3）食管静脉曲张中、重度伴红色征者有出血可能性且不适宜手术者。

（4）外科已做断流或分流手术再次出血者，因再手术难度大，可选择本法。

（5）已做食管静脉曲张套扎治疗的病例，如复查留有小血管不宜套扎者，可用硬化剂黏膜下注射法"加固"治疗。

2. 禁忌证 肝、肾功能严重损害，DIC患者。休克者需纠正休克后再进行治疗。

3. 术前准备

（1）术前需向患者和家属说明治疗目的、可能出现的并发症及治疗效果，签署知情同意书。

（2）配血2U以备急用。

（3）建立静脉通道，有血容量不足者，先纠正后再进行。

（4）准备三腔二囊管，以备内镜止血治疗失败时急用。

（5）准备有2.8mm活检孔道的普通内镜、23G或者25G注射针、硬化剂（常用1%乙氧硬化醇、聚桂醇等）。聚桂醇化学名：聚氧乙烯月桂醇醚，是国产的硬化剂，目前国内多用此制剂，每支10ml。

（6）其他术前用药同内镜检查。

4. 操作方法

（1）食管静脉曲张急性出血时的治疗 如果能看到出血部位，可于出血点下方静脉曲张中注入硬化剂10~20mL。如果看不清出血部位，可于明显的食管静脉曲张中注入硬化剂20mL，因各条静脉曲张之间有交通支，硬化剂可通过交通支进入其他血管，也有止血作用（图13-1、13-2）。如果正在出血影响视野观察，则不要勉强操作，先下三腔二囊管压迫止血，待停止出血后再治疗。

（2）食管静脉曲张出血停止后的治疗 于出血停止后24h内，可见出血的静脉曲张有红

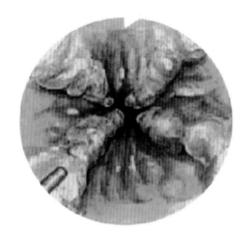

A.选择血管

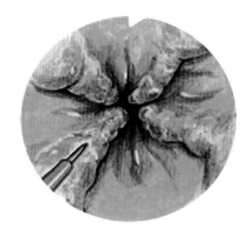

B.伸出针头

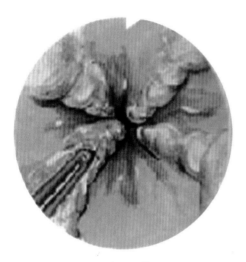

C.刺入血管

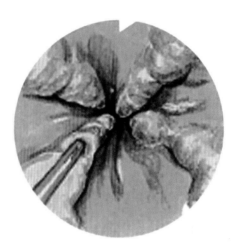

D.注射药物

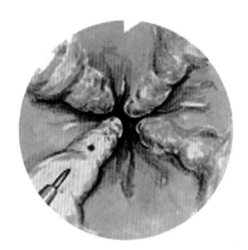

E.拔出针管

图 13-1　注射方法示意图

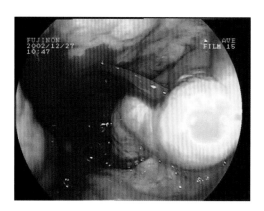

A. 正在出血

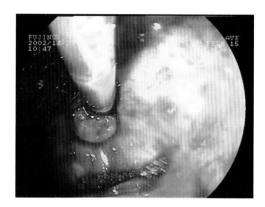

B. 下方注射

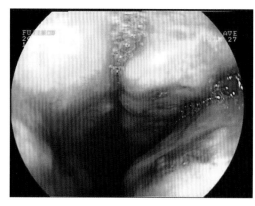

C. 出血停止

图13-2 食管静脉曲张出血时的硬化治疗

色栓子，于出血停止后48~72h可见静脉曲张有白色栓子，栓子所在处即出血部位，一般于该处下方注入硬化剂3~5mL，其他静脉曲张各注入3~5mL，总量不超过30mL。

（3）择期治疗时于每条静脉曲张中注入1%乙氧硬化醇3~5mL，总量不超过30mL（图13-3、13-4）。

（4）对静脉曲张周围残存的小血管可用黏膜下注射法治疗，每点处1~2mL（图13-5；见DVD）。

（5）操作注意事项

1）一般情况下注射点选择胃食管连接部口侧2~4cm处。

2）注射硬化剂后暂不将针拔出，停1~2min后先将针头退入外筒中，再用外筒头端轻压30s后撤离。

3）注射针插入静脉曲张中时注射针筒可见回血，注射时无阻力，注入硬化剂后静脉曲张变灰白。如果注入黏膜下则注入1~2mL即可见黏膜隆起，如果再注入有阻力，隆起变大。

4）黏膜下注射应注意勿刺入过深，以免局部造成大溃疡或穿孔。

（6）副作用 主要有出血、穿孔、食管狭窄、感染、异位栓塞等。

（7）术后注意事项 术后24h进流食，1~2d后改半流食；术后3d应用抗生素预防感染。

附：胃底静脉曲张的栓塞治疗

胃底静脉曲张目前多采用组织黏合剂（histoacryl）栓塞治疗或橡皮圈套扎治疗。组织黏合剂是一种快速固化的水溶性制剂，与血管内血液接触后数秒钟即可凝固堵塞血管，为防

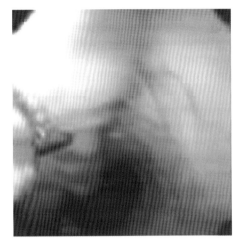

A.选择曲张静脉

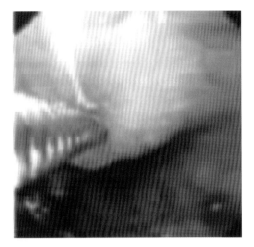

B.穿刺注射

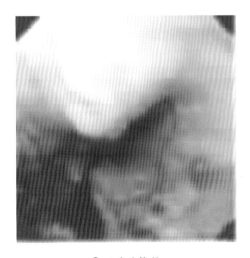

C.压迫后拔针

图 13-3　食管静脉曲张的择期治疗

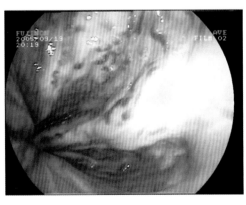

A

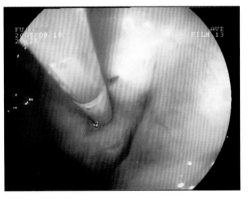

B

图 13-4　有红色征的食管静脉曲张预防性治疗

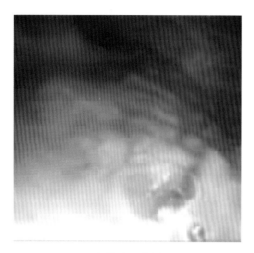

A.黏膜下穿刺

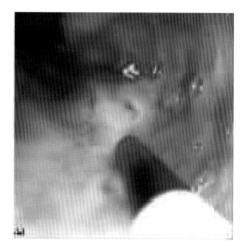

B.注射形成隆起

图 13-5 黏膜下注射法

过快凝固，往往于组织黏合剂中加入脂溶性碘剂（lipiodol），一方面延缓凝固时间，同时也可在X线下透视或治疗。

1. **栓塞剂** 组织丙烯酸蓝（N-buty-Z-Cyanoacrulate histoacryl blan），是氰基丙烯酸类高分子化合物的一种，因其组织毒性低，少量使用不会造成人体中毒反应，国内常用的有德国生产的组织黏合剂——histoactyl。国产组织黏合剂 α-氰基丙烯酸正丁酯，具有与Histoacryl同样快速的固化栓塞作用，目前国内多用这种国产黏合剂。

2. **方 法**

（1）栓塞剂的准备 德国产组织黏合剂1支（0.5mL）+脂溶性碘剂 0.8mL吸入 2mL注射器中混合，总量为 1.3mL（先吸脂溶性碘剂 0.8mL，再吸组织黏合剂 0.5mL混合）。

（2）用无菌生理盐水检查注射针是否通畅，并计算注射针内容量，一般约为 0.7mL。

（3）于注射针内注入脂溶性碘剂，防止组织黏合剂过快凝固堵塞针管。

（4）用脂溶性碘剂冲洗活检孔道，用硅油涂抹内镜前端，以免黏合剂黏合内镜造成内镜损坏。

（5）插入内镜，确定胃底静脉曲张注射部位，刺入静脉曲张，注入配制的混合液（图 13-6），再以脂溶性碘剂将针芯内存留的混合液注入静脉曲张内（以针芯容量为准）。拔出注射

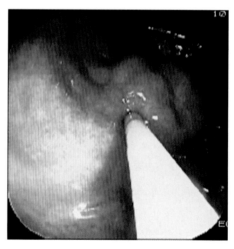

A

B

图 13-6 胃底静脉曲张的栓塞治疗

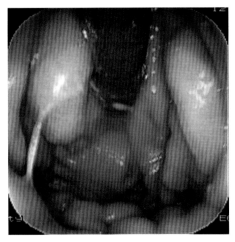

A.注射前

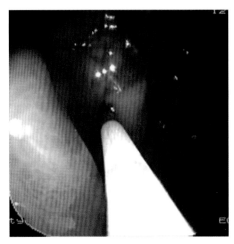

B.注射后

图 12-7 栓塞剂注射后静脉曲张变青紫色

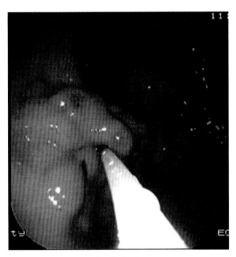

A.注射时

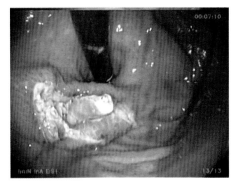

B.注射后第 5 周

图 12-8 栓塞治疗第 5 周出现的"排胶"现象

针，用生理盐水反复冲洗备用。

国产黏合剂可直接注入胃底静脉曲张，但为防堵塞针管，仍需用碘油或聚桂醇预先充满注射针，再将黏合剂注入静脉曲张内（见DVD）。也可采用"三明治"法，先注射 1.5mL 聚桂醇，再注射黏合剂，最后注入 1.5mL 聚桂醇，硬化剂可促进血管纤维化、闭合速度。

注意：须防止组织黏合剂在推注过程中不慎溅入眼睛造成损伤，应做好患者保护（面部覆盖无菌巾）和医护人员的防护（可戴眼镜）。

组织黏合剂注射后曲张的胃底静脉常变为白色、青紫色或花斑样（图 12-7），经过 3~4 周常有"排胶"现象，即黏合剂会在血管的薄弱处破溃，排入胃内（图 12-8），此时血管塌陷、闭塞或消失。但需注意有些病例在"排胶"时会继发出血。

参考文献

[1] 藤田力也,比企能樹.消化器内視鏡治療マニュアル.東京:南江堂,1998.

（董　蕾　郭晓丹）

第14章 食管、胃底静脉曲张内镜套扎治疗

一、食管静脉曲张内镜套扎治疗

本法源于痔结扎术，利用橡皮圈将食管静脉曲张套扎，从而阻断血流，套扎的静脉因缺血、缺氧，血栓形成和无菌性炎症而闭塞，从而使静脉曲张消失。本法操作方便，易于掌握，几乎无副作用，因此是一种快速消除静脉曲张简单有效的方法。

1. 适应证

同硬化治疗。因其无硬化剂的药物副作用，因此肝、肾严重损害者也适用。

2. 禁忌证

以往已做过硬化治疗的静脉曲张，由于管壁纤维化，可能会使套扎难以完成。凝血功能严重障碍时，有可能会在橡皮圈脱落时引起大出血。

3. 操作方法

（1）套扎器　有单发套扎和多连发套扎两种套扎器（图14-1）。

单发套扎器仅有1个橡皮圈固定在其上，

每套扎一次，需更换套扎器上的橡皮圈；多连发套扎器一般固定有5~8个橡皮圈，可连续将所有橡皮圈套扎完后再更换新的套扎器。固定有5个橡皮圈的称5连发套扎器（或称5环套扎器），有6个橡皮圈的称6连发套扎器，依此类推。

（2）安装及操作方法

1）单发套扎器安装及操作方法（以住友株式会社产品为例）：该套扎器由单环橡皮圈套筒、塑料套扎器及充气导管、胃镜外套管等组成（图14-2）。

安装方法：①将外套管先套在胃镜上（图14-3A）；②将塑料套扎器套在胃镜头端（MD-48709适用于直径为9~10.5mm的内镜、MD-48710适用于直径为10.6~12.0mm的内镜；图14-3B）；③将连接塑料套扎器的充气导管用透明胶带固定在胃镜40~50cm处（图14-3C）；④将胃镜头端的塑料套扎器对准后压入单环橡皮圈套筒内，单环橡皮圈套筒上的橡皮圈会自动套在塑料套扎器上（图14-3D）。

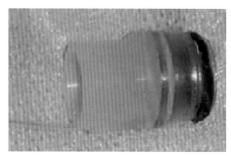

A. 单发套扎器头

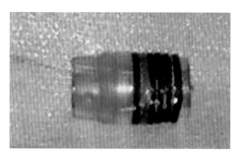

B. 6连发套扎器头

图14-1　套扎器

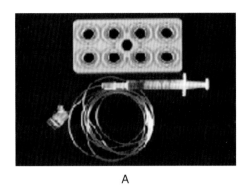

A

B

图 14-2　单发套扎器

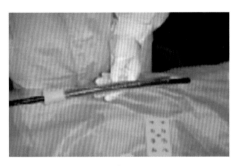

A

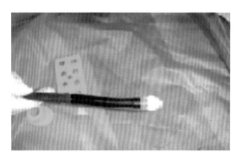

B

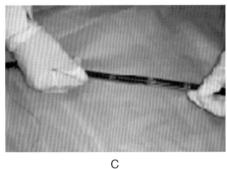

C

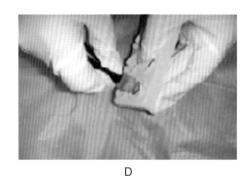

D

图 14-3　套扎器的安装

操作方法：①患者用外套管配套的口圈，经口圈将胃镜插入食管，随后将外套管一同送入食管；②选择曲张的食管静脉，用带有橡皮圈的套扎器头端对准静脉曲张，吸引器持续吸引，使静脉曲张被吸入塑料套扎器中，此时显示器可见视野前部呈红色；③助手通过充气导管，用 5mL 注射器注入空气 1.5 ～ 2.5mL，橡皮圈会自动脱落结扎静脉，完成套扎。④拔出胃镜（此时外套管仍停留在食管内），重复安装步骤，继续其他部位套扎；⑤完成套扎术后将胃镜连同外套管一起退出食管（图 14-4、14-5）。

2）多连发套扎器安装及操作方法（以 Cook 公司产品为例）：由 6 环套扎器及牵拉绳、牵拉钩、转轴手炳等组成（图 14-6）。

安装方法：①将手柄插入胃镜工作通道，即活检孔道（图 14-7A、B）；②用牵引钩通过手柄孔进入胃镜工作通道伸出胃镜头端外，将连接 6 环套扎器的牵拉绳由下向上引出手柄外（图 14-7C～E）；③将牵引绳固定于手柄上，旋转手柄，拉紧牵引绳，使之保持一定张力（图 14-7F、G）；④将带有 6 个橡皮圈（6 环）的套扎器安装在胃镜头端，调整套扎器位置，从显示器上看，使套扎器上所带的两根绳子不影

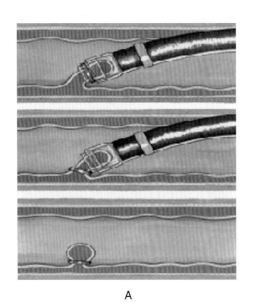

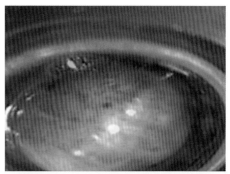

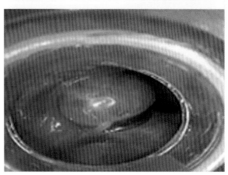

A   B

图 14-4　套扎治疗示意图

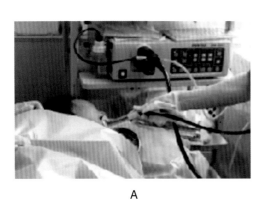

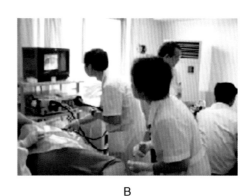

A   B

图 14-5　套扎实况

响视野（图 14-7H、I）。

　　操作方法：①将胃镜按常规插入食管，选择静脉曲张，一般于靠近贲门上方 5~10mm 处开始结扎，选择结扎部位后将塑料帽对准结扎部位，持续吸引，使静脉曲张连同周围黏膜被吸入塑料帽中，此时显示器可见全部变红色；②转动手柄，此时橡皮圈脱落、完成套扎，注入少量空气，放松套扎好的静脉，可见静脉曲张已被套扎；③同法套扎其他静脉曲张，由

下向上呈螺旋状（不要在同一水平）套扎多条静脉。一般主张密集套扎，共使用 10~12 个以上的橡皮圈，比仅扎一套（6 个橡皮圈）的效果好（见 DVD）。

　　4. 临床应用

　　（1）出血时的套扎　可直接将套扎器对准出血部位套扎（图 14-8）。当看不清出血部位时，也可在食管胃连接部上方密集套扎，使食管静脉曲张血流减少，达到止血目的（图 14-9）。

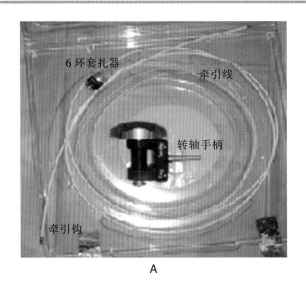

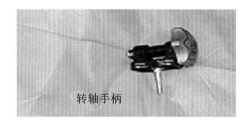

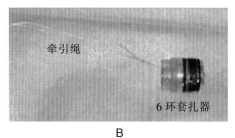

A

B

图 **14-6**　多连发套扎器

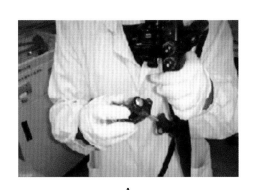

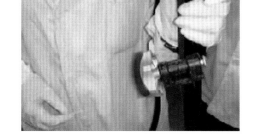

A

B

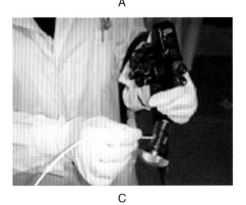

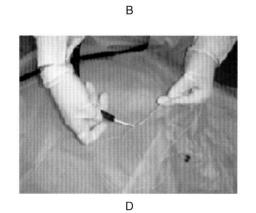

C

D

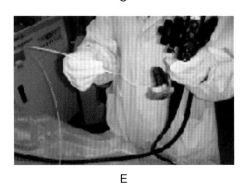

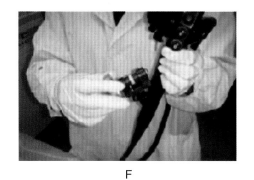

E

F

图 **14-7**　多连发套扎器安装步骤

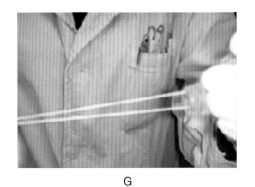

G

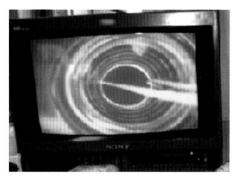

H

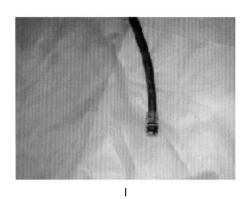

I

（续）图 14-7　多连发套扎器安装步骤

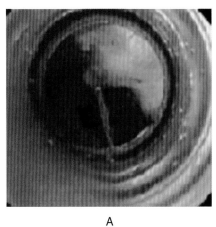

A

B

图 14-8　出血时的套扎一：对准出血部位套扎

（2）择期套扎　选择血管，将所有血管逐一密集套扎（图 14-10）。

5. 术后注意事项及并发症

术后 24h 卧床休息，禁饮食，24h 后可进流食，逐步过渡到少渣半流软食至少 14d 以上；勿进生硬、油炸、辛辣食品，以防损伤套扎处黏膜，造成皮圈处结痂提前脱落；术后勿剧烈活动。

术后常见并发症有咽部疼痛、胸痛、早期出血等，其中套扎后近期出血尤为严重。一般皮圈套扎处局部缺血坏死、结痂，结痂脱落时间在第 7 天左右，局部出现浅溃疡，约 2 周左右愈合。近期出血多见于术后 3~10d，由于饮食不当、腹压增高（排便、咳嗽）、胃食管反

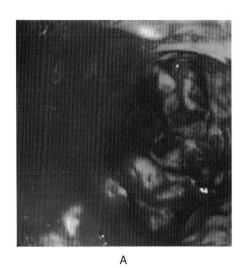
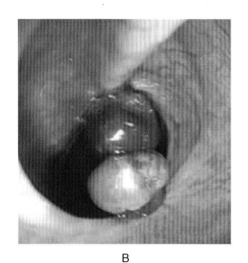

A

B

图 14-9　出血时的套扎二：部位不清时下方密集套扎

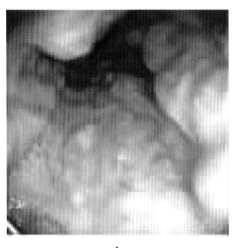
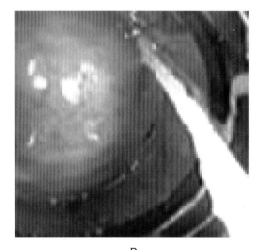

A

B

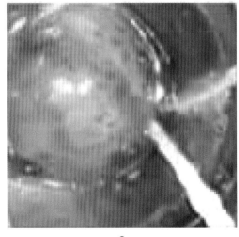
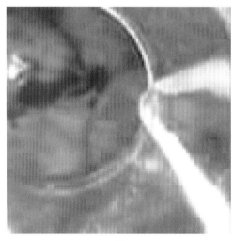

C

D

图 14-10　食管静脉曲张套扎步骤

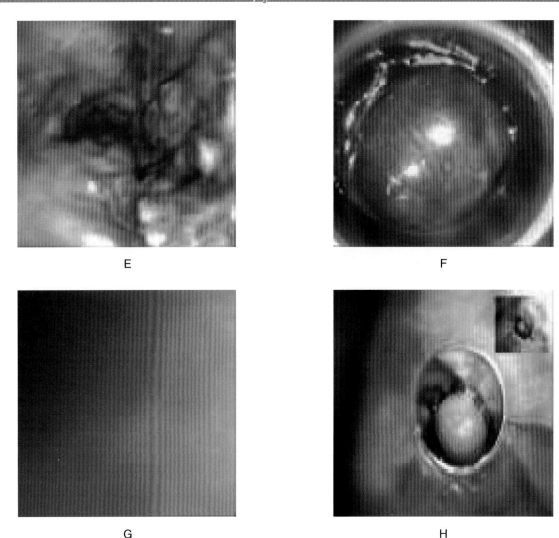

E

F

G

H

（续）**图 14-10　食管静脉曲张套扎步骤**

流等原因造成结痂提前脱落，或因肝功能障碍、低蛋白血症、凝血功能障碍等原因引起局部愈合延迟，是造成早期出血的原因。

二、胃底静脉曲张内镜套扎治疗

胃底静脉曲张套扎术的方法同食管静脉曲张套扎治疗，通过橡皮圈对静脉曲张的机械性绞扎，造成局部缺血坏死，血栓形成，使血管闭塞（见 DVD）。

根据 Sarin 分型将胃静脉曲张分为 4 型：A型：食管静脉曲张向胃小弯延续；B 型：食管静脉曲张向胃大弯侧延伸于胃底；C 型：发生于胃底的孤立性静脉曲张；D 型：发生于胃内贲门、胃底以外的区域或 十二指肠第一段（图 14-11、14-12）。

胃底静脉套扎适用于 Sarin A、B 型，对 C、D 型静脉曲张 <1.5cm 者也适用（图 14-13~14-15）。该方法与胃底静脉曲张的栓塞治疗比较，操作简便，疗效相当，且无异位栓塞危险。但需注意套扎 1 周左右橡皮圈脱落，少数静脉曲张闭塞不完全者可能会继发出血。

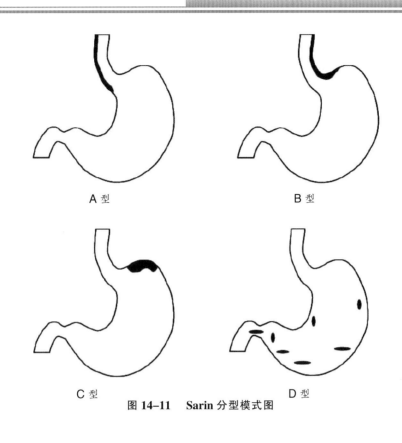

A 型   B 型

C 型   D 型

图 **14-11** Sarin 分型模式图

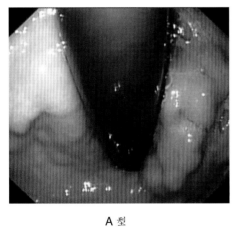

A 型

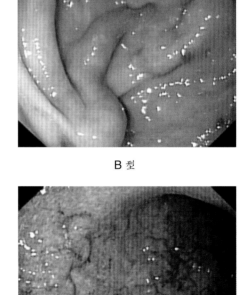

B 型

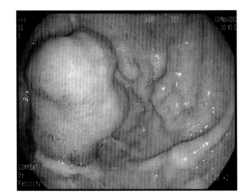

C 型

D 型

图 **14-12** 胃静脉曲张的 Sarin 分型

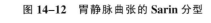

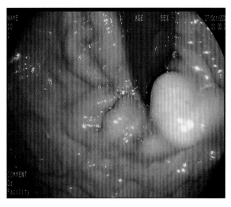

A.套扎前

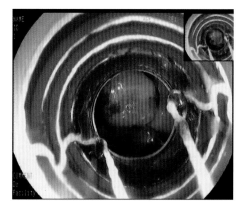

B.套扎后

图 14-13　Sarin A 型套扎图

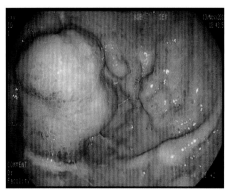

A.套扎前

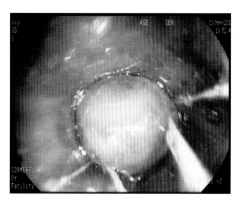

B.套扎后

图 14-14　Sarin C 型套扎图

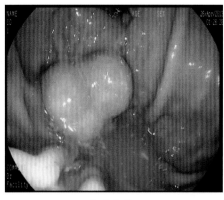

A.套扎前

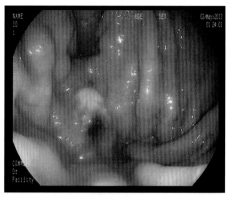

B.套扎后

图 14-15　套扎后 1 周复诊一例

参考文献

[1] 刘运祥,黄留业.实用消化内镜治疗学.北京:人民卫生出版社,2002.

[2] Al-Osaimi AM, Caldwell SH. Medical and Endoscopic Management of Gastric Varices. Semin Intervent Radiol, 2011, 28(3):273-282.

（董 蕾）

第15章 上消化道狭窄的治疗

上消化道狭窄分为恶性狭窄和良性狭窄两类，以恶性狭窄多见，肿瘤、炎症、手术等为常见病因。临床常见的有食管癌、贲门癌引起的食管或贲门部狭窄，食管癌术后引起的吻合口狭窄，食管化学性烧伤引起的狭窄，十二指肠溃疡致球部变形引起的幽门口狭窄，十二指肠及其周围脏器（如胰腺）肿瘤引起的十二指肠狭窄等。

上消化道狭窄的治疗方法有内镜下扩张术、切开术、支架置放术等，现分述如下。

一、狭窄扩张术

（一）探条扩张法

常用 Savary-Gillard 扩张探条，一般由聚乙烯化合物、硅胶等制成，前端呈圆锥形。国产探条由 6 根组成，由小号到大号直径分别为 5mm、7mm、9mm、11mm、13mm、15mm 组成。探条中空，可放置导丝，在导丝引导下进行扩张。所用导丝为硬导丝 [专用或直径 0.035in（1in=2.54m）导丝]，对探条有一定的支撑作用（图 15-1）。主要适应证为：①食管良性狭窄（食管炎性狭窄、食管术后吻合口狭窄、先天性食管狭窄）；②食管恶性狭窄（晚期食管癌或贲门癌梗阻）。

1. 患者准备

（1）了解食管狭窄的病因、部位、特点及手术方式。

（2）常规行食管钡餐（或碘油）透视、内镜及病理学检查。

（3）其他术前准备同常规上消化道内镜检查。术前 15min 肌内注射地西泮 5~10mg，丁

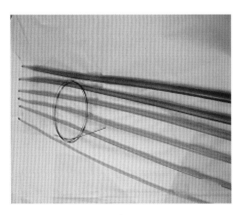

A

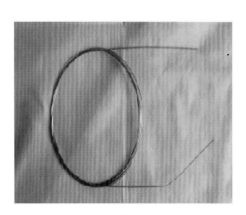

B

图 15-1 Savary-Gillard 扩张探条和导丝

溴东莨菪碱 20mg（或山莨菪碱 10mg），必要时肌内注射盐酸哌替啶 50mg。

（4）术前 6h 禁饮、食。

2. 扩张方法（以食管狭窄为例）

（1）将胃镜插入食管，观察狭窄部位，通过胃镜活检孔插入导丝，使导丝通过狭窄段食管进入胃内（无阻力进入 60~70cm），如不能确定导丝是否进入胃内，应做 X 线透视确定。

（2）退出胃镜，将导丝留在食管、胃内，通过导丝将探条送至狭窄处，根据食管狭窄程度选用适宜的探条扩张器，由小号开始，逐渐扩张，至 15mm 探条或患者不能耐受为止。

（3）扩张手法　患者头稍后仰，使咽与食管稍成直线位，助手扶持固定导丝，术者左手用涂满润滑剂的纱布润滑扩张器（探条），右手徐徐推进探条（必要时可在 X 线透视下进行），若遇导丝过度弯曲，助手可在透视下稍稍外拉，以支撑探条前进。

（4）使探条通过狭窄区，将探条停留 30s 左右，退出探条时，助手固定导丝，以免导丝脱出。逐级更换探条，尽可能将狭窄段扩至最大程度，术毕，将探条与导丝一并退出（图 15-2、15-3）。

（5）再次插入内镜，观察扩张后食管情况，若有显性出血，做必要处理。术后注意观察是否有出血、穿孔等并发症。

注意事项：①操作应在导丝引导或（和）X 线监视下进行，以确保安全；②探条扩张原则：探条号码由小到大，动作轻柔，切勿粗暴，当阻力较大时，不可强行用暴力通过；③术后检查有无颈、前胸皮下气肿，并禁食 24h，无特殊不适可进流质饮食；④扩张术后，常规胸腹

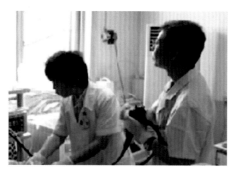

A

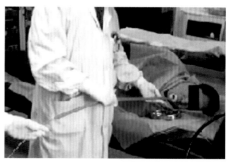

B

图 15-2　探条扩张实例一

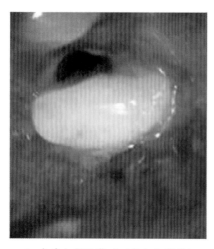

A. 食管上段狭窄（可见食物潴留）

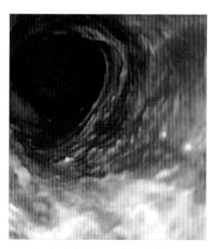

B. 探条扩张后（有少量渗血）

图 15-3　探条扩张实例二

部 X 线透视检查，以除外穿孔等并发症；⑤贲门切除患者，扩张后常引起胃食管反流，平卧及睡眠时应抬高床头 15°~30°，并给抑酸剂；⑥部分患者术后感胸骨后疼痛，可对症处理，常可自行缓解。

3. 并发症及处理

（1）穿孔　患者可感剧烈胸痛，出冷汗及发热，继发纵隔及胸腔感染，口服碘油造影剂 X 线透视，可见漏出食管外及纵隔气影，一旦证实应立即禁食、输液、行胃肠减压及应用抗生素，保守治疗无效者应急诊手术治疗。

（2）出血　可再行内镜检查，明确原因，镜下止血。

（3）感染　发生机会较少，但不可忽视扩张创面引起的局部感染及反流误吸导致的呼吸道感染，一旦发生应积极处理。

（4）反流性食管炎　发生率较高，常规抗反流治疗。避免暴饮暴食，少进油腻食物，常规服用抑酸剂及黏膜保护剂。

（5）狭窄复发及再狭窄　食管狭窄探条扩张后部分患者会近期复发，可再次扩张。

（6）食管破裂　多系粗暴操作造成，发生率低，极其危险，需外科急诊手术。

4. 禁忌证

（1）上消化道内镜检查禁忌者。

（2）食管化学性灼伤后 2 周内。

（3）食管病变疑为穿孔者。

（二）球囊扩张法

除适用于食管、贲门狭窄外，也可用于幽门和十二指肠狭窄。

常用球囊扩张器有：①可经胃镜活检孔道直接插入（through the channel，TTC）球囊；②先经内镜通过导丝，退出内镜后再沿导丝插入（over the wire，OTW）球囊（图 15-4）。球囊由高分子聚合物材料制成，具有透明性；球囊直径因使用目的不同而异，食管球囊有直径 8mm、10mm、12mm、14mm、16mm、18mm、20mm 等多种型号，长度 8cm；贲门球囊直径有 20mm、30mm、40mm 等多种型号，球囊中可充气、水或造影剂，以使球囊膨胀。球囊与塑料导管相通，塑料导管的另一头为注射器接头，带有阀门装置，用以连接注射器和带有压力的加压器，根据不同球囊直径推荐不同的压力，所加压力单位为 atm。

1. 患者准备及禁忌证
同探条扩张法。

2. 操作方法

（1）经胃镜球囊扩张技术　①按常规插入胃镜，胃镜头端置于食管狭窄处上方。将涂布润滑剂的球囊导管从活检孔道中插入，在内镜监视下球囊通过狭窄部位；②球囊充水，通过外接压力泵控制球囊压力（2~4atm），根据患者的耐受情况持续扩张 30~60s（图 15-5）。放水后休息数分钟，再重复操作，直至注水时阻

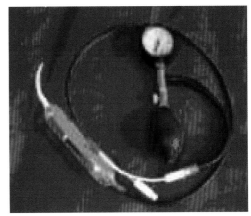

A. 孔道直接插入球囊及加压装置　　　　B. 导丝插入球囊及加压装置

图 15-4　扩张球囊及加压装置

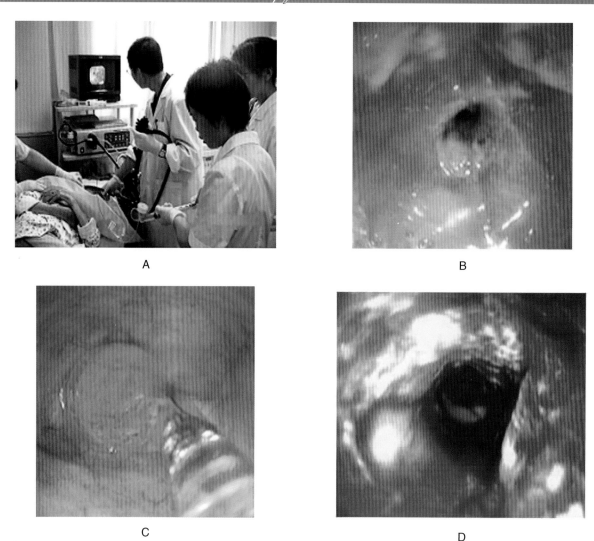

A   B

C   D

图 15-5 孔道直接插入球囊扩张实例

力明显减小为止。

（2）经导丝球囊扩张术 ①插入内镜至狭窄部近端，经内镜工作通道送入导丝通过狭窄部。②退出内镜，将导丝插入球囊送入食管。③再次插入内镜，在内镜直视下，使球囊通过狭窄段进行注气或注水扩张；幽门和十二指肠狭窄必须在 X 线监视下进行，将球囊正确定位，注入稀释至 15% 的造影剂，使压力不超过球囊标定的最大压力，可见狭窄的"凹腰征"逐渐消失。④抽尽球囊中的液体或造影剂，退出导丝和球囊导管（图15-6）。扩张时患者可能有疼痛感，扩张后局部常有少量出血（见 DVD）。

球囊扩张的并发症及其预防基本上同探条扩张术，但球囊扩张并发穿孔远较探条扩张少，因为球囊扩张为放射状扩张力，而探条为纵向剪切力。应根据狭窄程度选择合适的球囊，扩张球囊外径通常<3.5cm。应尽量应用单一球囊扩张，避免应用多个球囊同时扩张。

二、狭窄切开术

适用于良性膜样狭窄和吻合口狭窄等不易用球囊扩张者，对狭窄部放射状切开。所用切开刀有针状、线状和匙状（图15-7）。

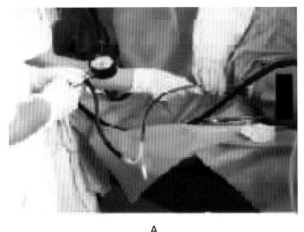
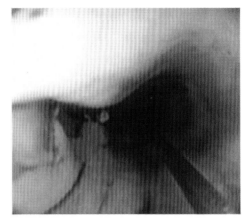

A

B

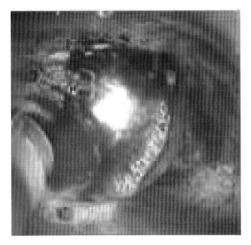
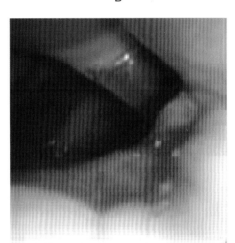

C

D

图 15-6　沿导丝插入球囊扩张实例

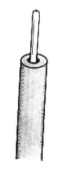
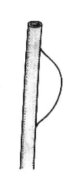
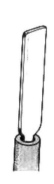

针状刀　　　　线状刀　　　　匙状刀

图 15-7　切开刀

三、组织破坏扩张术

利用微波、高频电、氩等离子体凝固等产生的热能，使组织破坏，局部坏死，管腔得到一定程度的通畅。

四、支架置放术

对经扩张治疗无效或疗效差的良、恶性狭窄，特别是恶性狭窄易复发者均可采用支架置放术治疗，其中良性狭窄患者宜放可吸收支架或可回收支架。

（一）食管支架置放术

1. 适应证和禁忌证

适应证：①食管、贲门部良、恶性肿瘤所致狭窄或肿瘤复发所致的狭窄，食管-气管瘘、食管-纵隔瘘，无法手术或不愿手术者；②化学性或放射性损伤引起的食管狭窄；③手术后引起的食管胃吻合口狭窄；④纵隔肿瘤压迫食管引起的吞咽障碍者。禁忌证：①颈部肿瘤所致吞咽障碍者不宜放支架，因为异物感很明显，而且支架可能压迫气管或移位。如果必须要放应放细丝编制的短颈支架或同时放置气管支架；②没有做扩张的良性狭窄也不宜放永久性支架，因为多数可用扩张治愈，而且置入支架容易移位，如果扩张效果不好，可置入可吸收支架或可回收支架；③有不可控制的出血性素质者。

2. 术前准备

术前患者应做内镜及胃肠钡餐透视检查，以了解狭窄病变的部位、长度，狭窄程度及有无食管-支气管瘘。常规检查出、凝血时间，血小板计数，凝血酶原时间。术前 15min 肌内注射安定 5~10mg，丁溴东莨菪碱 20mg（或山莨菪碱 10mg）及哌替啶 50mg。必要时配血备用。

3. 支架选择

食管支架品种较多（图 15-8），术前应仔细阅读说明书，熟悉支架性能及操作方法。支架选择时应考虑：①支架是记忆合金丝还是不锈钢丝，前者通常需在术后 1~2d 才能扩张完全；②是带膜支架还是不带膜支架，前者适用

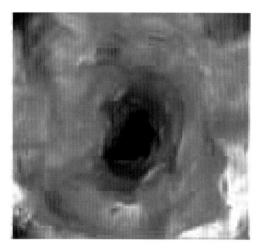

A. 可回收支架

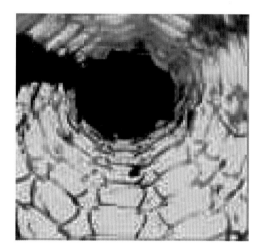

B. 机织带膜支架

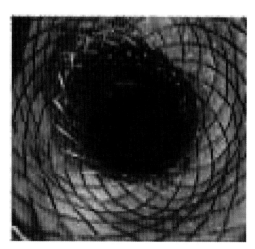

C. 普通记忆合金支架

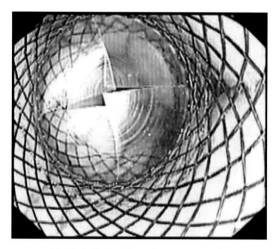

D. 末端带有 4 个瓣膜的防反流支架

图 15-8　不同品种和规格的食管支架

于癌性狭窄，或合并有食管-气管瘘患者；③支架内径通常取 18mm，长度为狭窄长度加 3~4cm；④病变累及贲门者，应尽量选用防反流支架，该型支架末端装有防反流瓣膜，可减轻胃食管反流的程度。

4. 操作方法

（1）使用器具　支架推进器（图 15-9）、支架。一般选择内径为 18~20mm 的支架，长度视狭窄段长度而定，一般比狭窄段长度上下各长 1~2cm。例如狭窄段长 8cm，则选择支架

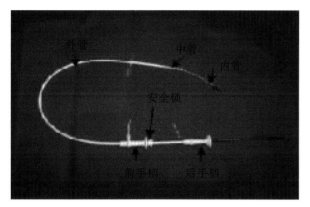

图 15-9　支架推进器

长度为 10~12cm。推进器由外管、中管、内管组成，外管外有刻度，以作定位用。例如食管狭窄下端位于离门齿 35cm 处，此时将推进器插入至外管 36~37cm 处即可。

（2）操作步骤

1）对狭窄部位行常规内镜检查，如果胃镜不能顺利通过，需对狭窄部进行扩张治疗至胃镜能通过狭窄段。

2）在胃镜下定位，确定狭窄段长度及距门齿的距离。

3）安装支架：将预先选好的支架置于推进器外管下端内，以内管和中管将其固定（图 15-10A）。

4）经胃镜活检孔送入导丝，越过狭窄段至胃内（图 15-10B），退出胃镜，在导丝引导下送入已放好支架的支架推进器，到达预定部位后，将支架推进器外管的刻度置于狭窄段下方 1~2cm 处（图 15-10C）。务必使支架两端与定位相一致。

5）固定中管位置不动，使外管后退，可

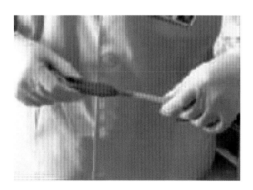

A. 安放支架

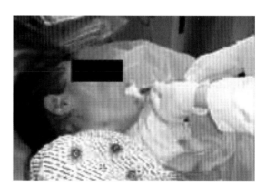

B. 留置导丝

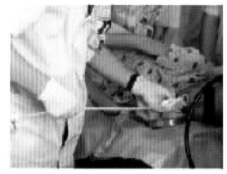

C. 插推进器

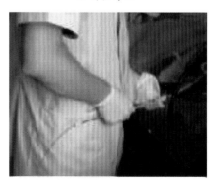

D. 释放支架

图 15-10　支架置放术实例

释放出支架（图 15-10D）。应用捆绑式推送器者，拉线释放，随后退出推进器和导丝。以往支架需自己安装，支架推进器经消毒后可反复使用。现出厂时已将支架安装好，支架推送器为一次性使用，操作过程同上。

6）再次插入胃镜，确定支架是否安装准确（图 15-11）。目前支架大多采用记忆合金丝编织，因此当外套管鞘拉出后，支架会自动膨胀，只有狭窄明显时需用球囊在支架内再次扩张（见 DVD）。

5. 说　明

（1）有时食管严重狭窄，硬导丝不能通过，可经胃镜活检孔插入泥鳅导丝通过狭窄段；在 X 线透视下确定导丝是否到达胃内，沿泥鳅导丝插入导管，退出泥鳅导丝，经导管交换硬导丝；按上述步骤再进行狭窄段扩张及支架置入术。

（2）上面介绍的支架推进器属狭窄段下端定位法，比较常用。另有一种狭窄段上端定位法，该法使用的支架推进器中管上有刻度，此刻度为狭窄段上端距门齿的距离，按此刻度定位即为狭窄段上端的位置，支架安装方法同上。

（3）对良性狭窄，如单纯扩张 1~2 次效果不良者，可考虑安放可回收支架，一般放置 2~4 周后，再予以取出。

6. 术后并发症处理

术后患者常有胸痛及胃食管反流症状，可应用止痛药、抑酸药及抬高床头等方法处理。常规应用抗生素，防止食管黏膜破损所致的感染。术后 6h 暂禁食，以后可进温、热流食，逐渐恢复正常饮食。勿进冷食，因支架遇冷会收缩，有可能导致移位。

早期并发症有：①出血，主要为扩张及支架损伤所致，应做相应处理；②穿孔或食管-气管瘘，较少见，可再置入一带膜支架；③反流性食管炎，较常见，主要发生于贲门切除患者或贲门部放置支架患者，易引起反流性食管炎；④呼吸系统感染，主要是反流误吸引起。

远期并发症有：①支架移位及脱落，其原因是狭窄部位扩张过大及狭窄段太短，脱落后应在内镜下取出；移位严重者应取出原支架，重新置入。②再狭窄，支架两端因受刺激，组织过度增生而致狭窄；肿瘤也可经支架网孔向腔内生长引起狭窄。发生狭窄后可用探条或球囊扩张治疗；也可在内镜下用微波、激光或氩气烧灼治疗；无效者，可另行置入一支架。

（二）幽门及十二指肠支架置放术

1. 适应证和禁忌证

适应证：①恶性肿瘤浸润压迫引起的胃、十二指肠管腔狭窄或闭塞，胃肠吻合口及胃肠造瘘口肿瘤浸润复发；②良性狭窄，如手术后

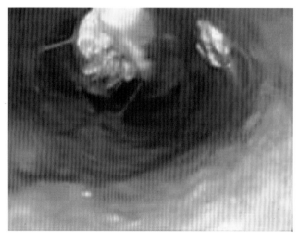

A.支架放置前

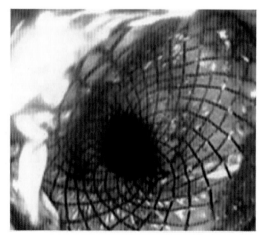

B.支架放置后

图 15-11　支架置放

的胃十二指肠吻合口疤痕挛缩等。

禁忌证：①食管胃底静脉曲张；②出血倾向；③心、肺衰竭；④广泛的肠粘连或并发多处小肠梗阻。

2. 术前准备

（1）造影定位　口服泛影葡安或经胃管注入泛影葡安造影，亦可用非离子造影剂造影。

（2）胃镜检查　观察有无静脉曲张及曲张程度，吻合口狭窄是否为肿瘤复发，以便确定综合治疗方案。

3. 操作方法

（1）插入内镜至幽门或十二指肠狭窄处，在超滑导丝配合下用造影导管越过狭窄段造影，确定狭窄段的长度、狭窄程度和走行方向。

（2）在 X 线透视下，沿导丝插入球囊进行

幽门或十二指肠狭窄段扩张；也可经内镜活检孔道直接插入球囊进行扩张。

（3）如幽门或十二指肠狭窄程度较重，不可盲目插入导丝，应在导管配合下插入超滑导丝（泥鳅导丝）。退出导丝造影，观察十二指肠狭窄程度及长度，再交换超硬导丝，沿超硬导丝进行球囊扩张。

（4）将超硬导丝尽量插至远离狭窄段远段，支架置放器沿导丝插入至狭窄段，X 线透视下使狭窄段中点与支架中点基本重合。同时可再次进入内镜，双重监视下释放支架，支架可选择直径 20~30mm 带膜或不带膜支架，长度为狭窄段长度加 4cm；也可用捆绑式（一体式）支架置放器直接插入狭窄段释放支架。

（5）退出支架置放器，用内镜观察支架位置，

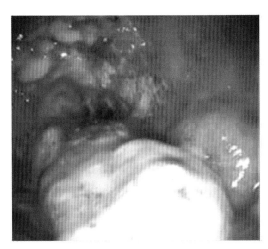

A. 胃窦幽门部肿瘤

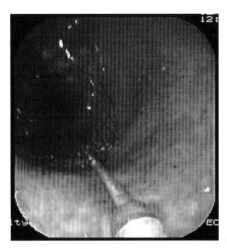

B. 球囊扩张后置入支架

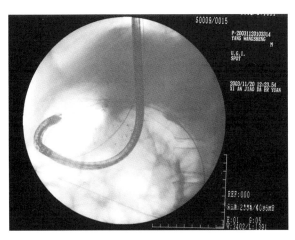

C. 内镜直视下结合 X 线透视释放支架

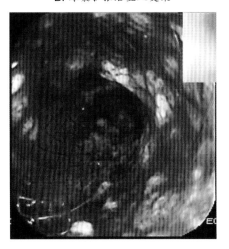

D. 支架置入后的幽门口

图 15-12　幽门支架置入过程

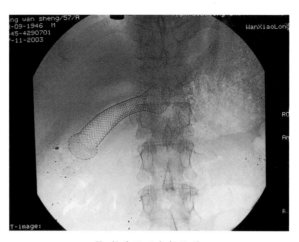

E. 拍片显示支架位置

（续）图 15-12　幽门支架置入过程

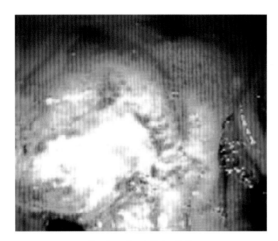

A. 十二指肠降部狭窄

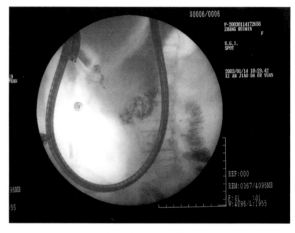

B. 造影显示狭窄段

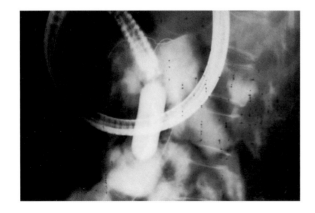

C. 透视下球囊扩张

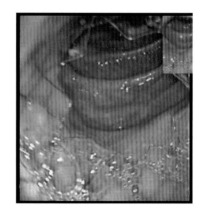

D. 内镜显示支架下端位置

图 15-13　十二指肠支架置入过程

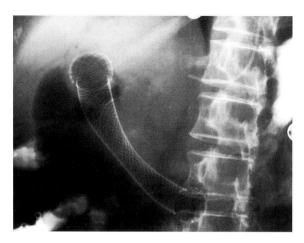

E. X 线下支架下端位置

（续）图 **15-13**　十二指肠支架置入过程

必要时适当调整（图 15-12、15-13；见 DVD）。

4. 术后并发症处理

（1）出血　早期出血主要为扩张及支架损伤所致，应做相应处理。

（2）穿孔　发生率较食管支架高，一旦发生大多需外科手术处理；

（3）呼吸系统感染　主要是反流误吸引起。

（4）支架再狭窄　支架两端因受刺激，组织过度增生而致狭窄；也可由于经支架网孔肿瘤向腔内生长引起狭窄。发生狭窄后可用球囊扩张治疗，必要时可在支架内再置入一支架。

参考文献

[1] 藤田力也,比企能樹.消化器内視鏡治療マニュアル.東京:南江堂,1998.

第16章 贲门失弛缓症的治疗

贲门失弛缓症（achalasia）是一种少见的原发性食管运动障碍性疾病，该病以食管体部正常蠕动消失及吞咽时下食管括约肌（loweresophageal sphincter, LES）松弛不良为特征。食管钡餐检查可见食管下段呈对称漏斗状狭窄，边缘光滑呈鸟嘴样改变，钡剂在贲门部通过困难，食管体部呈不同程度的扩张。内镜检查可见大量的食管潴留食物，食管腔扩大贲门口狭窄。由于该病的病因及发病机制至今仍未明确，目前本病的治疗多以缓解症状为主，主要治疗方法包括:药物治疗、内镜下治疗及外科手术治疗。

一、药物治疗

口服药物包括钙离子拮抗剂、硝酸酯类药物、抗胆碱能药物等，其中最常用的是钙离子拮抗剂和硝酸酯类药物。虽然口服药物在理论上能够显著降低 LES 的压力，使 LES 松弛，但是调查表明其治疗贲门失弛缓症在临床上应用疗效甚微，只有个别患者能得到初期改善；另一方面，这些药物引起的不良反应多，如低血压、头痛、下肢水肿等。目前口服药物治疗贲门失弛缓症只应用于早期轻度贲门失弛缓症

患者或者拒绝其他治疗方法的患者。

二、肉毒杆菌毒素 A 注射治疗

肉毒杆菌毒素（botulinum neurotoxin, BoTx）A 是由肉毒梭状芽孢杆菌产生的一种外毒素，其作用机制是阻止神经末梢乙酰胆碱的释放，从而使肌肉松弛。一般将本品 100U 溶于 5ml 生理盐水中，内镜治疗时用注射针分别于贲门上 0.5cm，3、6、9、12 点位 4 个点，每点注射本品 1mL（20U），同时应用内镜反转法于贲门下向上将剩余的 20U 分两点注射至贲门部，并于 1 个月后重复注射治疗。本法操作简单，安全可靠，患者有较好的耐受性，痛苦小，不良反应少，治疗费用低，近期疗效肯定，适应证广，即使扩张或手术治疗失败的患者，经内镜注射 BoTx A 仍然有效。缺点为疗效维持时间较短，1 个月后症状缓解有效率为 80%~90%，6 月后降至 60%~70%，1 年后有效率仅为 53%~54%，患者需每隔 6~12 个月重复注射。目前内镜下 BoTx 注射治疗优先应用于无法外科手术或球囊扩张治疗者，经外科手术或球囊扩张治疗后复发，或者准备外科手术治疗的术前贲门失弛缓患者。

三、内镜下扩张治疗

该方法的原理是通过外力强行过度扩张，将 LES 肌纤维延伸拉长，造成部分平滑肌松弛或断裂而失去张力，从而改善食管下端括约肌松弛力，达到治疗目的（见 DVD）。内镜下扩张治疗主要包括气囊扩张、特制金属支架置入等（参见第 15 章）。

四、经口内镜下肌切开术治疗

经口内镜下肌切开术（peroral endoscopic myotomy, POEM）是一种通过内镜进行肌切开的微创新技术，是在内镜下切开食管下端及贲门肌层，从而缓解贲门痉挛及狭窄达到治疗贲门失弛缓症的目的。患者无须开胸手术，全部手术过程均在无痛状态下通过胃镜进行操作，手术时间短、创伤小，POEM 微创手术的开展，不仅大大克服了传统治疗的疗效不确定性，而且恢复快、疗效可靠，充分体现了微创治疗的优越性。

1. 适应证

确诊为贲门失弛缓症并影响生活质量者均可接受 POEM 治疗。

食管明显扩张、甚至呈 S 或 U 形的患者，既往 Heller 术和 POEM 治疗失败或症状复发者，术前曾接受过其他治疗（如球囊扩张术、肉毒素注射和支架治疗等）的患者，均可接受 POEM 治疗，但手术难度可能较大。

2. 禁忌证

合并严重凝血功能障碍、严重器质性疾病等无法耐受手术者，以及因食管黏膜下层严重纤维化而无法成功建立黏膜下隧道者禁用 POEM。食管下段或食管胃接合处（EGJ）有明显炎症或巨大溃疡者，是 POEM 手术的相对禁忌证。

3. 术前准备

（1）通过病程、症状评分、既往治疗情况及多种术前检查，完成患者信息登记表，明确贲门失弛缓症的诊断及分级，评估手术难度及预期效果。有严重肺感染病史者术前应接受肺功能检查。

（2）术前签署知情同意书，并告知可能的获益和风险。

（3）术前流质饮食 2d。手术当天行内镜检查，确认食管内无内容物潴留，为手术提供良好的视野，并预防麻醉过程中的反流、误吸。

（4）设备及器械同 ESD 术。

4. 操作方法及要点

（1）麻醉及体位　所有患者均接受气管插管全身麻醉，取仰卧位或左侧卧位，术前预防性静脉给予抗生素。抗生素的选择参照国家卫计委制定的抗生素使用原则。

（2）食管黏膜层切开　胃镜前端附加透明帽，确定 EGJ 距门齿的距离。常规于 EGJ 上方 10cm 处行食管黏膜下注射，纵向切开黏膜层 1.5~2cm 显露黏膜下层。

（3）分离黏膜下层，建立"隧道"　沿食管黏膜下层自上而下分离，建立黏膜下"隧道"，直至 EGJ 下方 2~3cm，尽量靠近肌层进行黏膜下层分离，分离中反复进行黏膜下注射，避免损伤黏膜层。分离中镜身退出黏膜下"隧道"进入胃腔，倒镜观察胃黏膜颜色改变，判断分离止点与 EGJ 的距离。

（4）肌切开　完全、有效、足够长的肌切开是保证 POEM 操作成功的关键。胃镜直视下从"隧道"入口下方 2cm 处开始，自上而下、由浅入深纵向切开环形肌束至 EGJ 下方 2cm 以上。对于创面出血点随时给予电凝止血。肌切开完成后确认胃镜通过贲门无阻力。

（5）金属夹关闭黏膜层切口　将黏膜下"隧道"内和食管胃腔内气、液体吸净，冲洗创面并电凝创面出血点和小血管；用多枚金属夹缝合黏膜层切口（图 16-1；见 DVD）。

5. 术中并发症的处理

（1）黏膜层损伤　对于手术过程中出现的黏膜层损伤甚至穿孔，特别是贲门部位，可在肌切开完成后，于食管腔内用金属夹夹闭；必要时可在胃镜监视下放置胃肠减压管。

（2）术中气肿、气胸和气腹　术中皮下

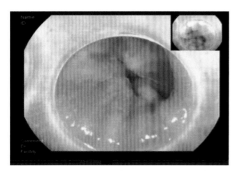

A. 确定贲门距离

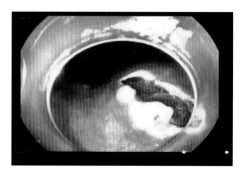

B. 隧道切口

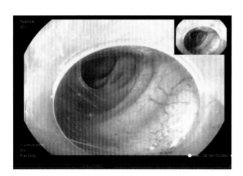

C. 剥离隧道

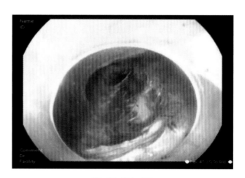

D. 肌层切开

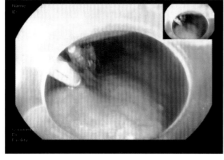

E. 缝合切口

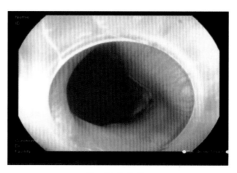

F. 术后贲门

图 16-1　POEM 手术步骤

和纵隔气肿常无须特殊处理，一般可自行吸收。对术中发生严重气胸（手术过程中气道压力>20mmHg，血氧饱和度<90%，经急诊床旁胸片证实）者，予胸腔闭式引流后，常可继续手术。对于术中有明显气腹者，可用 14G 穿刺针于右下腹麦氏点穿刺放气。由于体内 CO_2 较空气弥散和吸收快，建议内镜治疗中使用 CO_2 灌注，一旦发生气肿、气胸或气腹，气体可被很快吸收。

（3）若患者在术后出现心率加快、血压下降、胸痛进行性加重或呕血、黑便，应考虑"隧道"内出血可能，此时应及时行胃镜探查，将创面及黏膜下隧道内的积血清除，尽可能暴露创面，用热活检钳电凝止血；若不能明确活动性出血点，可用三腔管食管囊压迫止血。对术后出血者应用抗生素。

6. 术后处理

（1）一般处理　术后当天患者禁食、补液、半卧位、心电监测，观察有无颈部和胸前皮下气肿。术后静脉使用质子泵抑制剂（PPI）3d，并使用抗生素（可选用第一、二代头孢菌素），但用药总时间不应超过48h；对有气胸、大量出血、高龄及免疫缺陷患者，可酌情延长用药时间。患者在术后应接受胸片或胸部CT检查，了解有无纵隔气肿、气胸、气腹和胸腔积液等。常规术后3d进流食，术后2周进半流食，术后口服PPI 4周。

（2）感染 主要包括黏膜下"隧道"感染、纵隔感染和肺部感染，是POEM术后可能发生的严重并发症。感染原因包括术前食管清洁不充分，术中、术后黏膜下隧道内出血、积液等。因此，术前应充分清洁食管，预防性使用抗生素；气管插管过程中防止误吸；对术中创面进行严密止血，夹闭"隧道"入口前反复用无菌生理盐水冲洗，确保黏膜切口夹闭严密。对于术后肺部炎症、节段性肺不张者，可加强化痰，并静脉使用抗生素。

（3）消化道瘘 包括食管纵隔瘘和食管胸腔瘘等。保持食管黏膜的完整性是预防瘘的关键。术中应尽量减少黏膜层损伤，可用金属夹夹闭穿孔，确保"隧道"入口夹闭严密。一旦出现瘘，可用食管覆膜支架堵塞瘘口，同时行胸腔闭式引流。

（4）术后气胸和气腹 术后如有纵隔、皮下气肿及轻度气胸（肺压缩体积<30%，患者呼吸平稳，血氧饱和度>95%），通常不需要特殊处理；对于肺压缩体积>30%的气胸，可用静脉穿刺导管于锁骨中线与第二肋间隙交界处行胸腔穿刺闭式引流；膈下有少量游离气体、无明显症状者，一般气体可自行吸收；若腹胀明显，可行胃肠减压，必要时用14G穿刺针行腹腔穿刺放气。

（5）术后胸腔积液 POEM术后胸腔积液发生率约为40%。积液量少、无发热者，一般可自行吸收，无须特殊处理；对于积液量较大、影响呼吸，高热者，可在超声引导下尽快置管引流。

（6）术后出血 POEM术后出血发生率较低。由于食管下段肌间隙小血管及侧支循环较

丰富，因此手术时应随时冲洗创面并予及时电凝、彻底止血。若患者在术后出现心率加快、血压下降、胸痛进行性加重或呕血、黑便，应考虑"隧道"内出血可能，此时应及时行胃镜探查，将创面及黏膜下隧道内的积血清除，尽可能暴露创面，用热活检钳电凝止血；若不能明确活动性出血点，可用三腔管食管囊压迫止血。对术后出血者应用抗生素。

7. 术后随访

随访旨在评估疗效、尽早发现复发并监测远期并发症。

（1）疗效评估 通常于术后2~4周进行，包括主观症状评估和客观检查。主观症状评估可采用症状评分系统，术后Eckardt评分≤3分者，认为手术有效；术后6个月内Eckardt评分≥4分者，考虑手术失败（表16-1）。客观检查包括胃镜检查、食管测压及实时吞钡检查等。胃镜检查可了解食管创面愈合及通过贲门口阻力情况。术后LES静息压≤10~15mmHg（1mmHg≈0.133kPa）是治疗长期有效的良好预测指标。实时钡餐透视可了解食管腔扩张和贲门口通畅度；吞钡1min后残留钡剂高度低于术前基础值50%以上，也是治疗长期有效的良好预测指标。

（2）复发的早期发现 术后6个月以上、Eckardt评分≥4分者，结合食管测压、钡餐透视以及胃镜检查结果，可诊断为术后复发。术后复发的早期发现有赖于定期、规范的症状评估。通常术后每1~2年门诊或电话随访1次，进行Eckardt症状评分，也可直接通过周期性客观检查来监测术后复发。对于术后复发者，

表16-1 贲门失弛缓症临床评分系统（Eckardt评分）

评分	症状			
	体重减轻（kg）	吞咽困难	胸骨后疼痛	反流
0	无	无	无	无
1	5	偶尔	偶尔	偶尔
2	5~10	每天	每天	每天
3	>10	每餐	每餐	每餐

注：贲门失弛缓症临床分级。0级：0~1分；Ⅰ级：2~3分；Ⅱ级4~6分；Ⅲ级>6分

可做进一步治疗，包括再次 POEM、内镜下球囊扩张术、放置可回收支架等。

五、外科手术治疗

1913 年 Heller 首先应用食管贲门部黏膜外肌层切开术治疗贲门失弛缓症，之后 Heller 术成为手术治疗贲门失弛缓症的基本术式。Heller 术的要点是暴露病段食管，根据狭窄长度，沿食管纵轴垂直切开食管末端肌层，切开总长度为 6~8cm，并在黏膜外剥离被切开的肌层，使达到食管周径的 1/2。但传统开放式 Heller 术需开胸或者开腹，创伤大，大多数患者不易接受，且传统 Heller 术后并发胃食管反流情况严重，随着近年来腔镜技术的发展，腔镜下 Heller 术已逐渐取代传统的开放式 Heller 术。胸腔镜或腹腔镜下 Heller 术，特别是联合抗反流措施对患者的创伤小，恢复快，手术操作简便，术后病死率低，并发症少，住院时间短，短期疗效较传统 Heller 术更好。

参考文献

[1] 内镜治疗专家协作组.经口内镜下肌切开术治疗贲门失弛缓症专家共识.中华胃肠外科杂志，2012，15（11）:1197-1200.

（邹百仓　宋亚华）

第17章　上消化道异物取出术

1. 异物的种类

（1）按性质分为植物性异物如枣核等，动物性异物如鱼刺、鸡骨等，矿物性异物如硬币、义齿、金属物等，其他如塑料制品、玩具部件等。

（2）按是否能透过 X 线分为能透过 X 线的异物如植物性食品，不能透过 X 线的异物如金属、牙齿、含钙质的骨头等。

（3）按形态分为长条状如筷、笔、铁丝等、球状如电池、瓶盖、戒指等、不规则形。

（4）按是否锐利分为锐利异物如针、刀片、鱼刺等，不锐利异物如硬币等（图17-1）。

2. 常用取异物的器械（图17-2）

3. 取异物的方法

视异物种类不同采取不同的方法，应注意防止消化道黏膜损伤、出血、穿孔等并发症。例如长条状异物如筷、笔等可用圈套器取出，并在内镜外加用套管，使异物进入套管，将内镜随套管一起拔出，便于通过患者的咽喉部。义齿等带钢钩的锐利物也可用套管法一起取出，可避免损伤黏膜。儿童患者由于管腔相对狭小，不宜用外套管者可用透明帽代替，或可用保护罩、橡胶手套做一保护套，套在内镜头端，让带钢钩的一端进入橡胶套中随内镜一起拔出。硬币、铁圈等不锐利异物，可直接用鼠齿钳取出，有时可在内镜头端装一气囊，使气囊充气后随食管扩张，将带棱角的小异物随之取出而不会损伤黏膜（图17-3）。

近年来随着内镜技术的不断发展，原先主要应用于 NBI+放大或 ESD 手术时的透明帽也被众多内镜专家用于上消化道异物的取出。透明帽可为内镜下的观察及操作提供一定的空间，使视野更清晰；另外也可借助透明帽对嵌入食管上端黏膜中的枣核等异物实施分离，使内镜下操作的效率及成功率更高；此外通过负压吸引，透明帽有助于吸取食物团块，方便后续处理。对于一些采用鼠齿钳或四爪钳等无法有效抓取的特殊类型异物可借用 ERCP 胆道用取石网篮进行异物抓取，有时可起到事半功倍的效果。图 17-4 所示为最常见的食管异物（枣核）在置入外套管的情况下以鼠齿钳取出的过程。先以异物钳钳夹枣核一端（图17-5A），再均匀并稍用力将异物拽入外套管内（图 17-5B），随同外套管将枣核一起取出（图 17-5C；见 DVD）。

胃石为胃内形成的异物，我国以柿石、黑枣石多见。一般胃石较大，常需切割变小后取出或粉碎后待其自然排出。遇胃石坚硬者先服苏打片或抑酸药物，使胃腔内变成碱性，可使胃柿石变软或溶解，再以器械取出。先以自制碎石网蓝将柿石套住，再以碎石器粉碎成小块，从胃内分次取出；也可用专用器材（商品）"胃石切割碎石器"，该碎石器由钢丝圈套器、金属外套管和手炳组成（图17-5）。1 例胃柿石的切割过程如图 17-6 所示（见 DVD）。

注意胃柿石碎成多块后，除很小的可自然

排出体外，较大的一定要经口取出，以免由肠道排出不全造成肠梗阻。取完胃石后用胃镜再观察一次，看胃内有无溃疡和其他病变（图 17-7）。

4. 注意事项

（1）取异物前一定要仔细收集病史，了解

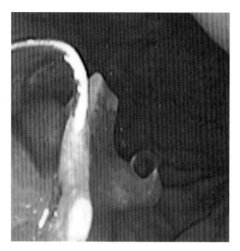

A. 义齿

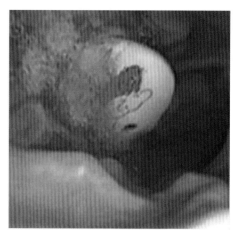

B. 玩具

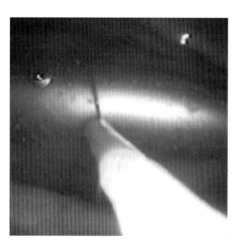

C. 钢笔

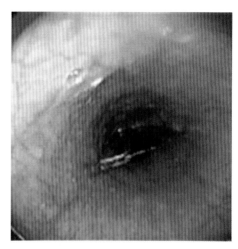

D. 刀片

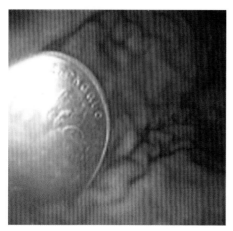

E. 钱币

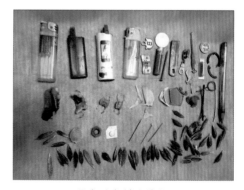

F.各种各样的异物

图 17-1 各种各样的异物

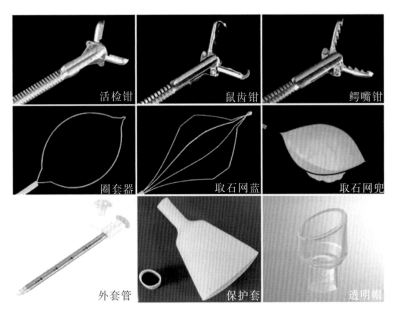

活检钳　　鼠齿钳　　鳄嘴钳

圈套器　　取石网蓝　　取石网兜

外套管　　保护套　　透明帽

图 17-2　取异物的器械

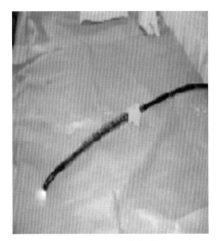

A. 取异物用外套管

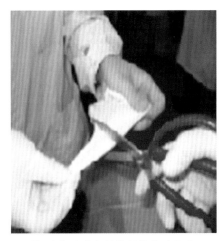

B. 用橡胶手套制作保护套的方法

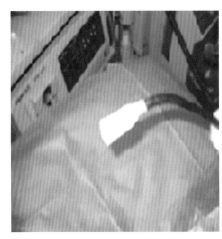

C. 橡胶外套的制作方法

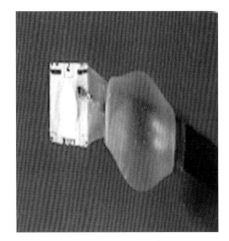

D. 内镜头端的气囊

图 17-3　不同异物的取出方法

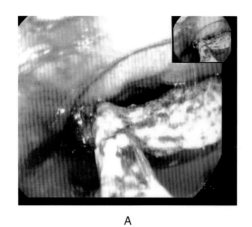

A

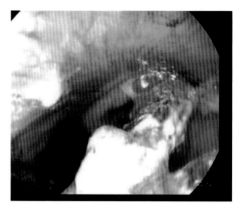

B

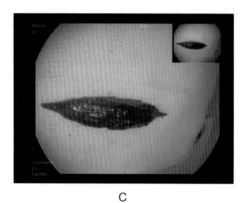

C

图 17-4　食管内枣核取出过程

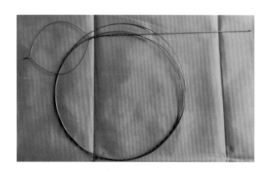

A.钢丝圈套器

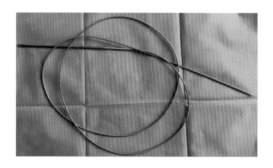

B.金属外套管

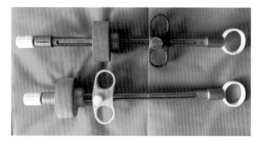

C.碎石手柄

图 17-5　改装的碎胃石网蓝

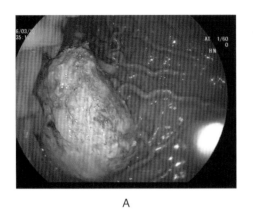
A

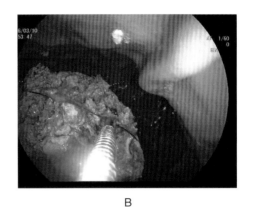
B

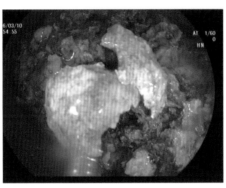
C

图 17-6 用粉碎器将胃石粉碎

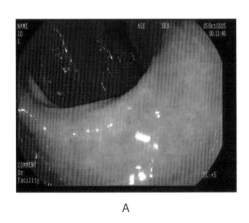
A

B

图 17-7 去除胃石后的胃

异物形状，如有可能将与异物一样的物体取来观察，以便决定使用何种取异物器械。

（2）锐利异物如停留时间长有可能已刺破器官，在内镜下先观察其是否活动，如异物能自由活动，可以取出；如异物固定不能活动，不要随意硬取，以免造成出血、穿孔等严重后果。必要时多学科会诊，可在手术室取异物，做好手术准备。

参考文献

[1] 中华医学会消化内镜学分会.中国上消化道异物内镜处理专家共识意见.中华消化内镜杂志,2016,33(1):19-28.

（赵　刚　王进海）

第18章 上消化道黏膜下肿瘤切除术

消化道黏膜下肿瘤（submucosal tumors，SMTs）泛指一类来源于消化道黏膜上皮层以下组织的消化道肿瘤，主要包括起源于黏膜肌层、黏膜下层和固有肌层等的肿瘤。临床上最常见的 SMTs 是胃肠道间质瘤，多见于胃部。另一种常见的上消化道 SMTs 是平滑肌瘤，其次有脂肪瘤、神经鞘瘤、血管瘤等属良性肿瘤。

随着消化内镜技术的发展，上消化道 SMTs 的处理策略已经开始由传统的定期复查内镜或手术治疗向内镜下治疗的方式转变。目前消化内镜下治疗可用于来源于黏膜肌层、黏膜下层甚至固有肌层肿瘤。上消化道 SMTs 的内镜下治疗技术主要可以分为病变组织破坏术和内镜下切除术（endoscopic resection，ER）两种。病变组织破坏术操作简单，出血及穿孔等并发症少，缺点为易残留病变。主要有激光波、光动力以及氩离子等技术。内镜下切除术能完整切除较大较深的肿瘤，操作难度大，穿孔（包括主动穿孔）及出血并发症发生率较高。

一、适应证

用于来源于黏膜肌层、黏膜下层甚至固有肌层的良性肿瘤。

二、切除方法

1. 内镜下套扎术（endoscopic ligation）

套扎治疗主要适用于黏膜肌层或黏膜下层来源的肿瘤，通过结扎阻断瘤体血供，使其缺血坏死，脱落而达到治疗目的，方法简单易操作。常用橡皮圈套扎术：通过强力吸引将肿瘤组织吸入透明帽后，释放橡皮圈，使被套扎的组织缺血坏死而脱落。要求瘤体直径<1.2cm否则会造成透明帽难以吸入或套扎不完全（图18-1、18-2；见 DVD）。

2. 内镜下黏膜切除术（EMR）

对于来源于黏膜肌层和黏膜下层的体积较小的 SMTs，EMR 技术一般能够将病变完整切除，几乎不会出现消化道穿孔，但对于起源于固有肌层的 SMTs，由于病变位置较深，切除深度不好把握，内镜切除过程中穿孔等的发生率高，不建议采用。

（1）标准法 EMR　标准法 EMR 技术：于病灶边缘行黏膜下注射，使病变抬起并与黏膜下层充分分离，用圈套器直接圈套或抓持钳抓取病变组织并向上提拉，然后用圈套器一次性完整套取病变并切除，切除范围至少包括病变周围 2mm 的正常黏膜，切除深度以保留完整固有肌层为准（即露出浅蓝色背景；

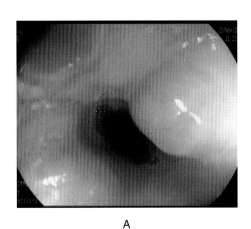

图 18-1 食管黏膜下肿瘤橡皮圈套扎

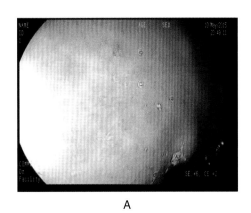

图 18-2 胃黏膜下肿瘤橡皮圈套扎

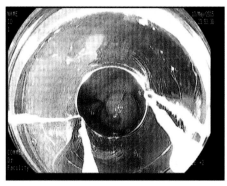

图 18-3)。

（2）套扎切除法 EMR（EMRL） 内镜前端安装好套扎器，黏膜下注射使病变充分抬起，把病变部位吸进套扎器内，转动操作手柄在病变的基底部收紧勒住，然后用圈套器将病变套取并切除（图 18-4）。

（3）透明帽法 EMR（EMRC） 先将透明帽置于内镜前端，黏膜下注射使病变充分抬起，于病变一侧开始对病变进行吸引，直到将全部病变吸入透明帽内，然后行圈套电切（方法同黏膜病变 EMR-C）。

（4）ESD 剥离黏膜下肿瘤 也称内镜黏膜下剥离术，主要用于剥离黏膜病变。通过 ESD 技术可以一次性完整剥离面积较大的黏膜下病灶，但对来源于固有肌层的 SMTs，ESD 技术治疗过程中常常会出现穿孔，但随着内镜下缝合技术的进一步提高，即使术中发生穿孔，也可以在内镜下成功将其闭合，使患者免于外科手术干预。手术步骤与黏膜 ESD 相同（图 18-5、18-6；参见 12 章；见 DVD）。

（5）内镜黏膜下挖出术（endoscopic submucosal excavation，ESE） 属 ESD 技术范畴，主要用于治疗固有肌层的肿瘤，可一次性完整切除较大的固有肌层肿瘤，对直径<3cm 的病变均可有效切除，ESE 可挖除肌层较深的瘤体。操作方法：电凝标记病灶边缘；黏膜下注射含靛胭脂和肾上腺素的生理盐水；预切开标记周围黏膜；切开黏膜下层；显露固有肌层病灶；沿病变边缘剥离肿瘤；创面止血；必要时缝合（图 18-7、18-8）。

（6）内镜下全层切除术（endoscopic full-thicken resection，EFTR） 内镜全层切除术进

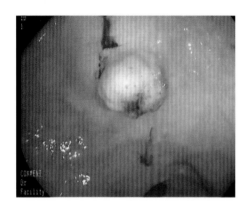

A. 黏膜下注射

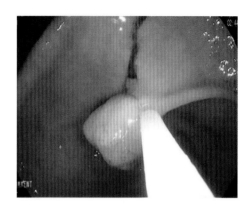

B. 圈套切除

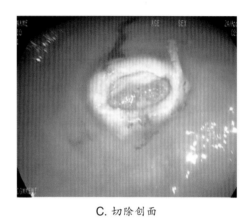

C. 切除创面

图 18-3 标准法 EMR

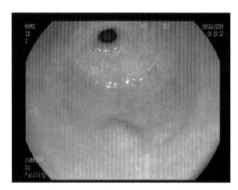

A. 确定病灶

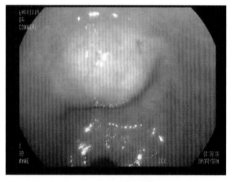

B. 黏膜下注射

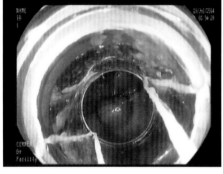

C. 橡皮圈套扎

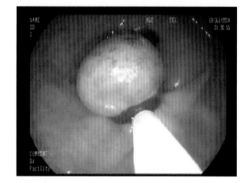

D. 圈套器切除

图 18-4 套扎切除法

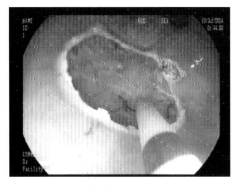

E. 创面处理

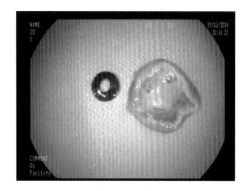

F. 切除标本

(续) 图 18-4　套扎切除法

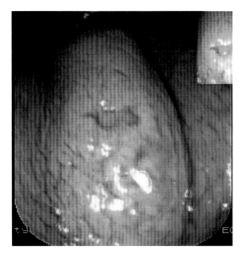

A. 确定病灶

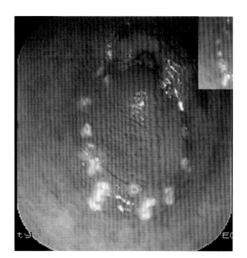

B. 环周标记

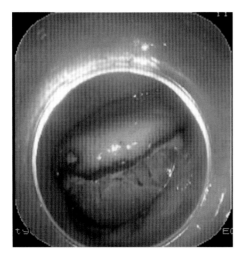

C. 环周切开

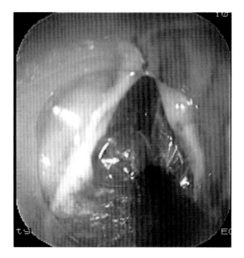

D. 剥离病灶

图 18-5　胃窦脂肪瘤 ESD 术

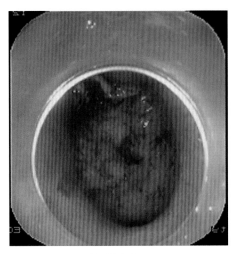

E. 创面处理

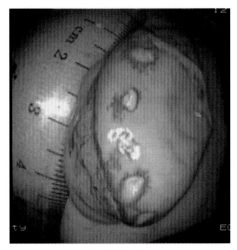

F. 切除标本

(续) 图 18-5　胃窦脂肪瘤 ESD 术

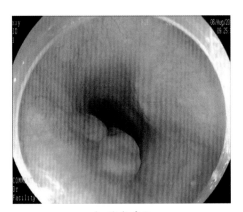

A. 确定病灶

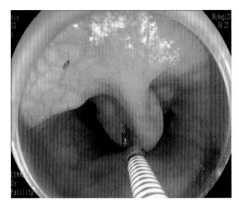

B. 判断深度

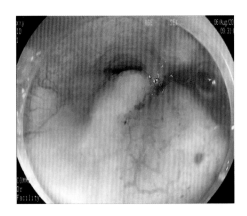

C. 黏膜下注射

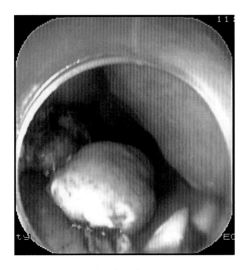

D. 剥离病灶

图 18-6　食管平滑肌瘤 ESD 术

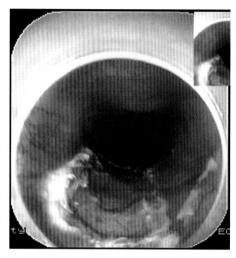

E. 剥离创面

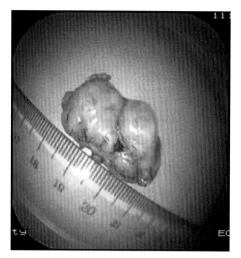

F. 标本处理

(续) 图 18-6 食管平滑肌瘤 ESD 术

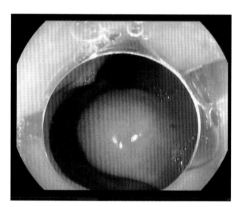

A. 确定病灶

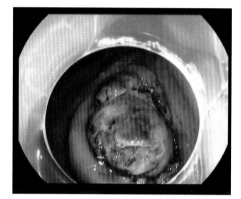

B. 分离瘤体

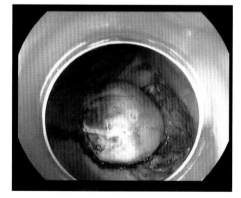

C. 挖出瘤体

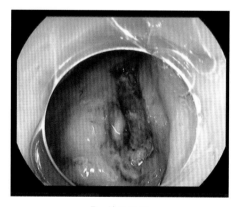

D. 创面处理

图 18-7 胃间质瘤 ESE 术

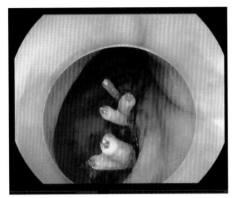

E. 缝合创面

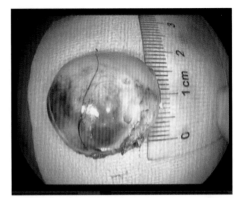

F. 标本测量

(续) 图 18-7 胃间质瘤 ESE 术

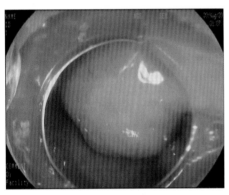

A. 确定病灶

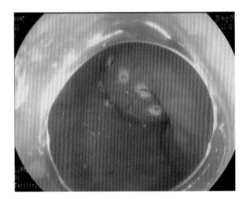

B. 环形标记

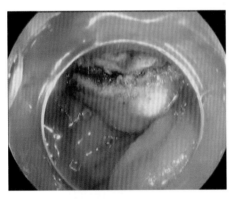

C. 环形切开

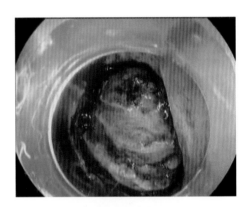

D. 挖除瘤体

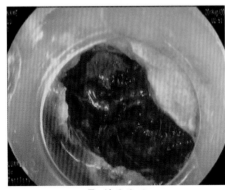

E. 创面处理

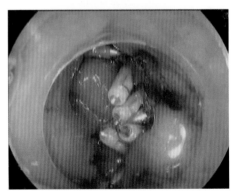

F. 切口缝合

图 18-8 十二指肠平滑肌瘤 ESE 术

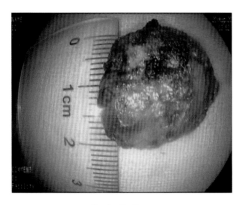

G. 标本处理

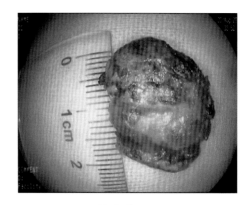

H. 标本处理

(续) 图 18-8 十二指肠平滑肌瘤 ESE 术

一步扩大了 ESD 的治疗深度,特点是变被动穿孔为主动穿孔,主要用于治疗胃突向浆膜下生长且与浆膜层紧密粘连的固有肌层肿瘤,进一步拓宽了内镜治疗的适应证。操作方法:预切开肿瘤周围黏膜及黏膜下层,暴露瘤体,ESD 法剥离瘤体,自固有肌层分离至浆膜层,沿肿瘤边缘切开浆膜,造成主动性穿孔,胃镜直视下完整切除包括浆膜在内的肿瘤,缝合创面 (图 18-9;见 DVD)。常用缝合方法:①金属夹缝合,并结合负压吸引大网膜及周围胃黏膜。②荷包缝合 (图 18-9E),用钛夹将预置好的尼龙圈固定于切口周围,然后收紧尼龙圈而达到缝合目的。③新型缝合设备 OTSC 系统,或 Over-stitch 系统。

(7) 内镜经黏膜下隧道肿瘤切除术 (submucosal tunneling endoscopic resection, STER)

随着 POEM 开展运用,并将隧道内镜技术拓展,用于切除食管、胃及结肠固有肌层来源肿瘤,即内镜经黏膜下隧道肿瘤切除术 (STER),扩展了黏膜下隧道内镜技术的应用范围,并确立其在消化内镜治疗中的地位。STER 是一种安全可行的方法,其最大的优势在于完全切除病灶后能避免全层穿孔,还能维护消化道管壁的完整性,并且与传统的内镜下切除术相比降低了术后消化道漏以及纵隔和胸腹腔感染的发生率。

STER 技术治疗的适应证,即是否有瘤体大小的限制,或者是否适用于所有的 SMTs 的治疗还需继续积累经验,目前 STER 技术暂时只用于上消化道起源于黏膜下层及固有肌层的

SMT 的治疗。

操作方法:①确定病灶并判断其性质及深度。②于病变近侧端 3~5cm 注射后纵向切开黏膜,内镜前端进入黏膜下,剥离黏膜下层与肌层形成隧道,暴露瘤体。③剥离切除瘤体,剥离瘤体表面黏膜,分离切除瘤体,切开瘤体底部肌层,完整切除瘤体。④处理隧道内创面出血及血管。⑤钛夹夹闭隧道口,封闭隧道口。⑥处理标本,测量标本,甲醛固定送病理检查 (图 18-10;见 DVD)。

(8) 双镜联合治疗 腹腔镜治疗胃肠固有肌层肿瘤以线形吻合器楔形切除为主要术式,操作简单,但创伤较大;且对于腔内型生长、浆膜面正常的病变很难定位,同时对胃底、贲门、幽门部的病变操作较为困难,单纯内镜治疗也有其局限性和潜在风险,内镜下对于直径 >3cm 的肿瘤很难操作;可出现严重穿孔、出血等并发症;内镜下不能有效处理时必须中转手术。故基于内镜与腹腔镜治疗的微创优势及存在的局限性,双镜联合应用便发挥出了独特优势。

双镜联合治疗主要有 3 种方式:腹腔镜辅助内镜切除 (LAER),内镜辅助楔形切除 (EAWR) 和内镜辅助经腔切除 (EATR)。LAER 主要是内镜切除,腔镜起辅助和保驾的作用,对可能发生的并发症进行及时处理。EAWR、EATR 两种方式则是内镜定位来辅助腹腔镜操作的手术方式,目前应用已较为成熟。

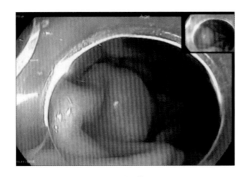

A. 确定病灶

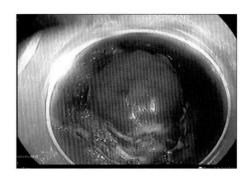

B. 剥离病灶

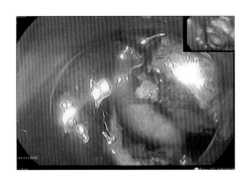

C. 全层切开

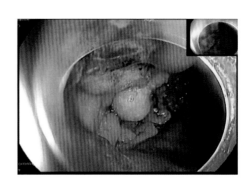

D.切口及网膜

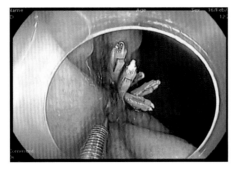

E.荷包缝合

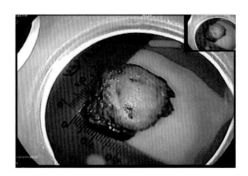

F.切除标本

图 18-9　胃平滑肌瘤 EFTR 术

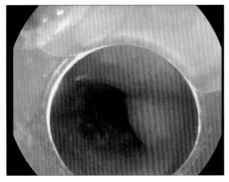

A. 确定病灶

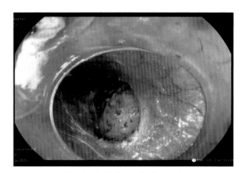

B. 分离隧道，暴露病灶

图 18-10　食管平滑肌瘤 STER 术

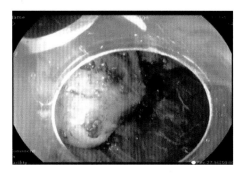

C. 切除病灶

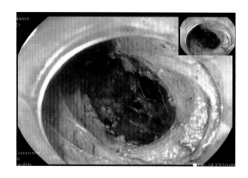

D. 切除创面

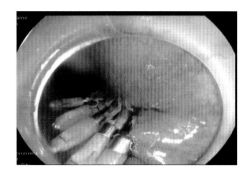

E. 缝合隧道口

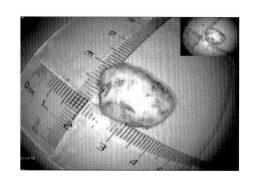

F. 标本处理

（续）图 **18-10**　食管平滑肌瘤 **STER** 术

（邹百仓）

第 19 章　经皮内镜下胃造瘘术

经皮内镜下胃造瘘术（percutaneous endoscpic gastrostomy，PEG）是一种无须常规外科手术和全身麻醉的造瘘技术，可以在胃镜室或病房内局部麻醉下进行，是一种操作简便、创伤小、安全可靠的方法。对各种原因造成的长期或较长期不能经口进食者，可通过造瘘管供给患者足够的营养物质，效果优于传统的鼻饲营养，费用又明显低于静脉内营养，是一项值得推广的内镜下治疗技术。

1. 适应证

各种原因造成的长期或较长期（1 个月以上）经口进食困难造成的营养不良、而胃肠功能正常者。

（1）中枢神经系统或全身性疾病导致的吞咽困难或不能吞咽。如：脑干炎症、变性，脑血管意外，脑肿瘤，脑外伤；急性呼吸衰竭；系统性硬化症、重症肌无力；完全不能进食的神经性厌食或神经性呕吐导致严重的营养不良，而不能耐受手术造瘘者等。

（2）口、咽、喉手术前后及头颈部肿瘤放疗期间，需较长时间营养支持者。

（3）食管广泛瘢痕者。

（4）严重的胆外瘘需将胆汁引回胃肠道者。

（5）各种原因所致呼吸功能障碍须气管切开，同时需鼻胃管营养者。

（6）需长期胃肠减压者（留置鼻胃管 1 个月以上）。

2. 禁忌证

（1）完全性口、咽、食管、幽门梗阻者。

（2）有无法纠正的凝血障碍者。

（3）胃前壁有巨大溃疡、肿瘤，或穿刺部位广泛损伤，创面感染者。

（4）胃张力缺乏或不全麻痹者。

（5）有大量腹水者。

（6）器官变异或胃大部分切除后残胃极小者。

（7）极度肥胖患者。

（8）肝脾明显肿大患者。

（9）全身状态不能耐受胃镜检查者。

（10）患者和家属不配合者。

3. 操作方法

（1）患者准备

1）预防性应用抗生素。

2）术前 30min 肌内注射地西泮 10mg、丁溴东莨菪碱 20mg（或山莨菪碱 10mg）。

3）其他同"胃镜检查"准备。

（2）器械准备　普通胃镜（如有食管狭窄应选用细径胃镜）、圈套器或持物钳、小手术切开包、经皮内镜下胃造瘘术配套包（有商品）。

（3）操作步骤

1）牵拉式造瘘法

①腹壁定位：患者常规插入胃镜后转平卧位，为防呼吸道吸入。头部抬高 30°，头转向左侧，双腿伸直。关灯使室内变暗。向胃腔内注气，使胃前壁与腹壁紧密接触。胃镜头端向着前壁，于体表可见透光处，助手可在透光处

用手指向内按压，根据胃镜所见（胃腔内被按压的隆起），指导助手移动指压位置，一般定位于胃体中、下部前壁或体窦交界处前壁（图19-1）。

②留置套管针：于腹壁定位点消毒铺洞巾，逐层局部麻醉至腹膜，将注射针直接刺入胃腔，此时可抽出气体，胃镜也可看到穿刺针头。拔出注射针，于局部麻醉处将皮肤纵向切开0.5~1.0cm，换用套管针垂直刺入胃腔，此时胃镜可看到套管针（图19-2）。

③牵拉导线：助手左手固定套管针外套管，右手拔出针芯，将150cm长的粗丝线作为导丝经外套管送入胃腔，术者用持物钳或圈套器夹住（或套住）丝线，连同胃镜一起退出口腔外，此时丝线一端留在腹壁外，另一端在口腔外（图19-3）。

④留置造瘘管：将留在口腔外的丝线与造瘘管尾部扎紧，造瘘管外涂硅油，助手缓慢牵拉腹壁外粗丝线，将造瘘管经口、咽、食管、胃由腹壁轻轻拉出腹壁外。当造瘘管拉至穿刺外套管时有阻力增大感觉，此时用力将造瘘管连同外套管一同拉出腹壁外，使造瘘管头端紧贴胃黏膜（图19-4）。

⑤固定造瘘管：再次插入胃镜，观察造瘘管头部是否紧贴胃黏膜，确认后退出胃镜。在腹壁上用皮肤垫盘固定造瘘管，需注意保持造瘘管拉紧适度，避免牵拉过紧造成压迫性胃黏膜、皮肤坏死及脱位。剪去尾端，安装接头，结束手术（见DVD）。

2）直接置管法

①腹壁定位：插入胃镜，充气使胃膨胀，与腹壁紧贴。通过胃镜透光及指压腹壁的方法确定穿刺部位（图19-5），参阅"牵拉法"。

②留置套管针：局部麻醉，将套管针刺入胃腔（图19-6）。参阅"牵拉法"。

③留置造瘘管：直接置管用的造瘘管为头端带气囊的导管。将套管内芯拔去，立即用手指压住套管口以免漏气。将造瘘管插入套管（图19-7）。

④固定造瘘管：向造瘘管气囊充蒸馏水，剥离外套管，牵拉造瘘管使之松紧适宜，用固定板固定造瘘管（图19-8）。

（4）术后管理

1）术后第1天应密切观察固定处皮肤的血液循环情况，如固定不良应及时调整固定板。可由造瘘管注入5%或10%葡萄糖溶液观

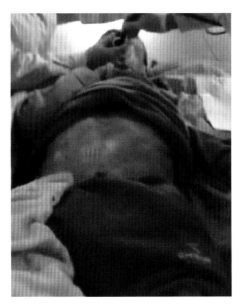

A.腹壁透光定位

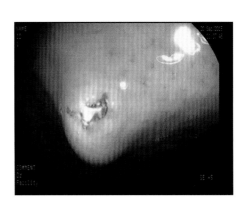

B.指压腹壁定位

图 19-1　腹壁定位

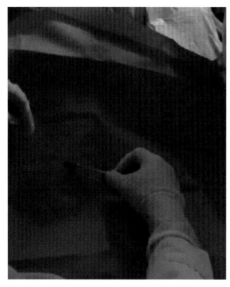

A.局部麻醉和穿刺

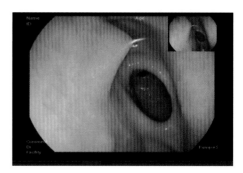

B.套管针刺入胃腔

图 19-2　留置套管针

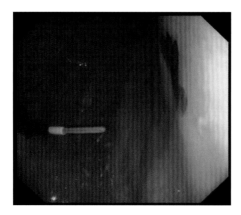

A.导丝通过套管进入胃腔

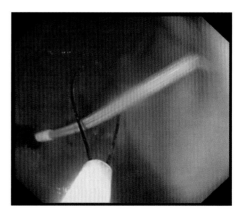

B.圈套器套住导丝拖出体外

图 19-3　牵拉导线

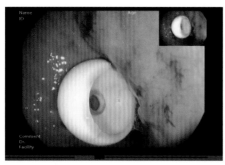

A.造瘘管蘑菇头

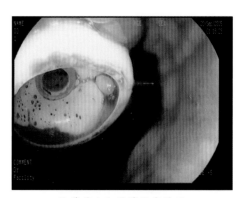

B.蘑菇头与胃壁适度紧贴

图 19-4　留置造瘘管

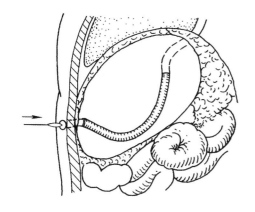

图 19-5 腹壁定位

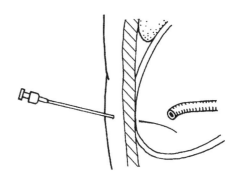

图 19-6 留置套管针

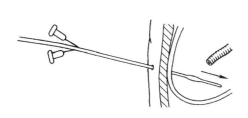

图 19-7 留置造瘘管

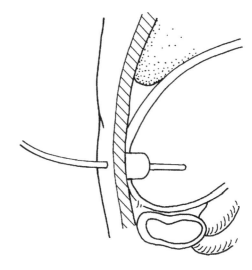

图 19-8 固定造瘘管

察患者腹部症状变化，如无特殊不适，可逐渐给流食营养，但速度不宜过快，以免导致腹泻。也可灌注粉末状药物。每次灌注后用少量温开水冲洗造瘘管。

2）牵拉固定时间需 1~3 周，使胃壁和腹壁间粘连愈合形成瘘管，瘘管形成后，要注意保持瘘口皮肤清洁、干燥。

3）造瘘管发生脱管或置入时间久（一般 4~6 个月），需更换造瘘管，可剪掉体外端，用胃镜将造瘘管经口取出，然后用止血钳夹紧新造瘘管头端，沿瘘管重新送入。

（5）并发症　经皮内镜下胃造瘘术总的并发症<10%，严重并发症约为 3%。

1）内出血：应注意瘘管周边活动性出血

的可能，如有应及时给予压迫止血。胃小弯处血管丰富，易出血形成小网膜血肿，故术后应密切观察病情变化，必要时应进行超声或 CT 等形态学检查，保守治疗无效时应及时考虑手术治疗。

2）脏器损伤：肝左叶肿大时，如术前未明确诊断者有穿刺损伤的可能，处理同内出血。同时也有刺入结肠或胃造瘘术术后造瘘管压迫结肠引起缺血坏死的可能，如果胃肠穿孔较小，拔管后可自行愈合。瘘较大时多需手术治疗，否则可引起感染、中毒症状和严重的营养不良。

3）瘘口周围炎与脓肿的形成：来自口腔或上消化道的病原菌，常在造瘘口周围形成感染，轻者为局部皮肤红、肿、痛，重时形成脓肿，故术后应及时清洁换药。手术前后可预防性应用广谱抗生素，已形成脓腔者应立即切开引流。

4）管漏：多因造瘘口过大、造瘘管过细或造瘘管移位，使注入胃腔的水、营养品自造瘘管周外溢，即外漏。如果漏于腹腔则为内漏。外漏可以更换大号造瘘管或用丝线缝合过大的造瘘口。内漏多需要手术治疗，否则将引起严重的腹腔感染。

5）坏死性肌膜炎：其病菌多来自口腔及上消化道。术前、术后持续应用广谱抗生素预防，并应用含抗生素的漱口液漱口。如果术后 3~14d 出现发热，应警惕造瘘口周围严重感染。如为腹壁蜂窝织炎，由造瘘口周围迅速发展，出现皮下气肿。此时应立即手术切开引流，清除坏死组织。如不及时处理，死亡率较高。

6）吸入性肺炎：较少见，但个别患者经皮内镜下胃造瘘术后出现胃食管反流，引起吸入性肺炎。此时应少量多次管内注入营养品，卧位时床头抬高 45°，亦可给促胃肠动力药，经造瘘管注入，以加快胃肠排空。

7）造瘘管滑脱：造瘘管滑脱多因固定不牢所致，造瘘管滑脱后应立即重新置管。

8）瘘口肉芽组织生长过度：部分患者术后造瘘口肉芽组织生长过程中受造瘘管挤压牵拉，向腹壁外翻。局部清洁消毒后用无菌剪刀剪除，用苯酚或硝酸银烧灼创面即可。

9）气腹及造瘘管蘑菇头移位：气腹及造瘘管蘑菇头移位等，可给予抗生素、更换造瘘管或其他对症治疗。

参考文献

[1] 许国铭,李兆申.上消化道内镜学.上海:上海科学技术出版社,2003.

（赵　刚　王进海）

第 **20** 章 贲门缝合术

贲门缝合术也称胃内折叠缝合术，是将内镜及缝合装置经口送入胃的上部，将松弛的贲门口打折缝合使之缩小，从而使食管下括约肌收紧，压力升高，达到防止胃食管反流的目的。

1. 适应证 伴有明显胃灼热、反酸等胃食管反流症状，且经食管 pH 监测证实确实存在反流者，服抑酸药物有效但有依赖性者，可用本法治疗。

2. 禁忌证 包括内镜禁忌证者以及食管狭窄、对质子泵抑制剂（PPI）治疗反应差者；食管炎严重者需治疗好转后再行本法治疗，以免缝合时引起出血；凝血功能障碍者纠正后再进行。

3. 操作方法

（1）器械准备 巴德缝合包（商品）及相关缝合配件，如手柄、食管套管、打结器等（图 20-1）。两个胃镜。

（2）患者准备 同胃镜检查。术前可注射安定 10mg、哌替啶 50mg。

（3）操作步骤

1）安装器械：具体见商品说明（图 20-2）。

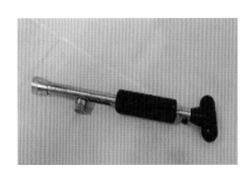

A. 手柄

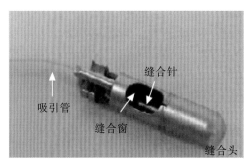

B. 缝合器

吸引管 缝合针 缝合窗 缝合头

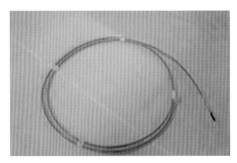

C. 导丝

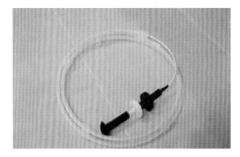

D. 打结器

图 20-1 缝合器械

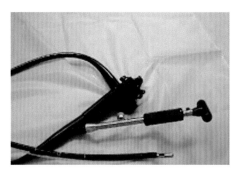

A. 缝合器安装后

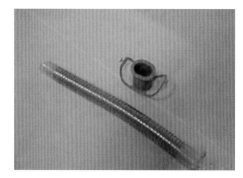

B. 胃镜外套管

图 20-2 器械安装实例

2）缝合过程

①将食管套管套于胃镜上，插入食管内，观察食管、贲门部，确定缝合部位。拔出胃镜，换用已装好缝合器的另一个胃镜，经套管插入。在缝合头及套管上涂抹润滑剂，以便使内镜顺利插入食管。

②将缝合头置于胃食管连接线小弯侧下方1cm处。

③持续负压吸引，确认吸引管中无气泡冒出，且见显示器整个视野变红，表示组织已被充分吸入缝合窗。

④推动手柄使缝合针穿透组织，推送导丝将坠子和缝线送过组织，完成第一针。

⑤撤回手柄，放开组织，内镜拉出缝线退出口外。

⑥重新装线，重复上述 B~E 步骤，缝第二针缝线，第二针距第一针的距离为 1cm。

⑦当第二针完成后，再次退出内镜，用装有打结器的另一条胃镜完成打结。推进打结器至缝合处，推动打结器手柄黑白钮，使缝合结夹紧缝线两端，再推动打结器手柄的红白钮，自动切断多余的缝线，完成缝合手术（图 20-3、20-4）。

3）注意事项

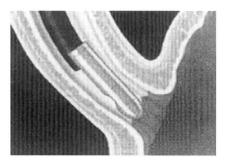

A

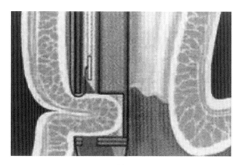

B

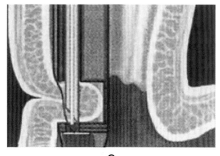

C

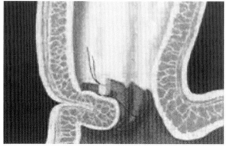

D

图 20-3 贲门缝合术示意图

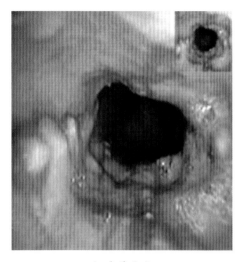

A. 食管炎症

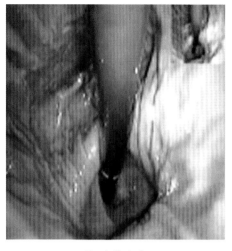

B. 伴裂孔疝

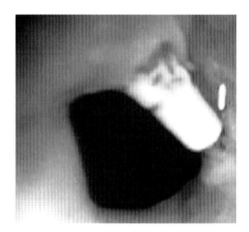

C. 缝合后裂孔变小

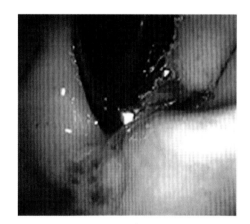

D. 缝合后裂孔变小

图 20-4　贲门缝合后的胃镜所见

①必须充分吸引，使缝针穿过肌层，否则容易引起黏膜撕裂，导致缝合失败。

②缝针位置必须始终保持正确，如有变化，应重新调节。

③炎症明显的组织，不宜进行缝合。

④两针间相距 1cm，两结间相距 2cm。

4）术后处理：手术当日禁食 4h，如无出血等并发症可以进流食，逐渐恢复正常饮食。

酌情使用抑酸剂 3d。

5）并发症：缝合撕裂伤、出血、腹痛等。

6）临床评价：近期效果较明显，患者症状消失或明显减轻，抑酸剂用量减少，远期效果由于缝合结变松或脱线等原因，效果不满意。

（董　蕾）

第21章 内镜下十二指肠乳头切除术

随着内镜技术的发展，十二指肠乳头部肿瘤的检出率越来越高，其中十二指肠乳头部腺瘤最常见，约占十二指肠良性肿瘤的70%，该部位腺瘤在组织学上有较明显的恶变倾向，其恶变率在26%~65%，因此积极治疗十二指肠乳头腺瘤具有非常重要的意义。内镜下十二指肠乳头切除术（endoscopic papillectomy，EP）因创伤小、术后并发症少、复发率低而常被用于十二指肠乳头腺瘤的治疗。乳头解剖位置特殊，是胆总管、胰管汇入十二指肠的部位，术后保证胆汁、胰液流出通畅非常关键，术者必须熟练掌握ERCP相关技术，胆总管括约肌切开，胆管、胰管支架置入等技术。

内镜下十二指肠乳头切除术的适应证尚不统一，因术者经验不同而不同。

一、适应证

外生长型腺瘤，直径<3cm，没有胆道、胰管侵犯，黏膜下注射可以抬起的病变可通过内镜切除。为此术前评估很重要，有条件的医院可行超声内镜及磁共振胰胆管水成像（MRCP），以进一步确定病变深度及是否侵犯胰胆管，有无区域淋巴结肿大等（图21-1）。

二、操作方法

治疗前先行ERCP检查，再次确认腺瘤无胆管、胰管侵犯。腺瘤隆起明显者，可直接用圈套器套住腺瘤基底部，以混合或纯切电流电切。扁平腺瘤可于乳头部黏膜下注射少量生理盐水，使病变抬高，同时也使黏膜下层与固有肌层分离，便于内镜下安全切除。切除后检查创面，如尚有残存，用氩离子凝固治疗。一般<3cm的腺瘤都可完整切除，切除标本送病理学检查，观察是否完全切除（图21-2）。

腺瘤切除术后，对胆管括约肌行切开术，必要时置胆道支架，并在胰管内置入短的塑料支架，以减少胆管炎、胰腺炎的发生率（图21-3；见DVD）。

三、并发症

早期并发症有胰腺炎、胆管炎、出血、穿孔。晚期并发症有乳头狭窄。

四、随　访

术后半个月至1个月复查十二指肠镜，观察切口情况并拔除胰管支架（图21-4）。若完

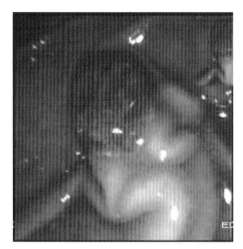

A.十二指肠镜所见

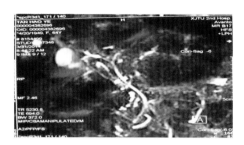

B.MRCP 所见

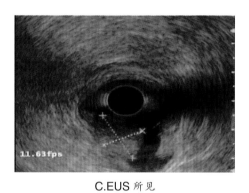

C.EUS 所见

图 21-1 术前评估

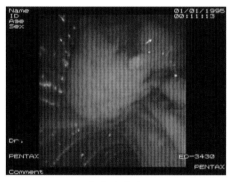

A.所见腺瘤

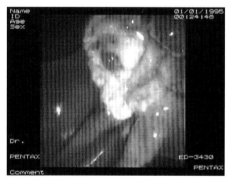

B.电切创面

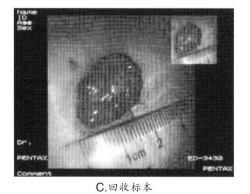

C.回收标本

图 21-2 腺瘤圈套器切除

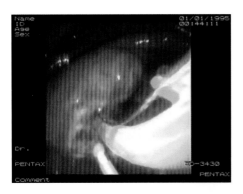
A.开放胆道

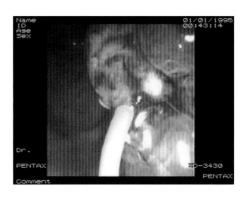
B.置入胰管支架

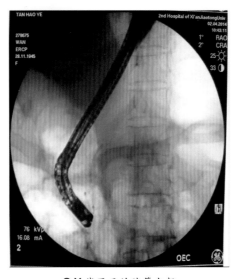
C.X 线显示的胰管支架

图 21-3　开放胆道、胰管置入支架

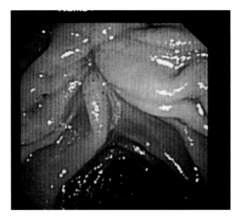

图 21-4　一例治疗 1 个月后复查所见

整切除者每 3~6 个月复查 1 次，以观察有无复发。对未完全切除者，每 1~2 个月重复内镜下治疗直至完全切除。随访 2 年时间。

（万晓龙）

第**22**章　胃镜下空肠营养管置入术

相对于肠外营养支持、金属支架置入术等治疗措施，胃镜下空肠营养管置入术多用于急性胰腺炎，食管气管瘘以及恶性肿瘤致幽门、十二指肠管腔狭窄和胃功能丧失患者的营养补充，由于肠内营养更符合营养摄入的生理特征，可显著改善患者的营养状况，并有利于恢复胃肠道功能及维护肠黏膜的屏障功能，且空肠营养管置入术具有安全、操作过程简便以及无严重并发症等优势，临床上已得到较广泛的应用。

一、适应证

①上腹部手术后胃功能障碍者；②上腹部手术后形成消化道瘘者；③重症胰腺炎；④慢性幽门梗阻（包括良、恶性狭窄）；⑤胃手术后输出袢梗阻；⑥中枢神经系统或全身性疾病导致的吞咽困难或不能吞咽，包括脑干炎症、变性，脑血管意外，脑肿瘤，脑外伤；急性呼吸衰竭；系统性硬化症、重症肌无力；完全不能进食的神经性厌食或神经性呕吐导致严重的营养不良，而不能耐受造瘘者。

二、禁忌证

①急性心肌缺血、严重心律失常、严重心肺功能不全；②消化道急性穿孔；③患者不能配合治疗者；④处于休克等危重状态者；⑤完全性口、咽、食管、幽门梗阻者；⑥其他禁忌证同常规消化道内镜检查。

三、操作方法

（1）分别与患者及家属谈话，交代治疗目的、步骤及可能出现的并发症，并请患者本人及家属签字。

（2）患者准备　同胃镜检查。术前 30min 需肌内注射山莨菪碱（654-2）10mg 或丁溴东莨菪碱 20mg，以抑制胃肠蠕动便于内镜操作并减轻患者的不适感。

（3）器械准备　胃镜（3.2mm 钳道较为适宜）、空肠营养管（通常为 8F 规格）。

（4）基本手法

1）常规胃镜推送至十二指肠降段远端，若有狭窄可先予扩张治疗（参见相关章节）。

2）通过胃镜活检孔道置入空肠营养管（带硬质导丝），观察空肠营养管伸出内镜活检孔道顶端，并在可视范围内尽量向肠腔深处置入后，再向活检孔道持续推送空肠营养管的前提下完全退镜（图 22-1）。

3）退出内镜后，抽出空肠营养管内硬质导丝。

4）将口-鼻腔导出管通过鼻孔插入患者口

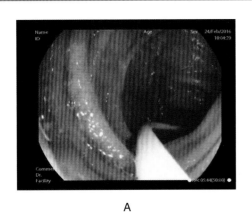

A   B

图 22-1　空肠营养管置入肠腔深处

内，将患者留在口腔外部的空肠营养管顶端固定在口-鼻腔导出管上，再经鼻腔由内向外引导拉出，固定在鼻侧和面颊部（图 22-2；见 DVD）。

（5）其他置入经鼻空肠营养管的方法

1）导丝引导胃镜置入法：患者行鼻腔及咽部麻醉后，将鼻胃镜经鼻进入胃腔直至十二指肠降部，导丝直接通过活检孔进入肠腔内，将胃镜退出，导丝位置不变。随后将营养管穿过导丝，引导空肠营养管置入空肠，取出导丝，观察营养管的位置及是否通畅。

2）胃镜下推送置入法：首先将带导丝的空肠营养管经鼻孔置入胃腔内，随后将胃镜送至胃腔内，通过活检孔道置入异物钳夹取营养管顶端，随胃镜一并推送进入幽门，直至十二指肠降部以远。最后分步推送使营养管前段进入空肠，观察营养管置入情况。在保持异物钳钳夹营养管且维持原位置不变的前提下，退出内镜，再退出异物钳，可最大限度地保证空肠营养管不致弹回胃腔（图22-3）。

四、术后处理

（1）空肠营养管置放完成后，应于 X 线透视下观察空肠营养管体内顶端位置是否进入十二指肠远端，甚至空肠近端处；或抽吸空肠营

养管内液体做 pH 值测定是否呈碱性，以判断空肠营养管有无进入十二指肠以远或空肠处。

（2）连接 Luer-lock 接头，接注射器注射生理盐水检查是否畅通。

（3）置管满意后给予生理盐水缓慢滴注，确定肠蠕动恢复后给予肠内营养。原则是由低浓度、氨基酸型肠内营养开始，逐渐向正常浓度、整蛋白及含膳食纤维肠内营养过渡。观察患者有无发热、腹胀、腹痛、腹泻、恶心、呕吐等不适；注意营养制剂的配方、温度、浓度和输注速度，并依据耐受情况进行调整。

（4）空肠营养管在每次停止输注后应用生理盐水冲洗保持洁净状态，以防止管腔阻塞及细菌繁殖。

注意：①急性胰腺炎患者的肠功能一旦恢复，宜尽早进行肠内营养。②危重患者由于疾病本身或治疗等因素不愿或不能接受口服摄入方式进行肠内营养，通常的鼻-胃管途径往往

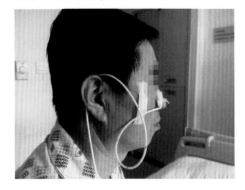

图 22-2　营养管固定在面颊部

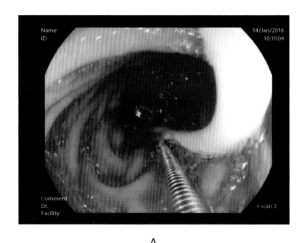

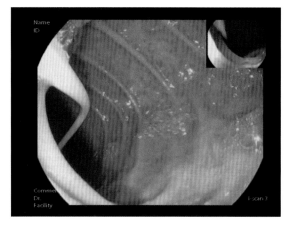

A   B

图 22-3 胃镜下推送置管

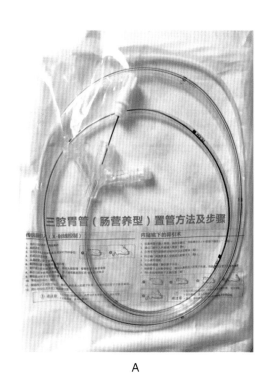

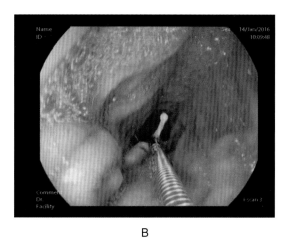

A   B

图 22-4 三腔胃管胃镜下置入方法

又有胃潴留，易致呕吐和误吸等缺点，也有必要建立幽门后肠内营养输注途径。

　　附：另有一种三腔胃管（肠营养型）兼具胃负压吸引及空肠营养双重作用，尤其适于急性胰腺炎以及合并胃潴留且需空肠营养的患者。三腔胃管一般规格为 16Fr，由 3 个管腔构成，即吸引腔、营养腔及压力调节腔，同时营养腔内配备了医用活动导丝。三腔胃管顶端的营养腔末端结构可至空肠，以用于肠内营养；吸引腔末端则至胃腔内，用于胃腔减压，而压力调节腔末端也位于胃腔位置，用于胃腔减压时的压力控制，其具体置入方法除 X 线引导下传统鼻引导外，还可采用胃镜下推送置入法（图 22-4）。

（李　路）

附　录

无痛胃镜检查

为了减轻患者对胃镜检查的恐惧和痛苦，目前很多医院都开展了"无痛胃镜检查"。本文介绍通过静脉注射有镇静或麻醉作用的药物，使被检查者安静入睡呈浅麻醉状态，对胃镜检查过程遗忘，从而达到无痛苦检查目的。

应用于成人镇静的药物包括地西泮和咪达唑仑，而后者的半衰期短，近年应用更为广泛，初始剂量 0.02~0.03mg/kg，根据患者的情况追加用量，常使用初始剂量的 1/2，一般镇静程度以 Ramsay 分级法评估：Ⅰ级，患者焦虑，躁动不安；Ⅱ级，患者合作，清醒镇静；Ⅲ级，患者仅对指令有反应；Ⅳ级，患者入睡，轻叩眉间或声觉刺激反应敏捷；Ⅴ级，患者入睡，轻叩眉间或声觉刺激反应迟钝；Ⅵ级，患者呈深睡或麻醉状态。以Ⅱ~Ⅲ级即可，如镇静过度，可用特异性拮抗剂——氟马西尼。有麻醉作用的常用药物有芬太尼、丙泊酚等，使用芬太尼（0.05~0.1mg）静脉注射，达到反应迟钝、呼之不应时即可开始插镜检查。使用丙泊酚（0.5mg/kg）达到镇静状态后，以 0.3~3mg/kg 静脉注射，待患者入睡、睫毛反射消失、呼吸平稳，SpO_2 维持在 95% 以上后即可插镜检查（附图1）。

麻醉实施者应由受过专业训练的麻醉科医生担任，麻醉前应认真询问患者的病史和体检情况，向患者及家属说明丙泊酚等药物有可能（极少）会出现的并发症和意外情况，如血压下降、心率减慢，短暂性呼吸暂停（与注射速度有关），个别患者有苏醒期恶心、呕吐等，并签署麻醉知情同意书。术前患者于上肢（常为右侧）预留留置针，建立静脉通路，备好急救药物、拮抗剂及插管设备等。检查过程中根据检查时间长短及患者的反应，酌情追加丙泊酚等用量。保持患者呼吸通畅，严密观察患者的呼吸状态，监测检查前、检查中、检查后的心率、血压、血氧饱和度及其清醒时间；同时记录患者的反应，包括检查中有无恶心、呕吐、呛咳、躁动等，检查结束后有无头晕、乏力、嗜睡、恐惧等；检查结束后观察 30~60min，待患者完全苏醒后方可离开医院，但检查结束当日禁止驾驶及饮酒。麻醉所需准备的器械包括氧气、插管装置、输液设备、采血设备、吸引器、血压计、心电图机、心电监护仪、除颤仪等；所需药品包括：生理盐水、林格液、葡萄糖等液体，肾上腺素、多巴胺、利多卡因、阿托品、多索茶碱、碳酸氢钠、甲波尼龙等心肺复苏急救药物。

无痛胃镜检查虽然痛苦小，但存在呼吸抑制和增加入液量的风险，因此阻塞性肺病、冠

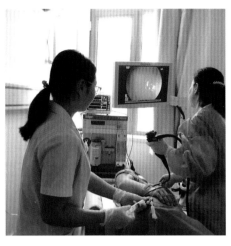

A. 无痛胃镜实施中

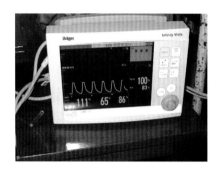

B. 监测生命体征

附图1　无痛胃镜检查

心病、高血压、心律不齐等慢性心肺疾病患者应谨慎实施，严格把握禁忌证。

(郭晓燕　秦　斌)

胃镜的消毒方法

消化内镜作为一种深入人体体腔内进行直视诊断和治疗的精密医学光学仪器，在操作中密切接触患者的体液、细胞和组织等，若清洗消毒不彻底则会造成医院感染。有研究证明，仅充分清洗就可使病原菌减少到难以引起感染的程度，并可提高消毒剂的消毒效果。目前常用的内镜清洗消毒方法分人工清洗和自动清洗机清洗两种。

1. 人工清洗消毒法

现将国家卫计委《卫医发（2004）100号文件》推荐的"横置水槽流动水洗消毒法"介绍如下。四槽清洗设备如附图2所示。第一槽：流动水清洗槽；第二槽：酶洁液清洗槽；第三槽：消毒剂消毒槽；第四槽：流动水冲洗槽（附图2）。

(1) 基本原则

1) 不同部位内镜的诊疗工作应分室或分时间段进行。

2) 进入人体消化道与黏膜接触的内镜，必须达到高水平消毒。

3) 凡穿破黏膜的内镜附件，如活检钳、高频电刀等送消毒供应中心清洗、消毒、灭菌。

4) 内镜及附件用后立即清洗、消毒或灭菌，并使用计时器控制消毒或灭菌时间。

5) 内镜清洗应使用流动的水。消毒槽必须加盖。

6) 内镜清洗消毒人员在工作时必须穿防渗透围裙，戴口罩、帽子、防护眼镜及手套。

7) 内镜清洗消毒记录应齐全，登记内容应包括就诊患者姓名、使用内镜的编号、清洗时间、消毒时间、操作人员姓名及消毒人员姓名等事项。每日内镜在首次使用前、结束后常规消毒并记录。

(2) 清洗消毒液　常用消毒液必须符合以下条件：无过期，证件齐全；不损坏内镜；对人体无害；在短时间内杀灭多种细菌、霉菌、病毒等（见附表1）。

(3) 清洗消毒步骤

1) 床旁清洗（附图3）：检查结束后，立即用干净纱布擦去内镜表面的黏液及污物，并反复送气、送水，至少持续10s。取下内镜，装好防水盖，置于合适的容器中送消毒室清洗。

附表 1　内镜室常用清洗消毒液

名称	浓度	有效成分	性能	使用范围	使用方法	注意事项
爱尔碘皮肤消毒液	0.1%	以有效碘为主要成分的复合物	杀灭肠道致病菌、化脓性球菌、致病性酵母菌等细菌繁殖体	人体皮肤、黏膜的消毒	肌肉、静脉注射部位 1~3min	有效期开启后3d
乙醇消毒液	75%	乙醇	同上	皮肤表面	1~3min	有效期开启后30d
健之素牌手消毒剂		以异丙醇为主要成分的复合醇	同上	手消毒	每次挤出 1~2mL，均匀涂抹，3min后待其自然挥发至干	有效期开启后30d
泡腾消毒片	500mg/L	三氯异氰尿酸	杀灭细菌芽孢	一般污染物品环境物体表面	浸泡 30min 后用清水冲洗干净擦拭 10min	现配现用
邻苯二甲醛	原液	主要有效成分 OPA（正-邻苯二甲醛），OPA 含量 0.55%~0.60%	可杀灭肠道致病菌、化脓性球菌、分枝杆菌、治病酵母菌和细菌芽孢，并能灭活病毒	用于胃、肠道内镜的消毒。	灭菌：浸泡法至少 14h　消毒：浸泡至少 5min	有效期 14d
多酶清洗剂	3~7mL/L	酶	清洗效能极高、安全和温和			最高水温不超过 45°
医用器械消毒液	4 000mg/L（灭菌 40min）2 000mg/L（消毒 10min）	次氯酸钠	可杀灭肠道致病菌、致病性酵母菌和细菌芽孢，并能灭活病毒	各种医疗器械、内镜、透析机等的消毒灭菌	灭菌：本液 1 份加蒸馏水 4 份，浸泡 40min　消毒：本液 1 份加蒸馏水 10 份，浸泡 10min	不宜长期浸泡

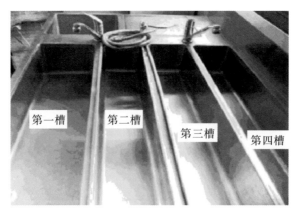

附图 2　四槽式清洗消毒槽

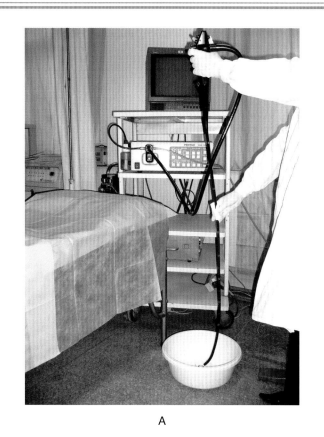

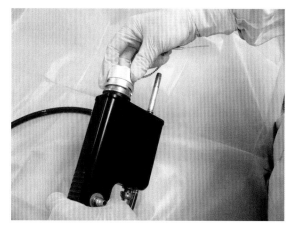

A　　　　　　　　　　　　　　　　　B

附图 3　床旁清洗

2）测漏

①卸下水气按钮、吸引按钮、活检帽及先端帽，连接测漏器。

②将压力表指针调整归"0"，打气加压至15.7~19.6kPa，压力表指针指向绿色区域，并保持压力，仔细观察(附图4A、B)。

③旋转弯曲角度旋钮，使内镜弯曲部向各个方向充分弯曲。

④如压力表指针迅速下降，表明内镜密封不良。如压力表指针不下降或下降不明显，将内镜浸入水中，旋转弯曲角度旋钮，若有连续气泡冒出，亦说明内镜密封不良，应中断浸泡，停止使用，送维修站检修（附图4C、D）。

⑤如检测见内镜密封良好，则放气至压力表指针回归为"0"，卸下测漏器，测漏结束。

3）第一槽（流动水清洗槽）内清洗

①在流动水中，用干净纱布反复擦洗镜身，同时将操作部清洗干净，时间不得少于

5min（水流量为24L/min；附图5A、B）。

②用清洁小刷子刷洗吸引按钮座、水气按钮座（十二指肠镜应同时刷洗抬钳器），再用清洁毛刷分别刷洗活检管道和吸引器管道，至少3遍，刷洗时必须两头见刷头，退回刷头前必须洗净刷头上的污物（附图5C、D）。

③将清洗刷从活检口插入，当刷头从内镜头端露出后，洗净刷头，退出清洗刷（附图5E、F）。

④将清洗刷垂直插入吸引按钮座，感觉有阻力时退回，洗净刷头。若为新型电子镜，则刷头可从内镜头端露出，洗净刷头后，退出清洗刷（附图5G、H）。

⑤将清洗刷侧向倾斜45°，插入吸引按钮座，刷头从吸引口露出，洗净刷头，退出清洗刷（附图5I、J）。

⑥先端帽可拆卸的电子镜，用清洗刷分别刷洗水管道和气管道。

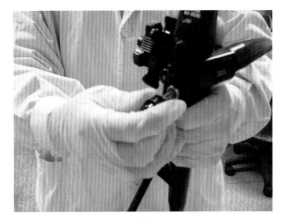

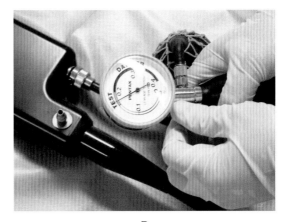

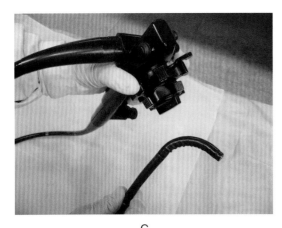

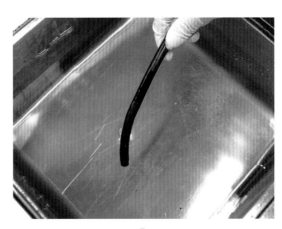

附图 4 测漏

⑦安装专用清洗接头，用清洁的 50mL 注射器抽吸清水冲洗各管道（附图 5K、L）。

⑧用吸引器吸干活检管道的水分，用注射器排空剩余管道内的水分（附图 5M）。

⑨擦干镜身，将内镜放入酶洁液清洗槽中。

⑩将取下的吸引按钮、水气按钮、活检帽及先端帽，用小刷子清洗后放入酶洁液清洗槽中浸泡（附图 5N、O）。

4）第二槽（酶洁液清洗槽）内清洗

①用清洁纱布反复擦洗内镜后浸泡，洗涤时间不少于 1min（附图 6A）。

②用清洁的 50mL 注射器抽吸酶洁液冲洗各管道，并使各管道充满酶洁液，充分浸泡（附图 6B）。

③在流动水中用清洁纱布反复擦洗镜身以清除残留于镜身的酶洁液（附图 6C）。

④用清洁的 50mL 注射器抽吸清水冲洗各管道，彻底清除管道内残留的酶洁液（附图 6D）。

⑤用吸引器和注射器分别排空各管道内的水分（附图 6E）。

⑥擦干镜身，将内镜放入浓度为 2% 的戊二醛消毒液槽中。

5）第三槽（浓度为 2% 的戊二醛消毒液槽）内浸泡（加盖）

①用清洁的 50mL 注射器抽吸使消毒液充满各管道，拆下清洗专用按钮，浸于消毒液中，浸泡时间至少 10min。怀疑有特殊细菌如结核杆菌等污染的内镜，浸泡时间为 45min。当日不再使用的内镜浸泡时间应不少于 30min（附图 7A、B、C、D）。

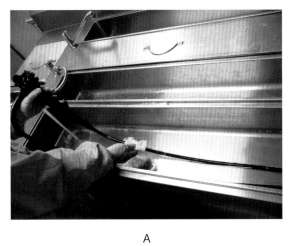

A

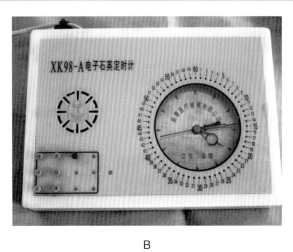

B

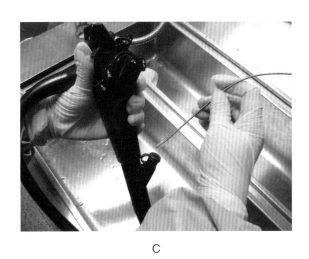

C

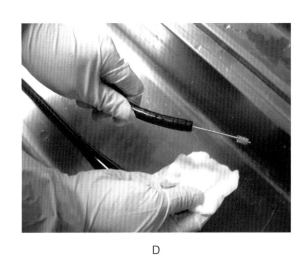

D

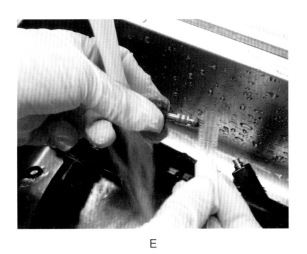

E

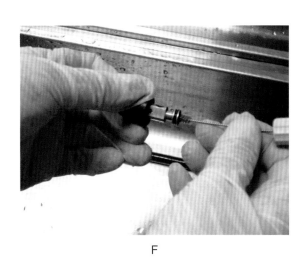

F

附图 5　流动水槽清洗法

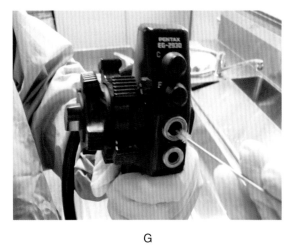

G

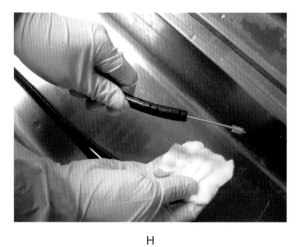

H

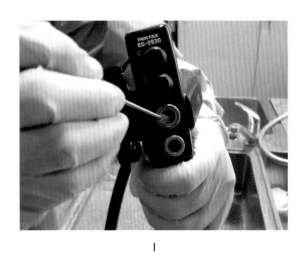

I

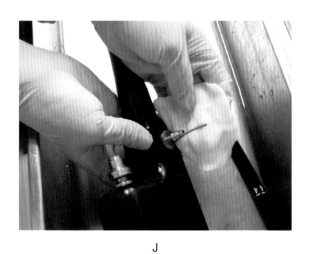

J

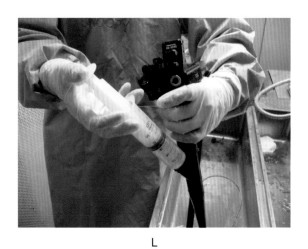

K

L

（续）附图 5　流动水槽清洗法

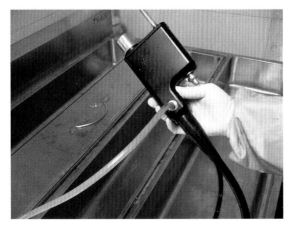

M

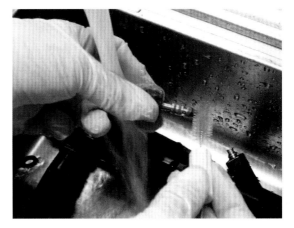

N

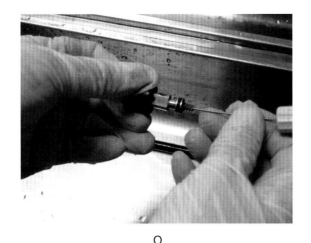

O

(续) 附图 5　流动水槽清洗法

②清洗消毒人员换手套 (附图 7E)。

③用干净注射器排空各管道内的消毒液，取出内镜放入清洗槽中 (附图 7F)。

6) 第四槽 (流动水清洗槽) 内清洗

①在流动水中彻底清洗，并用 50mL 注射器抽取清水反复冲洗各管道，以除去残留的消毒液，最后用清洁的 50mL 注射器向各个管道内注入空气以使干燥 (附图 8A、B)。

②取出清洗后的内镜，用消毒纱布或 75% 酒精纱布擦干镜身 (附图 8C)。

③安装上消毒好的按钮、活检帽及先端帽。

④连接主机，吹干各管道内的水分，放入储镜柜中备用 (附图 8D、E)。

7) 清洗槽的消毒

①每日诊疗工作结束，必须对清洗槽、酶洗槽、冲洗槽充分刷洗，用 0.03mol/L 过氧乙酸或含氧消毒剂擦洗。

②消毒槽在更换消毒液时必须彻底刷洗。

③洗涤用纱布及洗涤用注射器应一次性使用，清洗刷应一用一消毒。

④活检钳等附件的消毒

A.活检钳的使用要求一人一钳，使用结束后，每天应集中进行灭菌处理。

B.先用流动水清洗，再用小牙刷刷洗按钮及活检钳瓣内面和关节处 (附图 9A)。

C.将活检钳等附件浸泡于稀释的酶洁液中 (附图 9B) 或放入超声振荡器中 (附图 9C)，加入适量酶洁液振荡 10min。

D.冲净酶洁液 (附图 9D)。

E.集中浸泡在 2% 的戊二醛消毒液中 10h。

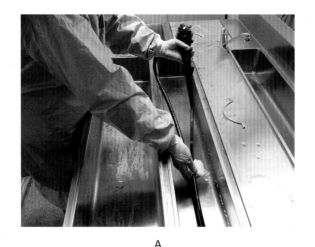

A

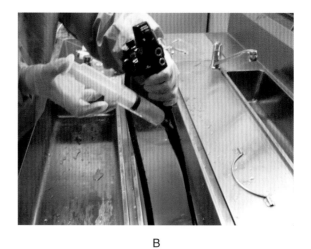

B

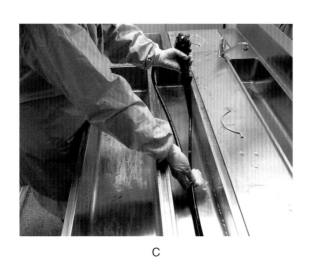

C

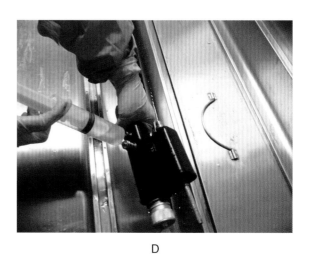

D

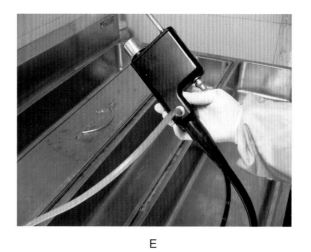

E

附图 6　酶洁液槽清洗法

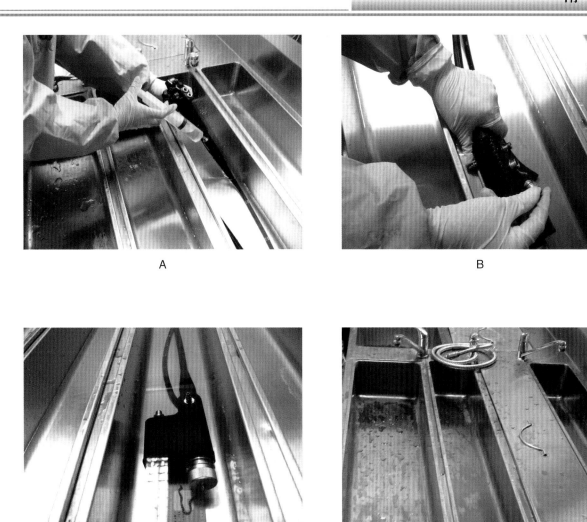

A

B

C

D

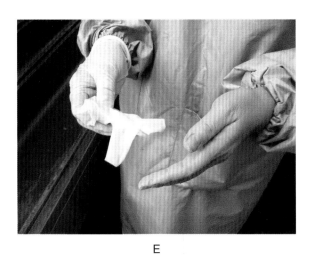

E

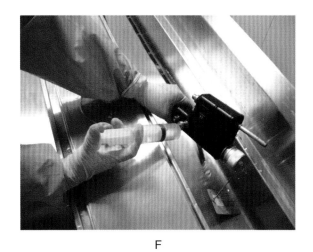

F

附图 7　戊二醛消毒槽浸泡法

F.用无菌水冲净残留消毒液，将清洗后的活检钳等附件擦干或晾干。

G.给按钮及活检钳瓣处滴上硅油。

H.放入无菌治疗单中备用。

I.其他附件（如切开刀、导丝、碎石器、网篮、造影管、异物钳等）在使用后，均应彻底清洗并进行灭菌处理。

说明：目前清洗槽除上述长槽式外，尚有方槽式（附图11），清洗内容、流程均相同，两者的区别是：①长槽式清洗时内镜平放在槽内，方槽式清洗时内镜盘放在槽内（附图11A、B）。②长槽式每槽清洗时应用50mL注射器向各管道内注入清水或消毒液，方槽式则用水枪向各管道内注入水或消毒液（附图12A、B）。③长槽式每槽清洗时应用50mL注射器排空管道内的水及消毒液，方槽式则用气枪吹去管道内的水及消毒液（附图13A、B）。④长槽式清洗完毕后需将内镜连接主机吹干管道内的水分，方槽式则用高压气枪吹干管道内的水分，用吹风机吹干内镜表面（附图14A、B）。

2.自动清洗消毒机法

将需要清洗消毒的胃镜整体置于机器内，活检钳孔也有链接导管予以清洗消毒，机器已自动设置步骤定时予以清洗消毒（附图15）。

注意事项：

（1）自动清洗消毒机必须有国家卫计委颁发的卫生许可批文及附件。

（2）必须有省级食品药品监督局颁发的产品注册证及附件。

（3）必须在第一、第二槽对内镜进行水洗、酶洗和清洗后才可以使用器械消毒。

（4）严格按照设备规定进行操作，不得缩短清洗、消毒时间。

3.检测及记录

医院感染越来越引起国内外医学专家的重视。为了确保医疗护理质量、预防和控制医院感染、保障患者和医务人员的身心健康，定期对内镜室的消毒灭菌效果进行检测至关重要。

检测基本要求：

（1）按规范及说明书要求定期检测使用中消毒剂浓度并记录（戊二醛、邻苯二甲醛、次氯酸钠）；每天记录空气消毒数据。

（2）每月对使用中的消毒剂进行微生物检测。

（3）每季度对内镜进行生物学检测并记录完整。

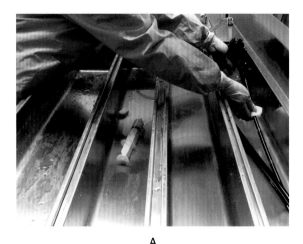
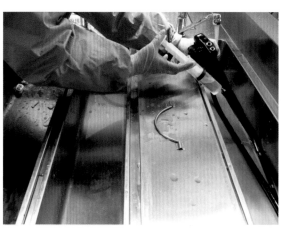

A   B

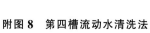

附图8 第四槽流动水清洗法

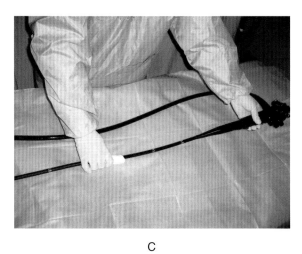

C

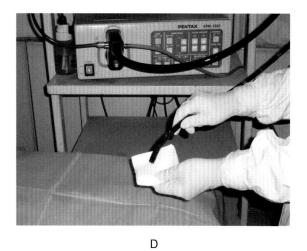

D

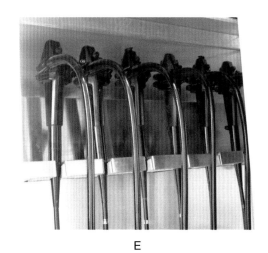

E

(续) 附图 8　第四槽流动水清洗法

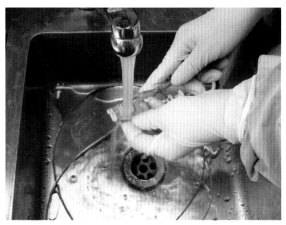

A

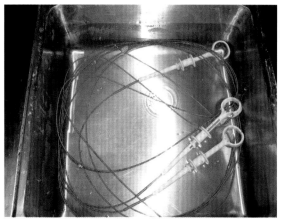

B

附图 9　活检钳及附件消毒法

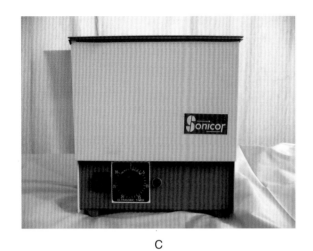
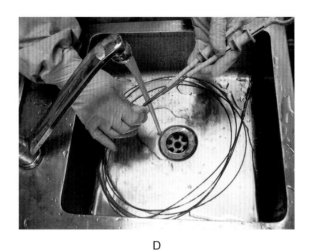

C   D

(续) 附图 9 活检钳及附件消毒法

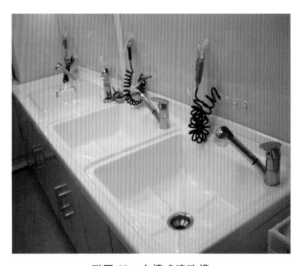

附图 10 方槽式清洗槽

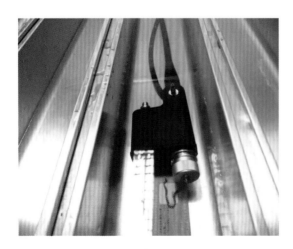

A. 长槽式平放

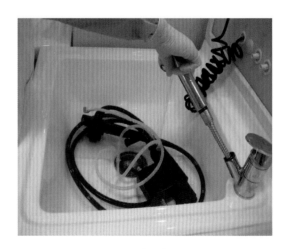

B. 方槽式盘放

附图 11 两种槽式内镜放置方式

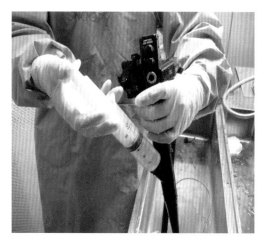

A. 长槽式用注射器注水

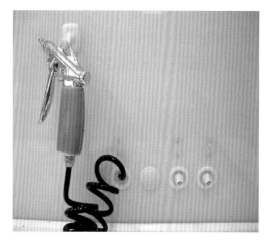

B. 方槽式用水枪注水

附图 12　两种槽式注水方法

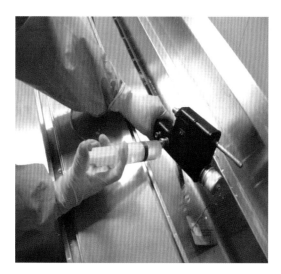

A. 长槽式用注射器

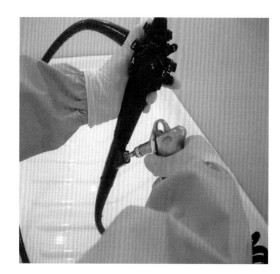

B. 方槽式用气枪

附图 13　两种槽式排空方法

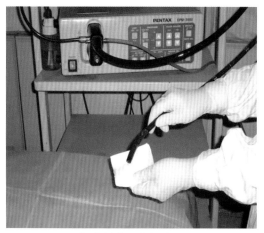

A. 长槽式用主机吹干

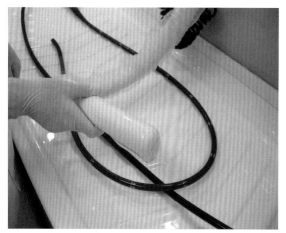

B. 方槽式用吹风机吹干内镜表面

附图 14　两种槽式内镜管道干燥方法

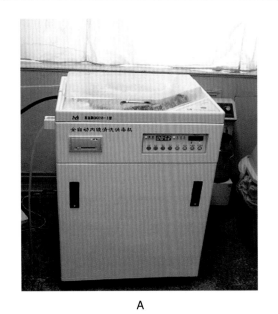

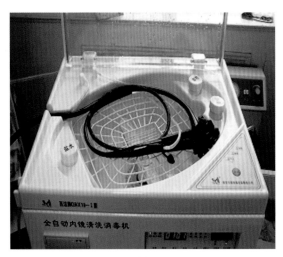

A   B

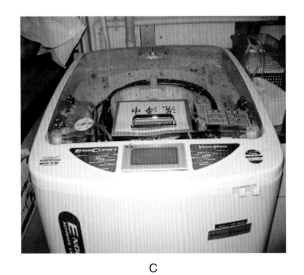

C

附图 15　两款内镜清洗消毒机

（4）每季度对空气、物体表面、医护人员的手进行检测，并完整记录。

我院设计的各种登记本登记项目（供参考）：

消化内镜室各类消毒剂浓度监测登记

日期	邻苯二甲醛	万金器械消毒液	含氯消毒剂	备注	签名

注：每天配置并检测消毒液浓度，每天记录

消化内镜室空气消毒机消毒登记

日期	运行状态	保养维修	签名

注：每天检查空气消毒机运行状况，设定每天消毒 4 次，每天记录

储镜柜消毒登记

日期	消毒时间	备注	签名

注：每天消毒，每周清洁，每天记录

胃肠镜洗消登记

日期	患者姓名	内镜编号	清洗时间	消毒时间	签名

注：每消毒一条内镜登记一次

编者说明：此书出版之际，恰逢 2016 版"软式内镜清洗消毒技术规范"颁布，新规范中洗消流程较本书介绍的有所简化，我们将在《实用肠镜学（第 2 版）》中详述。

（李雪荣　左爱丽）

附:上消化道内镜检查知情同意书

患者姓名:	性别:	年龄:	科别:	病区:	床号:	住院号:

简要病情、诊断及检查指征:

拟做检查名称:

由于疾病的变化各不相同,患者的个体差异很大,相同的诊疗手段有可能出现不同的结果,加之医学还有许多未被认识的领域,因此,任何有创检查都具有较高的诊疗风险,有些风险是医务人员和现代医学无法预见、防范和避免的医疗意外,有些是能够预见但却无法完全避免和防范的并发症。作为实施检查者,将以良好的医德全心全意为患者服务,严格遵守医疗操作规范,密切观察病情,及时处理、抢救,力争将风险降到最低限度。

消化内镜检查中、后可能出现的意外和并发症:

1.消化道穿孔、出血、感染等;

2.诱发心绞痛或心肌梗死、心律失常、心脏骤停;

3.诱发脑血管意外;

4.梨状窝撕裂、下颌关节脱臼;

5.喉痉挛;水肿、呕吐等导致窒息;

6.咽部麻醉剂及镇静剂引起的过敏反应及麻醉意外,严重者可致休克或危及生命;

7.内镜嵌顿;

8.不能耐受检查导致检查失败;

9.加重或导致原发病恶化;

10.检查后咽部疼痛、腹部疼痛等;

11.根据病情决定是否取活检并进行相关检查;

12.所取活检组织有可能未取到病变组织,从而有误诊、漏诊可能;

13.检查后仍不能明确诊断者,可能需再次检查取活检;

14.其他无法预知的意外情况。

若出现上述意外,作为内镜检查医生,我们将以高度的责任心,严格遵守手术操作规范,密切观察病情,及时处理、抢救,力争将风险降到最低限度。如术中情况有特殊变化,我们将及时与家属取得联系,积极组织实施抢救和触之,请患者和家属积极配合,并予以理解。

上述情况医生已讲明。我(患者,被授权人)经过慎重考虑对可能发生的检查风险表示充分理解,愿意承担由于疾病本身或现代医疗技术所限而致的医疗意外及并发症,同意检查并签字负责。

患者签字:

亲属签字:　　　　与患者关系:　　　　　　　年　月　日

医师签字:　　　　　　　　　　　　　　　　年　月　日

附：上消化道内镜下治疗知情同意书

| 患者姓名： | 性别： | 年龄： | 科别： | 病区： | 床号： | 住院号： |

简要病情、诊断及治疗指征：

拟做治疗名称：

胃镜治疗术中、术后可能出现的意外和并发症：

　　1.消化道穿孔；

　　2.消化道出血；

　　3.术后局部疼痛；

　　4.套扎术后皮圈脱落，继发再出血；

　　5.血管栓塞术中栓子脱落，继发心脑血管及其他重要脏器血管栓塞；

　　6.支架放置失败或术后支架移位；

　　7.支架嵌顿；

　　8.并发感染；

　　9.ERCP 及 EST 术后并发胆道感染，严重者导致急性化脓性胆管炎；

　　10.ERCP 及 EST 术后并发胰腺炎，严重者导致出血坏死性胰腺炎；

　　11.ERCP 及 EST 手术失败；

　　12.造影剂过敏，严重者导致过敏性休克；

　　13.诱发心、脑血管意外；

　　14.加重或导致原发病恶化；

　　15.其他无法预知的意外情况。

　　若出现上述意外，作为内镜检查医生，我们将以高度的责任心，严格遵守手术操作规范，密切观察病情，及时处理，抢救，力争将风险降到最低限度。如术中情况有特殊变化，我们将及时与家属取得联系，积极组织实施抢救和触之，请患者和家属积极配合，并予以理解。

　　上述情况医生已讲明。我（患者，被授权人）经过慎重考虑对可能发生的检查风险表示充分理解，愿意承担由于疾病本身或现代医疗技术所限而致的医疗意外及并发症，同意检查并签字负责。

　　患者签字：

　　亲属签字：　　　　与患者关系：　　　　　　年　月　日

　　医师签字：　　　　　　　　　　　　　　　年　月　日